"十四五"职业教育国家规划教材

国家卫生健康委员会"十三五"规划教材

全国高等职业教育教材

供康复治疗技术专业用

言语治疗技术

U0292433

第3版

主　　编　王左生　马　金

副 主 编　王丽梅　张海霞

编　　者（以姓氏笔画为序）

马　金　辽宁医药职业学院

王左生　郑州澍青医学高等专科学校

王丽梅　哈尔滨医科大学大庆校区

李凌雁　大庆医学高等专科学校

杨路华　安徽中医药高等专科学校

张海霞　聊城职业技术学院

崔旭妍　天津医学高等专科学校

智　娟　江苏医药职业学院

人民卫生出版社

·北　京·

图书在版编目（CIP）数据

言语治疗技术 / 王左生，马金主编 . —3 版 . —北京：人民卫生出版社，2020.12（2024.10 重印）
ISBN 978–7–117–28449–3

I.①言… Ⅱ.①王…②马… Ⅲ.①言语障碍 —治疗 —教材 Ⅳ.①R767.92

中国版本图书馆 CIP 数据核字（2019）第 251339 号

| 人卫智网 | www.ipmph.com | 医学教育、学术、考试、健康，购书智慧智能综合服务平台 |
| 人卫官网 | www.pmph.com | 人卫官方资讯发布平台 |

言语治疗技术
Yanyu Zhiliao Jishu
第 3 版

主　　编：王左生　马　金
出版发行：人民卫生出版社（中继线 010-59780011）
地　　址：北京市朝阳区潘家园南里 19 号
邮　　编：100021
E - mail：pmph @ pmph.com
购书热线：010-59787592　010-59787584　010-65264830
印　　刷：中农印务有限公司
经　　销：新华书店
开　　本：850×1168　1/16　印张：10　插页：8
字　　数：316 千字
版　　次：2010 年 6 月第 1 版　2020 年 12 月第 3 版
印　　次：2024 年 10 月第 11 次印刷
标准书号：ISBN 978-7-117-28449-3
定　　价：38.00 元
打击盗版举报电话：010-59787491　E-mail：WQ @ pmph.com
质量问题联系电话：010-59787234　E-mail：zhiliang @ pmph.com

修 订 说 明

《"健康中国2030"规划纲要》指出："加强康复、老年病、长期护理、慢性病管理、安宁疗护等接续性医疗机构建设"，"加大养老护理员、康复治疗师、心理咨询师等健康人才培养培训力度"。近年康复治疗技术专业和康复治疗师职业显示了强劲的发展势头和成长的活力，反映了医疗和康复领域对专业人才培养及人力资源的迫切需要。为了认真贯彻落实党的二十大精神，更好地服务康复专业教育的发展，提升康复人才培养水平，人民卫生出版社在教育部、国家卫生健康委员会的领导下，在全国卫生职业教育教学指导委员会的支持下，成立了第二届全国高等职业教育康复治疗技术专业教育教材建设评审委员会，并启动了第三轮全国高等职业教育康复治疗技术专业规划教材的修订工作。

全国高等职业教育康复治疗技术专业规划教材第一轮8种于2010年出版，第二轮主教材17种于2014年出版。教材自出版以来，在全国各院校的支持与呵护下，得到了广泛的认可与使用。本轮教材修订经过认真的调研与论证，在坚持传承与创新的基础上，积极开展教材的立体化建设，力争突出实用性，体现高职康复教育特色：

1. 注重培育康复理念 现代康复的核心思想是全面康复、整体康复。整套教材在编写中以建立康复服务核心职业能力为中心，注重学生康复专业技能与综合素质均衡发展，使其掌握康复治疗技术的特点，增强实践操作能力和思维能力，能够适应康复治疗专业的工作需要。

2. 不断提升教材品质 编写遵循"三基""五性""三特定"的原则，坚持高质量医药卫生教材的一贯品质。旨在体现专业价值的同时，内容和工作岗位需求紧密衔接，并在教材中加强对学生人文素质的培养。本轮教材修订精益求精，适应需求，突出专业特色，注重整体优化，力争打造我国康复治疗技术专业的精品教材。

3. 紧密围绕教学标准 紧紧围绕高等职业教育康复治疗技术专业的教学标准，结合临床需求，以岗位为导向，以就业为目标，以技能为核心，以服务为宗旨，力图充分体现职业教育特色。坚持理论与实践相结合，实践内容并入主教材中，注重提高学生的职业素养和实践技能，更好地为教学服务。

4. 积极推进融合创新 通过二维码实现教材内容与线上数字内容融合对接，让学习方式多样化、学习内容形象化、学习过程人性化、学习体验真实化。为学习理解、巩固知识提供了全新的途径与独特的体验，体现了以学生为中心的教材开发和建设理念。

本轮教材共17种，均为国家卫生健康委员会"十三五"规划教材。

教材目录

序号	教材名称	版次	主编	
1	人体解剖学	第1版	陈 尚	胡小和
2	基础医学概要	第2版	杨朝晖	倪月秋
3	临床医学概要	第2版	胡忠亚	
4	运动学基础	第3版	蓝 巍	马 萍
5	人体发育学	第1版	江钟立	王 红
6	康复医学导论	第1版	王俊华	杨 毅
7	康复评定技术	第3版	王玉龙	周菊芝
8	运动治疗技术	第3版	章 稼	王于领
9	物理因子治疗技术	第3版	张维杰	吴 军
10	作业治疗技术	第3版	闵水平	孙晓莉
11	言语治疗技术	第3版	王左生	马 金
12	中国传统康复技术	第3版	陈健尔	李艳生
13	常见疾病康复	第3版	张绍岚	王红星
14	康复辅助器具技术	第2版	肖晓鸿	李古强
15	社区康复	第3版	章 荣	张 慧
16	康复心理学	第3版	周郁秋	
17	儿童康复	第1版	李 渤	程金叶

第二届全国高等职业教育康复治疗技术专业教育教材建设评审委员会名单

数字内容编者名单

主　　编　王左生　马　金

副 主 编　王丽梅　张海霞

编　　者（以姓氏笔画为序）

马　金　辽宁医药职业学院

王左生　郑州澍青医学高等专科学校

王丽梅　哈尔滨医科大学大庆校区

李凌雁　大庆医学高等专科学校

杨路华　安徽中医药高等专科学校

张海霞　聊城职业技术学院

崔旭妍　天津医学高等专科学校

智　娟　江苏医药职业学院

主编简介与寄语

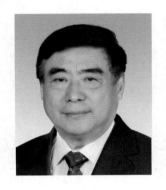

王左生,教授,副主任医师,郑州澍青医学高等专科学校党委书记、董事长,康复治疗技术学科带头人。现任全国卫生职业教育教学指导委员会康复治疗类专业教学指导委员会副主任委员、全国高职高专康复治疗技术专业第一、二届教材编审委员会主任委员、河南省民办教育协会副会长、河南省康复医学会康复医学教育分会顾问。先后荣获河南省职业教育先进个人、河南省科技创新十大新闻人物、首批河南省民办教育专家、河南省教育厅优秀教育管理人才、河南省首席科普专家、郑州市五一劳动奖章等荣誉称号。主持或参与省级科研课题 15 项,主编高职高专规划教材 17 部,发表论文近40 篇,获省级教学成果二等奖 1 项,三等奖 2 项。

寄语:

职业教育是以技术技能教育为主,但技能技术的根本是基本理论和基本知识。言语康复也是一门技能,所以了解言语形成的基本概念,才是学会言语康复技能工作的创新源泉。

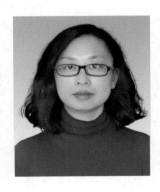

　　马金，教授，辽宁医药职业学院康复技术系主任。辽宁省中青年骨干教师，省级教学团队负责人，沈阳市高校优秀教师。中国康复医学会康复医学教育专业委员会委员，中国康复医学会康复治疗委员会言语学组委员，辽宁省康复医学会理事。全国职业院校康复治疗技术专业仪器设备装备规范制定专家，执笔完成《高等职业学校康复治疗技术专业实训教学条件建设标准》制定工作。主持国家级专业建设项目 2 项，主持省级实训基地建设项目 2 项，主持省级科普基地建设项目 1 项，第一作者发表论文 10 余篇，主编高职高专规划教材 3 部，主持省市级教学课题 7 项，参与国家自然基金课题 1 项，获省级教学成果三等奖 1 项。

寄语：

　　希望同学们秉承"敬业守信、精益求精、多思善辨、关爱包容"的理念，刻苦专研，学有所成，为有康复服务需求的人们提供精准的康复服务。

前　言

为了认真落实党的二十大精神,我们根据高等职业教育康复治疗技术专业的人才培养目标编写了本教材。《言语治疗技术》(第3版)在前版的基础上融入新的知识和理念,完善和充实了内容体系,编写的基本思路是介绍言语康复治疗中的基本观点和基本理论与基本知识,强化评定和治疗的实践操作,使言语这个比较虚无的概念,变成一个可以实际操作的项目,让学生能够掌握实际操作技术。

全书共7章,除第一章总论外,其余六章均以常见的言语障碍类型及吞咽障碍为单位分章编写,每章均按照概述、症状及分类、康复评定、康复治疗几部分编写,便于学生形成对言语康复的认知。同时,编排实训指导,以利于理论与实践的结合。相关数字化内容贯穿于全书之中,作为纸书内容的拓展。

本教材的编写得到了各位编者和业内专家的大力支持,在此表示衷心感谢,也感谢给予本书关注和帮助的各界人士。由于水平有限,不妥之处在所难免,希望各位专家、同仁给予斧正。

王左生　马　金
2023 年 10 月

目 录

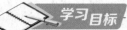学习目标

1. 掌握言语障碍的常见症状与分类。
2. 熟悉言语评定和治疗的原则。
3. 了解言语形成的过程和语音学的知识。
4. 具有言语治疗的基本知识。
5. 能建立言语治疗技术的思维方法和理解言语治疗的任务。

第一节　言语治疗技术的发展

我国古代医学文献中很早就有大量记载言语问题及其治疗方法的书籍。殷墟出土的武丁时代甲骨文中就已有"疾言""疾音"的记载。《难经》对共鸣器官、构音器官的解剖结构有详细的记载。《灵枢经·忧恚无言篇》中生动地描述了言语器官的作用，"喉咙者，气之所以上下者也。会厌者，音门之户也。口唇者，音声之扇也。舌者，音声之机也。悬雍垂者，音声之关也。颃颡（鼻咽部）者，分气之所泄也。"

有关语言障碍的发病机制，中国传统医学以气的理论来解释的论述很多。《灵枢经·忧恚无言篇》记载："人卒然无音者。寒气客于厌……至其开合不利，故无音。"隋代巢元方《诸病源候论》从心理学角度阐述言语障碍，"夫百病皆生于气，故怒则气上，喜则气缓，悲则气消，恐则气耗，寒则气收聚，热则腠理，开而气泄，忧者气乱，劳则气耗，思则气结……"

在发音器官检查方面，中国传统医学也有记载，《喉科秘钥》录有："宜于患者脑后，先点巨烛，再从迎面用镜照看，则光聚，而患处易见。"

宋代还有人研究出言语治疗的辅助用具，《梦溪笔谈》十三卷载有："世人以竹木牙骨之类为叫子，置人喉中，吹之能作人言，谓之颡叫子。"

虽然我国几千年的医学史册上早已记载了一些有关语言治疗的理论和独特的医疗方法，但是言语治疗学作为一门系统的、科学的、独立的综合学科，在我国的发展只有30余年的历史。目前我国语言治疗专业人员仍然极其缺乏。据缪鸿石教授1991年发表的《对我国几种康复医学专业人材需求量和预测》，按当时我国11亿人口计算，需要5.5万名言语治疗师，但目前我国从事言语治疗的专业人士数量还达不到标准的1/10。时至今日，随着我国康复事业的发展，言语治疗技术也在蓬勃发展。在康复治疗教育中，言语治疗技术已成为核心课程之一，言语治疗的研究生教育也普遍开展起来，但是我国的临床言语康复仍然是一个弱项，人才奇缺，治疗手段也还有待提高。

发达国家言语治疗学起步较早,至今有近百年的历史。20 世纪 20 年代言语治疗学作为独立学科发展起来。1921 年美国爱荷华大学一群专业人士首次聚集在一起,专门讨论言语沟通障碍的问题。1925 年美国成立言语矫正学会,20 世纪 70 年代改名为美国言语、语言及听力学会。2004 年该协会有 88 397 名正式会员。第二次世界大战期间,由于各种噪声引起的听力下降受到人们关注,使听力学得到长足发展。1945 年美国耳科医生 Norton Canfield 和言语病理学家 Raymond Carhart 最早创立了听力学一词。1989 年德国在统一后分别设立了儿童听力学和言语语言学两个独立的专业。从 1993 年开始,美国设立临床听力学的博士学位,目前全美有几百个听力与言语病理学专业的硕士点和博士点。

第二节 "言语"与"语言"

在日常生活中,"言语"与"语言"两词往往混用,虽然不会影响意思的理解,但从言语 - 语言病理学角度,两者具有不同的含义,只有分清了这些概念,才能在言语治疗工作中做到有的放矢。

俄罗斯一个诗人说,语言是连绵不断的言语创造的洪流。这就是说,语言是社会现象,言语是个人现象。

一、语言与言语的概念

(一) 语言

语言(language)是人类思维和交流的工具,语言的使用是人与动物的重要区别。人类社会的交流靠的是语言,人类的思维也主要是以语言为基础。语言是人类社会中约定俗成的符号系统,人们通过应用这些符号达到交流目的,其中包括符号的接受(理解)和符号的运用(表达)。符号包括口语、书面语、手势语、表情、图形等,不同国家、地区、民族的语言不同,应用符号系统和符号组合的规则也不相同。语言是表达的内容,它也包括了语言的表达过程。

语言学已是一个学科,它研究的内容更注重的是语言的内容、语言的发展、地域性和文学性,也包括了微语言学,即发音、吐字、用词等。

(二) 言语

言语(speech)是表达语言思维的一种方式,是声音语言形成的机械过程,强调神经和肌肉参与的发声器官机械运动的过程。言语是以语音为代码的交流方式,它主要指语言的表达和理解。"言语"已在本学科中各处用于命名。

言语是表达的行为,它也包括了语言的内容。言语的狭义是语言表达的过程,言语的广义是言语+语言。

(三) 学科的命名

言即说(言语),语即话(语言)。言语治疗更注重的是语言的表达和理解能力,所以学科以"言语"命名更为恰当。言语是指语言的表达及理解,表述内容的清晰和准确。

语言虽不同于言语,但两者又有密切的关系。一方面,语言只是客观地来源于言语,一切语言要素——语音、词汇、语法只体现在人们的言语活动和言语作品之中,并且从言语中吸取新的要素而不断得到发展。任何一种语言都必须通过人们的言语活动才能发挥它交际工具的作用。如果某种语言不再被人们用来进行交际,它就将从社会中消失。另一方面,言语借助于媒介语言来进行。个体只有借助于语言中的词汇和语言结构,才能正确表达自己的思想和接受别人言语活动的影响。所以,言语的广义上包含了语言的意义,同时言语又是语言形成的过程。

言语的遗传是言语能力的遗传,语言是后天在环境中形成的,所以在哪个地方形成语言,就具有哪个地方的方言。言语包括听力、听觉、语言的形成、语言的表达、阅读和书写等,肢体语言、表情语言也不失为语言的表达形式。

二、言语的形成

(一)听力

1. 听力(hearing) 是指对声音的感受能力,即对不同强度的声响是否听得清楚。听力障碍是耳聋的表现。人对声音的感受是通过两个途径实现:

(1)气导:声音(波的一种形式)通过空气经外耳道传至内耳,再经听神经传至脑,感受声音的震动,是听力的主要传导途径。它是由气体作为媒介实现声音的传导,是语言传递的途径。

(2)骨导:由自身颅骨震动传至内耳,再由听神经传至脑,主要形成自我语言的监视、反馈作用,是言语活动中自我调控的重要环节。

2. 声 是物体振动时所产生的能引起听力感受的波。

(1)音波:声音的频率是每秒经过一给定点的声波数量。它的测量单位为赫兹(Hz)。频率与音调相关,声音的高低(高音、低音)由"频率"决定,频率越高,音调越高。人耳听觉范围在 20~20 000Hz,20Hz 以下称为次声波,20 000Hz 以上称为超声波。人类在 1 000~3 000Hz 时听觉最敏感。如图 1-1 所示,听阈与音频有关,音频 1 000~3 000Hz 时听阈最低。

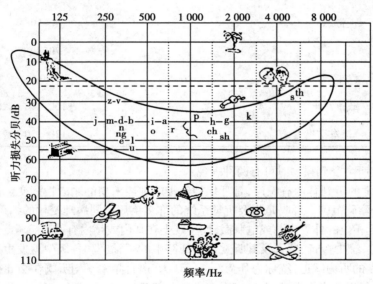

图 1-1 言语香蕉图

(2)响度:人主观上感觉声音的大小(俗称音量),由"振幅"和人离声源的距离决定,振幅越大,响度越大,人和声源的距离越小,响度越大。人对声音感受的响度不是一个常数,不同的人、不同的特定频率、在不同的声压级环境下所感受响度的量级有明显不同结果。声音的振幅与音强相关,超强的声音可以引起痛觉。

(3)音色:又称音品,波形决定了声音的音色。声音因不同物体材料的特性而具有不同特性,音色本身是一种抽象的东西,但波形是其直观的表现。音色不同,波形则不同。典型的音色波形有方波、锯齿波、正弦波、脉冲波等。不同的音色通过波形完全可以分辨。声音往往不是单一的波形,多数声音为复音,所以构成了不同的音色。

(4)乐音:是指有规则的让人愉悦的声音。

(5)噪声:从物理学角度来看,是指由发声体作无规则振动时发出的声音;从环境保护角度来看,凡是干扰人们正常工作、学习和休息的声音,以及对人们要听的声音起干扰作用的声音,都称为噪声。

3. 声的计量单位 分贝(decibel,dB)是一种测量声音相对响度的计算单位。声学领域中,分贝的定义是声源功率与基准声功率比值的对数乘以 10 的数值,用于形容声音的响度(表 1-1)。1dB 大约等于人耳通常可觉察响度差别的最小值,人耳对响度差别能察觉的范围大约为以最微弱的可闻声 1dB 至 130dB(表 1-2)。如果突然暴露在高达 150dB 的噪声环境中,鼓膜会破裂出血,双耳完全失去听力。

表 1-1 声音的分贝等级表

0dB,是人刚能听到的最微弱的声音
30~40dB,是较为理想的安静环境
超过 50dB,会影响休息和睡眠
超过 70dB,会影响学习和工作
超过 90dB,会影响听力

表 1-2 听觉效果分贝表

声音来源	声音的强弱 /dB
柳叶微动	10
轻声交谈	20~30
正常说话	40~50
大声呼喊	70~80
汽车喇叭	90
载重汽车	100~110
飞机发动机	120~130

4. 听力障碍 听力受到损害时可有两种表现:

(1)耳鸣:是自觉的听到耳内有响声,是耳蜗神经干或神经末梢的刺激性病变。目前,多数学者主张耳鸣归类于听力障碍范围。耳鸣是累及听觉系统的许多疾病不同病理变化的结果,病因复杂,机制不清,主要表现为无相应的外界声源或电刺激,而主观上在耳内或颅内有声音感觉。

(2)耳聋:听觉系统中传音、感音及其听觉传导通路中的听神经和各级中枢发生病变,引起听功能障碍,产生不同程度的听力减退,统称为耳聋。一般认为,语言频率平均听阈在 26dB 以上时称为听力减退或听力障碍。根据听力减退的程度不同,又分别称为重听、听力障碍、听力减退、听力下降等。听力下降、听音失真为耳聋之轻症。

(二)听觉

听觉(auditory sense)是语音感受理解的能力。感受声音震动的能力是听力,对声音震动分辨的能力是听觉。听力是靠耳和神经的传导完成的,听觉是在听力的基础上对声音的分析,辨别声音的意义。比如,一个响声是汽车声还是脚步声,一声召唤是爸爸的还是妈妈的,一句话是什么意思。声音的理解是脑的功能,是多种感知系统综合形成的概念。声音与认知的结合形成概念和记忆,在语言的环境中声音语言形成了对语言的认知和记忆。所以,听觉是言语的起步,儿童语言发育早期就是认知阶段,达到一定程度才形成言语的表达。

(三)语言的形成

语言是认知的重要组成,是在特定的环境中形成的。语言在思维中是一种符号,是思维逻辑的媒介,在交流中是思维的表达。语言的发育是从简单到复杂,从发音到单字、词、句,进一步到文字韵律、歌曲,成为文学和艺术。

(四)语言表述

从语言的形成(理解)到语言的表达是一个逐渐的过程。比如,儿童在一岁以内就可以听懂很多语言,但到两岁左右才会运用语言表达一些意愿,到三四岁以后才能比较完整地运用语言去表达内心的思维。

语言表达的过程是由构音开始,逐渐形成音节、单词、短句、复杂句。在语言表达中,又形成交流对话,不同形式的问答和理解。

把语言符号转化成声音的过程中还有发音的反馈与校正。

（五）阅读与书写

与声音语言并行的是文字语言,包括对文字的辨认、阅读、理解、书写等环节。文字语言需要特殊训练才能形成,学习是文字语言形成的必需条件。

阅读包括文字的识别、阅读（默读）和理解。

书写包括默写、抄写、听写。

（六）肢体语言与情感语言

在语言未形成或形成过程中,肢体语言及情感表现传递了信息。幼儿可以用哭、闹、笑、怒、反抗、高兴等来表达心情,可以用一些动作来表达意愿。年长的失语患者会用更多的手势、动作来表达想法。在语言形成后,肢体语言和情感可以加强语言的表达,如在说话时附加各种各样的动作、手势和表情,尤其是在为了要强调某些动作或语气时。在语言不能形成时,肢体语言可发展为手语,或借助实物、交流板、卡片等代替语言。

（七）言语的替代品

言语是一种交流工具,在生活和现代科技发展中也形成了一些替代品,如旗语、各种信号、计算机语言等。

言语是交流工具,当言语功能缺失时,康复使患者恢复交流能力。从以上言语的不同形式来看,言语的康复不仅仅是功能的恢复,也可以在不同的水平上建立交流的平台,以达到交流功能的恢复。

第三节 解剖结构与功能

与言语有关的解剖结构包括耳、第八对脑神经、脑干、大脑的颞叶、枕叶、顶叶、额叶、运动神经、呼吸器官、喉、口腔、鼻腔等,文字语言还包括眼、手,这些已在解剖学基础学习过,这里仅对与功能紧密相关的内容进行叙述。

一、听力、听觉解剖特点

与声音言语有关的解剖结构有耳、脑、发音器官及相关的神经系统。

（一）耳

包括外耳、中耳、内耳。

1. 外耳　包括耳廓、外耳道,具有声音的收集与传递作用。

2. 中耳　包括耳膜、听骨链。声音由外耳传入震动耳膜,斗笠形的耳膜使声音传到顶端,力度增大,有力地推动听音链,又震动内耳的卵圆窗,其作用可使推动力增加 20 倍。耳膜也接受骨导的震动,感受自身的刺激,为发声的监控和调整起到必要的作用。

3. 内耳　为一封闭的小室,内有蜗管,充满着淋巴液。声音推动了淋巴液的流动,导致了感受器毛细胞的激活,形成神经冲动。研究认为,耳蜗底部感受高音调,耳蜗顶部感受低音调,所以不同的频率可激发不同的毛细胞,使耳蜗对声音的频率进行初步分析,并把声音的震动转换成不同的神经兴奋。

临床上将听力障碍分为传导性耳聋和神经性（感音性）耳聋两类。传导性耳聋是指外耳道至中耳的"鼓膜-听骨链"系统损害引起的听力下降。神经性耳聋属于感音器病变,是指内耳中的耳蜗或听神经至听觉中枢有关的神经传导路径损害,导致听力减退或消失,也称为感音性耳聋。前者声波还可由颅骨通过骨导传至内耳引起感觉,后者因神经损害,无论气导或骨导,听力均减弱或丧失。

（二）神经传入

听神经传入至少包括四级神经元：

1. 一级　由毛细胞接受刺激后传入螺旋神经节内双极细胞,组成传入神经(听神经)入延髓,止于耳蜗背核。

2. 二级　由蜗神经核发出,大部分交叉至对侧橄榄核,小部分至同侧橄榄核(双侧投射)。

3. 三级　由橄榄核发出,形成外侧丘系,止于中脑四叠体的下丘。

4. 四级　由下丘发出,经听放射达大脑皮质颞叶听中枢。

听神经传入形成一侧听力传导至双侧皮质,构成以下特点:①蜗神经核前病变导致单耳失听;②蜗神经核后病变不引起听力障碍;③单侧听中枢的病变不影响两耳的听力。

二、言语中枢

言语中枢在大脑,主要在左侧的颞、顶、枕交界处和额下回后部(图 1-2)。

儿童早期在两半球上都有语言中枢,以后一侧半球上逐渐发展起来,即成为优势半球或称主侧半球,多为左侧半球,极少为右侧半球。大脑两侧的分工不同,左侧主要是言语、逻辑思维、认知,而右侧主要是音乐、空间认识、注意力、情感。例如,失语的患者用歌唱可唱出歌词。在儿童早期优势半球没有建立时,左侧大脑半球损伤,优势半球则可建立在右侧半球。

大脑的所谓功能区,是指功能相对集中的区域,并不是大脑皮质上某几平方厘米就能完成什么功能,这就为脑的康复留下了潜力。言语是一个相当复杂的神经活动,它几乎涉及了脑的各个部位,但脑的不同部位病损造成了不同类型的失语。脑功能的确认来自损伤与症状的关系,现代检查进一步明确了损伤部位,但真正的功能结构上的因果关系还需进一步探讨。

语言的理解和记忆主要在脑的后部,听觉信号首先传入到颞横回的后部,这里是听觉的初级中枢(41 区),主侧半球的颞横回将语言信息输入同侧颞上回后部的言语感受中枢(42 区),又称 Wernicke 区,而后再传入颞中回和颞下回后部的听觉联络区(21、22 区)与颞下回(37 区)、角回(39 区)和缘上回(40 区)相互联系,在这里把视觉感受和听觉语言信息进行整合,使其形成认识。理解产生了语意以及记忆、编码对照和言语的编制,形成了听觉和语言,即主侧半球的颞、顶、枕叶中上述结构形成了后部语言中枢。

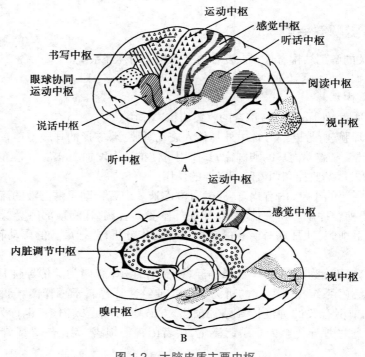

图 1-2　大脑皮质主要中枢
A. 半球上外侧面;B. 半球内侧面。

文字信息和其他光感信息一样,经视觉传导进入初级视觉中枢(17区),再经18、19区传入语言功能区,与听觉信息整合形成文字的识别和编码、记忆。

语言形成后,信息经弓状纤维传至同侧前部语言中枢,额下回后部(44、45区,即Broca区)及额中回后部(8、9区,即Exner区),在这里把语言的信号转换成言语的信号及书写的信号,再传至中央前回形成运动冲动,经锥体束纤维下行,支配发音器官和书写运动。

三、发音器官

发音器官由三个部分的运动组成。

(一) 呼吸器官

呼气是发音的动力。呼吸肌由胸廓肌和膈肌组成,发音时控制气流的呼出,形成冲击力,产生的气流和气压冲动声带而发声。声带的振幅与声强有关,振幅越大,声音越大。

(二) 喉

喉是发声器官。喉的上口为声带,呼吸时声门打开,吞咽时声门闭合。发声时声门闭合,气流冲出,使声带震动。声带的紧张度不同,产生的频率不同,频率与声调有关。

(三) 构音器官

构音器官包括唇、硬腭、软腭、咽、舌、下颌、鼻腔等,它们共同构成了一个通道。由于它们的肌肉收缩,构成了不同的形状,振动的气流通过时就形成了不同的音。当这一通道仅有形状的改变,气流通过不受阻,发出的音称为元音。当这一通道不同部位形成不同的阻力,发出的音称为辅音。发辅音时伴有声带的振动称为浊辅音,不伴声带振动,仅有口腔气体的流动发音称为清辅音。

第四节　语音学简介

语音学是研究语言的物理属性、人类的发音方法、语音的生理过程、语音的特性和在言语中的变化。语音学是语言的一个分支,是微观语言学的一个部分。微观语言学包括了语音、语法、词汇、文字、句法等。在言语康复中如何发音,应该以语音学知识为基础指导患者进行训练。

一、音素

音素是语音的最小单位,也是发音的基本单位。音素是康复训练中的基础。记录音素的符号叫音标,国际音标及汉语拼音是语音记录的符号。

(一) 国际音标

国际音标遵循了"一音一标"的标准,是用于全世界所有语言注音的符号系统。国际音标始于1888年,由国际音标协会制订,最初是用于西方语言、非洲语言等的标音,在中国语言学者赵元纪等人的努力下,国际音标逐渐完善,已可用于汉语等东方语言标音。2005年国际音标为95个,其中辅音72个、元音23个。2007年增至107个,另有56个变音符号和超音段成分。

英语音标在国际音标中有48个,即48个音素,其中元音20个、辅音28个(图1-3)。英语单词或字母在不同的词中如何发音,是有一定规律可循的,这就是读音规则。但读音规则不能包括全部现象,这就需要用音标来注明如何发音。

(二) 汉语拼音

汉语拼音是中华人民共和国汉字拉丁化的方案所产生的。汉语拼音字母与英文字母相同,但发音不一样。汉语拼音有声母23个,韵母24个(图1-4)。

音素的发音基础是口形的塑造,在康复工作中要矫正患者口形,使声音通过口腔形成标准的音。

英语国际音标表和发音图解

英语国际音标共48个音素，其中元音音素20个，辅音音素28个。

国际音标（英语语音）						
元音	单元音	前元音	[i:]	[i]	[e]	[æ]
		中元音	[ʌ]	[ə:]	[ə]	
		后元音	[u:]	[u]	[ɔ:]	[ɔ]	[a:]
	双元音	开合双元音	[ei]	[ai]	[ɔi]	[əu]	[au]
		集中双元音	[iə]	[εə]	[uə]	
辅音	爆破音	清辅音	[p]	[t]	[k]	
		浊辅音	[b]	[d]	[g]	
	摩擦音	清辅音	[f]	[s]	[ʃ]	[θ]	[h]
		浊辅音	[v]	[z]	[ʒ]	[ð]	
	破擦音	清辅音	[tʃ]	[tr]	[ts]	
		浊辅音	[dʒ]	[dr]	[dz]	
	鼻音	（浊辅音）	[m]	[n]	[ŋ]	
	舌则音	（浊辅音）	[l]	[r]	
	半元音	（浊辅音）	[w]	[j]	

图 1-3 国际音标图

二、音节

音节是发音的拼读单位，音节是由音素拼读而成。在汉语中，一般是一个字为一个音节，外文中一个词可以是单音节，也可以是多音节。音节是语言中的基本单位，也是康复训练中的基本单位。

汉语由音素(汉语拼音)组成400左右音节，又有声调之分，即四声。四声为阴平、阳平、上声、去声，另有轻声。

韵律是指在发音中的音色、音高、音强、音长等特征。

超声段特征包括声调、语调、重音、节律。

三、词、语法、文章

(一) 词

词由字组成，有单音词、双音词、多音词。词性有实词和虚词。实词有名词、动词、代词、形容词、数词、量词。虚词有副词、连词、助词、介词、叹词等。

汉语拼音字母表
声母表（23）

b	p	m	f	d	t	n	l
g	k	h	j	q	x	zh	ch
sh	r	z	c	s	y	w	

韵母表（24）

a	o	e	i	u	ü	ai	ei
ui	ao	ou	iu	ie	üe	er	an
en	in	un	ün	ang	eng	ing	ong

整体认读音节表（16）

zhi	chi	shi	ri	zi	ci	si	yi
wu	yu	ye	yue	yuan	yin	yun	ying

图 1-4 汉语拼音字母图

（二）句

句是由词按语法规律排列的形式。句中词的成分有主、谓、宾、定、状。词按一定的顺序排列，表达意思。按用途，句可分为陈述句、疑问句、祈使句、感叹句。按结构，句可分为简单句、并列句、复合句。

（三）文章

由句子组成段落，由段落组成文章，来表达一个意义。

语言构成是繁杂的，在语言表达的发育或康复过程中，也是由最简单的开始。各类词、句之间存在难易的区别，如实词比虚词易掌握，陈述句比疑问句易掌握。言语逐渐的进步和完善，当达到完整的表达语意时，从言语的层面就基本完成，进一步的发展将成为语言的文学层面。

第五节 言语障碍症状

言语障碍的症状是多种多样的，临床上是按症状的病理来源分类和命名的。

一、常见症状

1. **构音障碍** 吐字不清晰，吐音、吐字不准确，但语言基本符合规律，对言语理解无误，语言表达内容基本正确。病变主要在构音器官。

2. **感觉性失语（sensory aphasia）** 在听力基本正常时，对语言不能理解，患者可以说，但不能理解别人的语言，也不能理解自己的语言，表现为语量多，语言错误。病变位于大脑的后脑语言中枢。

3. **运动性失语（motor aphasia）** 患者听觉正常，可以理解别的语言，有自己想表达思维的内容，但不会运用语言，不知如何表达，表现为语量少，讲话费力，找词困难，发音和语调错误。症状重者完全不能运用语言，轻者能说出一些字或词，表现为电报式语言，用词少，以名词、动词为主，语言间断不连续。病变部位于 Broca 区。

4. **混合性失语（mixed aphasia）** 即不能听也不能说，是由大脑广泛病变引起的，可以是发育迟缓或脑部损伤。

5. 听力障碍（hearing disorder） 表现为不同程度的耳聋。当耳聋达到一定的程度以后会影响听觉的发育和能力，进一步表现为听觉理解障碍和言语障碍。各种原因导致的耳聋由双侧病变引起。

6. 复述障碍（retelling disorder） 是言语障碍患者在评估中的一种表现。复述是听别人说，再重复所说的语言。这一功能贯穿于 Wernicke 中枢、弓状纤维和 Broca 区，这一途径中的任何损害都可表现为复述障碍。

7. 语言的流畅性（the fluency of language） 流畅性失语表现为言语较多，但内容较混乱，表达内容不清，主要病变在 Wernicke 区，是经皮质性失语、传导性失语、命名性失语的表现。非流畅性失语表现为言语少、不连续，交流信息有限，病变常在 Broca 区，是完全性失语，是经皮质性运动性失语或混合性失语的表现。语言的流畅性常是失语症鉴别诊断的第一步。

8. 命名性失语（anomic aphasia） 又称健忘性失语，表现为找词困难，忘记事物的名称，但对事物的性质认识无错误，常用事物的功能、形象来代替名称，赘语、空话比较多，当别人提示该词时，他可以立刻回忆起该事物的名称。病变常位于左侧颞中回及颞下回。

9. 阅读障碍与书写障碍

（1）失读症：视力正常，不认识以往已学会的文字，不能阅读，也不能理解文字的意义，可伴有书写障碍。

（2）失写症：手运动功能正常，但不会书写以往会写的字，表现为默写、听写、抄写等不正常，可伴有阅读障碍。

二、言语障碍的分类

言语障碍基本以症状表现分类。

1. 构音障碍 表现为用词正确，但发音不清楚。根据病因可分为运功性构音障碍、器官性构音障碍和功能性构音障碍。

（1）运功性构音障碍：由于神经系统病变导致构音肌肉的病症或肌张力改变，或不自主运动产生的发音障碍。

（2）器官性构音障碍：由于先天或后天原因造成的构音器官的异常而影响构音，常见的为唇腭裂、舌系带短缩。

（3）功能性构音障碍：发音错误，并表现为固定的异常模式，但无明显原因，多见于儿童。

2. 失语 是言语障碍中最常见的一类，症状包括感觉性失语、运动性失语、混合型失语。失语是由脑部病变引起的语言障碍，症状复杂，分类分法很多，国内常用的为汉语失语症分类法。

3. 语言发育迟缓 是指语言发育过程中的儿童其语言没有达到其年龄相应水平。原因很多，有听力障碍、智力发育迟缓、自闭症、语言学习限制、构音器官限制、语言环境隔离等。主要症状为过了说话年龄仍不会说话、语言发育与同龄儿童相比要落后、语言运用能力差，常伴智能低下、运动障碍、注意力不集中等。

4. 听障儿童 由于听力障碍导致语言不能发育，即不能获得语言。3 岁前出现，由双耳病变引起，表现为聋哑人。成人期耳聋也因不能对说话声进行听的反馈，从而影响说话者的语言、语调，形成"丢失语言"。

5. 口吃 是一种言语的流畅性障碍，言语节奏的紊乱，主要表现为言语重复，延长式中断，无法表述自己的意愿或表述困难。口吃无明显的器质性改变。

6. 发声障碍 是指由于发音器官病变导致失声而引起的言语障碍。

第六节 言 语 评 定

评定是康复的重要环节，没有评定就没有治疗，只有通过评定才能确定问题所在，才能确定治疗的方向和方法，所以评定是不可缺少的一个环节。评定包括治疗前评定、治疗中评定和治疗后评定。

一、评定条件

(一) 评定对象

对患者而言,凡治疗都需要进行评定,全面了解病因、病史和诊断。确定症状的性质和程度,选择治疗方案和治疗目标。

一般来说,评定对象应该是病情稳定、愿意配合治疗的患者,并且是在情绪稳定时进行,否则评定的价值就不大,因为言语的表现与神志、精神、认知、情绪等都有极大关系,而且干扰因素也很多。

(二) 评定环境

评定的环境应该在一个相对舒适、安静、不易受外界干扰的环境下进行。房间不需要很大,房间内应干净整洁,不要有易吸引患者注意力的设施或物品,光线要柔和。评定一般是治疗师和患者一对一的进行。

(三) 评定方法

每次评定时间一般不超过 1h,以不引起患者的疲劳为度,避免患者对评定产生不配合或反感。评定的方法主要有对话、提问;常用的设备有文字卡、图片卡、各种量表;各种常用的实物、录音机以及各种检查设备,如音叉、压舌板、纱布、卫生纸等。还有以电脑为基础的各种言语评定设备,以提高患者的兴趣、评估问题的准确和客观的记录及评价。

二、评定内容

(一) 病史询问

病史是对任何一个患者尤其是初次就诊的患者都应了解的。病史是诊断的依据,也是症状的描述。要了解患者的起病原因、起病速度、症状的表现及其他伴随症状;患者的病情变化,是进展性的还是相对稳定的,在一段时间内症状是加重了或是减轻了;曾经的诊断是什么,做过什么检查,结果是什么;患者经过了什么治疗,效果怎样。这些为我们提供了诊断和选择下一步的治疗方法的依据。

(二) 体格检查

全面的体检对新患者是必需的,也可请临床医生帮助完成。体检是对患者全面了解的必须过程,可以了解患者身体情况和下一步的治疗背景,为下一步治疗提供了一个保障的条件。

(三) 辅助检查

因为体检主要是对人体表现出来的结构和体征进行检查,而一些内在的问题常需要依靠一些设备辅助检查,最常用的是 X 线和神经肌肉电生理检查,它们可以反映内在的形态改变和功能异常。

(四) 言语评定

首先要对言语形成的全过程评定,找出问题所在。一是听力障碍,患者失去了声音刺激,不能接受信号,由听力障碍而导致语言障碍,其主要病变在耳。二是脑部疾病造成语言中枢障碍,对语言不能理解;或是语言形成障碍,不能运用语言来表达。三是发音器官的病变,引起构音障碍。

(五) 意识、智能、精神障碍的评定

患者的意识、智能、精神障碍等都直接影响对言语的评定。如患者脑部受伤时,意识还未完全恢复,这时对言语障碍就无法确认。言语表现是智能表现中的重要组成部分,两者之间不能截然分开。一般来说,主要影响到言语理解和表达的障碍是言语范畴。影响更多的是智力内容,如记忆、计算、理解、判断就是脑部更广泛的损伤引起,应该属于认知范畴。情绪障碍不是言语障碍,但也表现为言语的混乱,所以它不出现言语障碍相对固定的症状,而表现为言语的不规律性。

(六) 检查方法

临床上以对话、提问为主,多采用一些辅助工具,如字母卡、图片卡、实物、交流板、镶嵌板等,通过一些量表的格式形成检查结果。临床上各种量表层出不穷、各有特色,有些详细但太复杂,有些简略但易使用,有些针对年龄、严重程度的不同,有的使用面较广但不够细,有的针对性很强但使用面很窄。总之,临床上选用量表一般选用通用性强、比较熟悉的,这样有利于掌握和使用。特征性强则易选一些有针对性的量表。

第七节 言语障碍的治疗

言语治疗往往是一个漫长而艰巨的任务,它与所有的治疗具有同样的过程,诊断、评定、病因治疗、症状治疗。症状治疗是用康复的技术来完成的。言语的康复也具有康复治疗的共同特色,即反复和漫长的训练。言语康复的过程需要患者积极的配合和坚持。言语是交流工具,所以更需要家属和病友的配合。

一、病因治疗

所有疾病和症状的治疗都首先应考虑病因的问题。如果病因能够去除,则治疗就是在一个稳定的平台上进行。病因不能去除,则治疗中会有因病因而引起的症状变化,病情反复,或病因导致的症状持续加重,这样都会使症状的治疗难以达到预期的目标。

1. 原发病的治疗 各种言语障碍都是有原因的,如脑部疾病、神经肌肉疾病、局部炎性、恶性肿瘤疾病等,这些可由临床相关科室处理。

2. 畸形的处理 先天畸形或外伤引起的发音器官异常,可以通过手术的修复或辅具(如腭托)进行修复,以重建构音器官。

3. 配置功能辅助设备 如对耳聋患者配置助听器、人工耳蜗等。

二、康复治疗方法

在言语治疗的康复中,主要研究对声音语言恢复和文字语言的恢复,而肢体语言、手语、电子语言等不在本书中过多论述。

(一) 治疗前的准备工作

主要是情绪、肌肉的放松等,多采用呼吸治疗方法,使患者精神放松,呼吸平衡,肌肉放松,心态平稳。

(二) 训练和指导

这是言语康复的主要内容,按不同的训练模式,指导患者进行言语或听觉训练。训练中多以一对一形式进行。简单地说,就是学说话。复杂地说,就是在一定技巧下去教会患者说话。这些技巧就是康复训练的技能,也是治疗师学习的重点。训练中要指导患者学会言语,同时要教会家属或患儿的家长了解言语的技巧。

(三) 手法介入

此方法适用于运动性构音障碍、重度神经性吞咽障碍患者。对这些言语障碍患者,可以利用传统医学的手法如针灸、按摩和协助患者言语运动等方法,帮助改善言语有关的运动功能。

(四) 辅助具

装配辅助具的目的是为了补偿功能受限,如重度运动性构音障碍患者腭咽肌闭合不全时,戴腭托以改善鼻音化构音。

(五) 替代方式

当重度障碍患者难以正常交流时,可使用手势、交流板、言语交流器等替代方式交流。

三、康复治疗原则

(一) 治疗方式

一般采用一对一的方式,去教会和矫正患者的言语。一般每天的训练时间是每次 1h 左右,每天 1~2 次。时间过长,患者会疲劳,影响训练效果。而言语的训练需要更多的重复,因此可以采取小组训练,在病友的交流中去增加患者训练的兴趣和信心,增加训练的时间。家属的参与是非常重要的,因为每天言语交流的对象是家属,所以教会家属应掌握的原则和技巧是非常必要的,这样在日常生活中就可以不断地加强训练了。参加社会活动也是非常重要的,因为康复的目标就是重返社会,所以在进入社会、进入社交场合是康复训练的重要内容。

（二）起始点的确定

言语损害是一个非常广的概念，每个患者的病变部位和症状不一样，损害程度也不一样。所以通过评估确定问题在哪，就从哪开始，按评估的结论确定阶段性治疗目标和方法进行康复治疗。

（三）注重评估

每次训练前应对上次康复训练的效果进行评估，如已收效，就进一步继续进行，否则就返回到问题所在点重新开始，即所谓升级或降级。

（四）遵循规律

训练中要遵循语言形成的规律，即先听后说。无论是发音、吐字、组词、成句，首先让患者听懂才能模仿，才能形成语意，理解是第一步。言语形成是一个极其复杂的过程，需要逐层推进，反复练习，循环渐进。训练中要不断强化正确的成果，使其能够固定下来，也要不断改正错误的模式。

（五）辅助方法

语言是一种交流工具，语言恢复的目的是进行社会交流。当声音语言恢复不好或不满意时，可利用文字语言如书写、阅读，用一些表达不同意思的文字卡片、图形卡片，也可以用交流板。当然语言的最初始模式是肢体和表情语言，也可以教会患者使用手势或手语来进行交流。用科学技术来代替语言表达也是可以的，但这些都需要训练。言语的损害往往是多因素的，尤其是脑部损害伴智能障碍，所以康复是一个漫长而艰苦的过程，贵在坚持。

训练中要不断加强患者的信心，尊重患者，使患者愿意接受治疗。要加强患者的心理教育，要提高患者的自信和正确的自我认识。

本章小结

本章介绍了"言语"与"语言"的基本概念，描述了言语形成的机理和相关解剖学知识，详细阐述了语言学的基础知识，宏观介绍了常见言语障碍的临床症状、分类、评定与治疗中的共性问题，为进一步学习构音障碍、失语症、语言发育障碍、口吃、听力障碍及吞咽障碍的评定与治疗打下坚实的基础。

思考题

1. 言语是如何形成的？
2. 言语的流畅性表现是什么？
3. 言语康复治疗中的主要方法有哪些？

扫一扫，测一测

思考题及思路解析

（王左生）

第二章 构音障碍

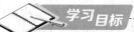

第一节　概　　述

人类的构音是指构音器官之间建构和发出言语声的协调过程,是把已组成的词、句,通过构音器官的动作,转变为声音言语的过程。在正常情况下,我们通过呼吸器官(肺、气管及胸廓、横膈、腹肌等)运动呼出气体,振动喉部的声带发出声音;口腔、软腭、鼻腔、咽作为共鸣腔,独立或者协同发出共鸣声;唇、下颌、牙齿、舌、硬腭等做出高度协调的动作,发出各种言语。当锥体外系、小脑等受损后,言语的重音、语调、节律、声音的强弱等也将随之发生异常改变。

构音障碍的临床表现主要为可能或完全不能说话、发声异常、构音异常、音调、节律异常、鼻音过重和吐字不清晰等。构音障碍患者口语的语音表达存有障碍,但患者的口语的词义和语法结构表达正常。构音障碍患者已经具有了语言交流所必须具备的语言交流符号系统,即具有语言的形成与接收能力,仅仅是在语言的输出最后阶段,即运动性言语的形成阶段,因各种原因导致构音功能异常。导致构音障碍异常的原因有肌肉运动控制异常(中枢神经系统损伤等),构音器官先天或后天的器质性病变(唇腭裂、鼻癌术后等),或构音器官无麻痹、无结构异常、听力功能也正常但仍不明原因地吐字不清晰。构音障碍有时与其他语言障碍同时存在,如构音障碍患者可能会合并失语症。构音障碍与言语失用虽都有发音不准确,因发病机制和训练方法不同,要注意鉴别诊断。

一、构音障碍的定义

构音障碍(articulation disorder)是指因与言语表达有关的神经肌肉系统的器质性损害,导致发音肌的肌力减弱或瘫痪、肌张力改变、协调不良等,引起字音不准、声韵不均、语流缓慢和节律紊乱等言语障碍。主要表现为完全不能说话、发声异常、构音异常、音量和音调异常和吐字不清。多数患者同

14

时伴有咀嚼、吞咽障碍和流涎等症状。

二、构音障碍的分类

根据病因可将构音障碍分为运动性构音障碍、器质性构音障碍和功能性构音障碍三种类型。

（一）运动性构音障碍

运动性构音障碍是指由于神经病变，与言语有关的肌肉麻痹、收缩力减弱或运动不协调等所导致的言语障碍。此类构音障碍患者主要是在呼吸运动、共鸣、发音和韵律方面发生异常变化，从大脑到肌肉本身的病变都可以导致这种症状发生。

（二）器质性构音障碍

器质性构音障碍是指由于构音器官的形态异常而导致的构音功能异常。最常见的致病因素有先天性唇腭裂、先天性面裂、巨舌症、齿列咬合异常、先天性腭咽闭合不全、外伤致构音器官形态及功能异常等。此类构音障碍的言语表现虽因原发疾病而有所不同，但共同点均为发音不准。

（三）功能性构音障碍

功能性构音障碍多见于学龄前儿童，是指在不存在任何运动障碍、听力障碍和形态异常等情况下部分发音不清晰。临床工作中，当遇到患者构音器官形态和功能无异常、听力正常、发育水平在 4 岁以上仍有些字发音不清晰且错误固定等情况，要考虑功能性构音障碍。

第二节　运动性构音障碍

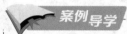

　　患者，男性，64 岁。因双侧肢体活动不利伴言语表达不能半年以"脑梗死恢复期"收入神经内科。患者于半年前某日中午 12 点无诱因出现呕吐一次，当日 18 点再次呕吐一次胃内容物，并伴有头昏、吐词欠清晰，约 10min 后送医院，血压 140/80mmHg，约 40min 后突发呼之不应，四肢无主动活动。头颅 MRI 示脑干梗死。发病 2 个月后呼之睁眼，于 1 个月前拔除尿管、鼻饲管，可睁眼示意。半个月前右侧示指掌指关节可屈伸活动，目前言语表达不能，四肢无主动活动，为求进一步治疗收入院。

　　患者既往体健。

　　言语情况：患者神清，体位控制差，向左侧倾斜，无声化。构音器官检查：最长呼气时间 2s，MPT 2s，音质嘶哑，声调音质过低，右侧嘴角下垂，面具脸，口唇运动范围力量减少，右侧软腭略有下垂，有鼻漏气，舌运动范围减少，灵活性差，咀嚼范围减少。

运动性构音障碍（dysarthria）是由于神经病变、与言语有关肌肉的麻痹、收缩力减弱或运动不协调所致的言语障碍。此定义强调呼吸运动、共鸣、发音和韵律方面的变化，从大脑到肌肉本身的病变都可以引起运动性构音障碍。常见病因为脑血管意外、脑肿瘤、脑瘫、肌萎缩侧索硬化、重症肌无力、小脑损伤、帕金森病、多发性硬化等。运动性构音障碍可以单独发生，也可以与其他语言障碍同时存在，如失语症合并运动性构音障碍。

一、运动性构音障碍的分类

根据神经解剖和言语声学特点，将运动性构音障碍分为以下六种类型。

（一）迟缓型构音障碍（周围性构音障碍）

1. 损伤部位与病因　常见于下运动神经元损伤或真性延髓性麻痹，如进行性肌营养不良、延髓麻痹、脑神经麻痹等。

2. 言语特征　可闻及气体自鼻孔逸出声和吸气声，鼻腔漏气致呼气发音时出现语句短促，不适宜

迟缓型构音
障碍(无力音)
(音频)

痉挛型构音
障碍(音频)

痉挛型构音
障碍(硬起音)
(音频)

的停顿,低音调,音量减弱,字音不清等。

3. 伴随症状　肌肉运动障碍,肌力低下,肌张力降低,腱反射降低,肌萎缩等。

（二）痉挛型构音障碍（中枢性运动障碍）

1. 损伤部位与病因　常见于假性延髓性麻痹,双侧上运动神经元损伤,如脑血管意外、脑瘫、脑外伤、脑肿瘤、多发性硬化等。

2. 言语特征　说话缓慢费力,并伴有说话短和面部表情改变,音拖长,不自然中断,发音不准,鼻音较重,缺乏音量控制,粗糙音、费力音。

3. 伴随症状　自主运动出现异常模式,伴有其他异常运动,肌张力增加,反射亢进或活跃,肌萎缩不明显,病理征阳性。

（三）运动失调型构音障碍（小脑系统障碍）

1. 损伤部位与病因　常见于小脑或脑干内传导束病变,如肿瘤、多发性硬化、酒精中毒、外伤等。

2. 言语特征　发音不清、含糊,不规则,主要以韵律失常为主,声音的高低强弱呆板震颤,初始发音困难,暴发性言语,重音和语调异常,间隔停顿不当(吟诗状或分节性言语)。

3. 伴随症状　运动震颤、不协调,肌张力低下,运动速度减慢,震颤等。

（四）运动过弱型构音障碍（锥体外系障碍）

1. 损伤部位与病因　常见于锥体外系病变,如帕金森病等。

2. 言语特征　由于运动范围和速度受限,发音为单一音量,单一音调,重音减少,有呼吸音或失声现象。

3. 伴随症状　肌强直,运动减少,震颤,面具脸等。

（五）运动过强型构音障碍（锥体外系障碍）

1. 损伤部位与病因　常见于锥体外系病变,如舞蹈病、肌阵挛、手足徐动症等。

2. 言语特征　构音器官的不随意运动破坏了有目的运动而造成元音和辅音的歪曲,费力音,可突然开始或停顿,发音强弱急剧变化,类似运动失调型构音障碍。

3. 伴随症状　异常的不随意运动等。

（六）混合型构音障碍（运动系统多重障碍）

1. 损伤部位与病因　常见于上、下运动神经元病变,如威尔森病、多发性硬化、肌萎缩性侧索硬化症等。

2. 言语特征　各种症状的混合。

3. 伴随症状　多种运动障碍的混合或合并。

二、运动性构音障碍的评定

运动性构音障碍的评定已有较长的历史,评定方法很多,直到目前国内外在临床使用上均未统一。在发达国家除采用一些构音障碍评价表评定外,还采用复杂的仪器设备对构音器官和构音功能进行检查,如频谱分析、肌电图、光纤维咽喉内镜、气体动力学检查等,可以更加精确揭示构音器官的病理和功能状态。

弗朗蔡构音
障碍评价法

构音检查记
录表

目前国内最为常用的构音障碍评定法是中国康复研究中心（China Rehabilitation Research Center,CRRC）汉语构音障碍评定法和河北省人民医院康复中心根据弗朗蔡（Frenchay）构音障碍评价法改编的汉语版弗朗蔡构音障碍评价法。①中国康复研究中心汉语构音障碍评定法是依据日本构音障碍检查法和其他发达国家构音障碍评定方法的理论,按照汉语普通话语音的发音的特点和我国的文化特点编制,于1992年开始应用于临床。此评定法包括构音器官检查和构音检查两大项目。通过此方法的评定,不仅可以检查出患者是否患有运动性构音障碍以及程度,也可用于器质性构音障碍和功能性构音障碍的评定,并且对治疗计划的制订有明显指导作用。②汉语版弗朗蔡构音障碍评价法包括构音器官反射、运动及语言清晰度等,共8个大项目、27个分测验,每个分测验按损伤严重程度分为a、b、c、d、e级,a级为正常,e级为严重损伤。其特点是能动态且定量观察治疗前后的变化、诊断分型和疗效判定。该评定法主要应用于运动性构音障碍。

笔记

以下重点介绍中国康复研究中心汉语构音障碍评定法。

(一) 评定的目的和内容

1. 构音障碍的有无、程度和种类判定。

2. 原发疾病及损伤部位的推定,可作为制订治疗计划的依据。

(二) 构音器官的评定

1. 目的 通过构音器官的形态和粗大运动的检查,来确定构音器官是否存在器官异常和运动障碍。通常需要结合临床医学、实验室检查、言语功能评定才能做出诊断。另外,现病史、既往史、听觉和整个运动功能的检查有利于诊断的成立。

2. 范围 包括肺(呼吸功能)、喉、面部、口部肌肉、硬腭、腭咽机制、下颌、反射。

3. 用具 压舌板、笔式手电筒、长棉棒、指套、秒表、叩诊槌、鼻息镜等。

4. 方法 在观察安静状态下构音器官的同时,通过指示和模仿使其做粗大运动,并对以下方面做出评定:

(1) 部位:构音器官的哪个部位存在运动障碍。

(2) 形态:确认各构音器官的形态是否异常。

(3) 程度:判定异常的程度。

(4) 性质:确定异常是中枢性、周围性或失调性。

(5) 运动速度:确认是单纯运动还是反复运动,是否速度低下或节律异常。

(6) 运动范围:确定运动范围是否受限,协调运动控制是否低下。

(7) 运动的力量:确定肌力是否低下。

(8) 运动的精确性、圆滑性:判定协调运动和连续运动是否异常。

5. 检查要求及记录 在做每项检查前应该与患者沟通,做好解释工作,使患者合作。按照构音器官检查记录表及构音器官检查方法的要求予以记录(表 2-1)。

表 2-1 构音器官检查方法

用具	检查者指令	方法及观察要点
Ⅰ. 呼吸(肺)检查		
无	1. "请你坐正,两眼向前看"	患者的衣服不要过厚,以便观察呼吸的类型(胸式、腹式、胸腹式)。如出现笨拙、费力、肩上抬,应做描述
无	2. "请你平静呼吸"	检查者坐在患者后面,双手放在胸和上腹两侧,感觉呼吸次数,正常人呼吸 16~20 次/min
无	3. "请你深吸气后,以最慢的速度呼气"	检查者用放在胸腹的手感觉患者是否可慢呼气及最长呼气时间,注意同时看表记录时间,呼气时发[f]或[s]
无	4. "请你用最快的速度吸一口气"	仍用双手放在胸腹部感觉
Ⅱ. 喉功能检查		
无	1、2. "请你深吸一口气,然后发'啊'音,尽量平稳发出,尽量长"	1. 不要暗示专门的音调音量,按评价表上的项目评价,同时记录时间,注意软腭上提、中线位置 2. a. 正常或嘶哑,气息声、急促,费力声、粗糙声及震颤 b. 正常或异常音调,低调 c. 正常或异常音量 d. 吸气时发声
无	3. "请你合上我唱的每一个音"	随着不同强度变化发出高音和低音,评价患者是否可能合上,按表上所列项目标记
Ⅲ. 面部检查		
无	"请你看着我"	面部不同的神经肌肉损伤可有不同的面部特征: a. 正常或不对称 b. 单侧或双侧麻痹

续表

用具	检查者指令	方法及观察要点
		c.单侧或双侧痉挛
		d.单侧或双侧眼睑下垂
		e.单侧或双侧口角下垂
		f.流涎
		g.扭曲、抽搐、鬼脸
		h.面具脸
		i.口式呼吸

Ⅳ.口部肌肉检查

用具	检查者指令	方法及观察要点
无	1."请你看着我,像我这样做"(同时示范缩拢嘴唇的动作)	评价嘴唇: a.正常或范围缩小 b.正常或不对称
无	2."请你闭紧嘴唇,像我这样(示范5次),准备,开始"	评价咂唇: 正常或接触力量降低(上下唇之间)
无	3."请你像我这样呲牙"(示范2次)	观察: a.正常范围或范围减小 b.口角对称或偏移
带绒绳的纽扣	4."请你张开口,把这个纽扣含在唇后,闭紧嘴唇,看我是不是很容易地把它拉出来"	把指套放在纽扣上,把它放在唇后、门牙之前,患者用嘴唇含紧纽扣后,拉紧线绳,逐渐增加力量,直到纽扣被拉出或显出满意的阻力。观察唇力: a.唇力正常 b.唇力减弱

Ⅴ.硬腭检查

用具	检查者指令	方法及观察要点
指套、手电筒	"请把头后仰,张口"	把指套戴在一只手的示指上,用另一只手打开手电筒照在硬腭上,从前到后侧面及四周进行评价,用示指沿中线轻摸硬腭,先由前到后,再由左到右。观察指动: a.正常腭弓或高窄腭弓 b.硬腭上有异常生长物 c.硬腭上的皱褶是否正常 d.黏膜下腭裂

Ⅵ.腭咽检查

用具	检查者指令	方法及观察要点
手电筒	1."请你张开口"	照在软腭上,在静态下评价软腭的外观及对称性。观察要点: a.正常软腭高度或异常的软腭下垂 b.分叉悬雍垂 c.正常大小软腭,扁桃体肥大或无腭扁桃体 d.软腭节律性波动或痉挛
手电筒、小镜子或鼻息镜	2."请再张开你的嘴,尽量平稳和尽量长地发'啊'的音(示范至少10s),准备,开始"	照在软腭上,评价肌肉的活动,并把镜子或鼻息镜放在鼻孔下。观察要点: a.正常中线无偏移,单侧偏移 b.正常或运动受限 c.鼻漏气 d.高鼻腔共鸣 e.低鼻腔共鸣,鼻喷气声
小镜子或鼻息镜	3."鼓起腮,当我压迫时不让气体从口或鼻子漏出"	把拇指放在一侧面颊上,把中指放在另一侧面颊上,然后两侧同时轻轻施加压力,把鼻息镜放在鼻孔下。观察要点: a.鼻漏气 b.口漏气

续表

用具	检查者指令	方法及观察要点
气球和小镜子	4."努力去吹这个气球"	当患者企图吹气球时,把镜子放在鼻孔下。观察要点: a. 鼻漏气 b. 口漏气
Ⅶ. 舌检查		
无	1."请你伸出舌头"	评价舌外伸活动: a. 正常外伸或偏移 b. 正常或外伸缩短,如有舌肌萎缩、肿物或其他异常,要做记录
无	2."请伸出舌,尽量快地从一侧向另一侧摆动(示范至少3s),开始"	评价速度、运动状态和范围: a. 正常或速度减慢 b. 正常或范围受限 c. 灵活、笨拙、扭曲或张力障碍性运动
无	3."请伸出舌,舔嘴唇外侧及上下唇"(示范至少3次)	观察要点: a. 活动充分 b. 困难或受限
Ⅷ. 下颌(咀嚼肌)检查		
无	"请你面对着我,慢慢地尽量大地张开嘴,然后像这样慢慢地闭上(示范3次),准备好,开始"	把一只手的示指、中指和无名指放在颞颌关节区(TMJ),评价下颌的运动是否是沿中线运动或异常的下颌运动。观察指征: a. 正常或异常的下颌下拉 b. 正常或偏移的下颌上抬以及不自主的张力障碍性运动,TMJ弹响或异常突起
Ⅸ. 反射检查		
细棉絮	1."请睁眼,被检侧眼球向内上方注视"	用细棉絮由角膜外缘轻触患者的角膜,避免触及睫毛。正常时,被检者眼睑迅速闭合,称为直接角膜反射;同时引起对侧眼睑闭合,称为间接角膜反射: a. 被检测消失,直接反射阴性 b. 对侧消失,间接反射阴性 c. 反射类型:患侧三叉神经疾患(传入障碍) 　患侧直接反射阴性 　间接反射阴性 d. 反射类型:患侧面神经麻痹(传出障碍) 　患侧直接反射阴性 　间接反射阳性
叩诊槌	2."下颌放松,面向前方"	将左手拇指轻放于下颌齿裂上,右手持叩诊槌轻叩拇指,观察其反射有无及强弱程度: a. 轻度咬肌收缩或明显收缩为阳性 b. 无咬肌收缩为阴性
叩诊槌	3."请双眼睁开,向前看"	用叩诊槌轻叩眼眶,两眼轻闭或紧闭为阳性,无闭眼为阴性,左右有差异要记录
长棉棒	4."仰起头,大张开口"	用长棉棒轻触咽弓周围,呕吐反应为阳性,无呕吐反应为阴性
纱布块	5."伸出舌"	用纱布握住舌体突然向前拉舌,突然后缩为阳性,无后缩为阴性
叩诊槌	6."口部放松"	轻叩唇周,向同侧收缩为阳性,不收缩为阴性,需注明左(L)、右(R)

0206
分叉悬雍垂
(图片)

0207
胸式呼吸
(动画)

0208
腹式呼吸
(动画)

(三) 构音检查

构音检查是以普通话语音为标准,结合构音类似运动,对患者的各个言语水平及其异常的运动障碍进行系统评定,以发现异常构音。构音检查不仅对训练具有较好的指导意义,而且对训练后的患者

笔记

进行再评定,修改、制订治疗方案均有价值。

1. 房间及设施的要求

(1)房间内应安静,没有玩具及可能分散患者注意力而影响评定的物品。

(2)光线适宜,通风良好,放置两把无扶手椅及一张训练台。

(3)椅子高度应以检查者和患者处于同一水平为宜。

(4)检查时,检查者和患者可以隔着训练台相对而坐,也可以让患者坐在训练台的正面,检查者坐在其侧面。

(5)为避免分散患者注意力影响评定结果,除非患者是年幼儿童,患者的家属及陪护尽量不要在训练室内。

2. 检查用具 单词检查用图卡 50 张、记录表、压舌板、卫生纸、消毒纱布、吸管、录音机、鼻息镜。上述检查物品应放在一清洁小手提箱内。

3. 检查范围及方法

(1)会话:可以通过询问患者的姓名、年龄、职业和发病情况等,观察患者是否可以发声、讲话,音量、音调变化是否清晰,有无气息声、粗糙声、鼻音化、震颤等。一般 5min 即可,需要录音。

(2)单词检查:采用构音障碍检查 50 个单词图片,将图片按照记录表中词的顺序排好或在背面注上单词的号码,检查时可以节省时间。

记录表中所有的单词和文章等检查项目均用国际音标,记录也采用国际音标,除应用国际音标记录外,无法记录的要尽量描述。检查时,首先向患者出示图片,患者根据图片的意思命名,不能自述采用复述引出,边检查边将检查结果记录在构音障碍的记录表上。对于正确、置换、省略、歪曲等的标记符号和标记方法见表 2-2。

表 2-2 构音障碍的记录方法

表达方式	判断类型	标记
自述引出、无构音错误	正确	○(画在正确单词上)
自述、由其他音替代	置换	__(画在错误音标之下)
自述、省略、漏掉音	省略	/(画在省略音标上)
自述、与目的音相似	歪曲	△(画在歪曲音标上)
说出的是哪个音	歪曲严重、难以判定、无法判断	×(画在无法分辨的音标下)
复述引出		( )(画在患者复述出的词上)

注:如有其他异常,要加相应标记,四声错误要在单词上面或角上注明。

(3)音节复述检查:此表是按照普通话发音方法设计,共计 140 个音节,均为常用或比较常用的音节,目的是患者复述时在观察发音点的同时注意患者的异常构音运动,发现患者的构音特点及规律。方法:检查者说出一个音节,患者复述,标记方法同单词检查,同时把患者异常的构音运动记入构音操作栏,确定发音机制,以利于制订训练计划。

(4)文章水平检查:通过在限定连续的言语活动中观察患者的音调、音量、韵律、呼吸运用,选用的是一首儿歌,有阅读能力的患者自己朗读,不能读的由复述引出,记录方法同前。

(5)构音类型检查:依据普通话的特点,选用有代表性的 15 个音的构音类似运动,如[f](f),[P](b),[p'](p),[m](m),[s](s),[t](d),[t'](t),[n](n),[l](l),[k](g),[k'](k),[x](h)等。[f]示国际音标,(f)示汉语拼音。方法:检查者示范,患者模仿,观察患者是否可以做出,在结果栏能与不能项标出。此检查可发现患者构音异常的运动基础,对指导今后的训练有帮助意义。

(6)结果分析:将前面的单词、音节、文章、构音运动检查发现的异常分别记录,加以分析并确定类型,共 9 个栏目,以下分别说明:

1)错音:是指发什么音时出现错误,如[P](b)、[p'](p)、[k'](k)。

2)错音条件:是指在什么条件下发成错音,如词头以外或与某些音结合时。

3）错误方式：所发成的错音方式异常。

错音、错音条件、错音方式等的举例见表2-3。

表2-3　错音、错音条件、错音方式等的举例

错音	错音条件	错音方式
[k]	与[a]或[o]结合时发音	[t]
[t]	词头以外	歪曲

4）一贯性：包括发声（音）方法和错误。

5）发声（音）方法：发音错误为一贯性的以"+"表示，非一贯性（也就是有时正确）以"−"表示。

6）错法：错误方式与错音是一致的，以"+"表示，各种各样以"−"表示。

举例：[ts]、[ts']发成[t']、[t]。如发声方式标记"+"，说明[ts]和[ts']发音错误是一贯性的；若发声方式标记为"−"，说明患者将[ts]、[ts']有时发成[t]、[t']，有时发成其他音。

7）被刺激性：以音节或音素形式进行提示，能纠正构音错误的为有刺激性，以"+"表示，反之为无被刺激性，以"−"表示。

8）构音类似运动：可以完成以"+"表示，不能完成为"−"。

举例：2（−），2-1（+）。说明项目2的总体运动虽不能完成，但项目中的分项2-1的运动可以完成。

9）错误类型：根据目前所了解的构音异常，共总结出26种类型集中在方框内，经前面检查分析，依异常特点从中选一项或几项相符类型填入结果分析表的错误类型栏内。

举例：[k]发成[t]，[k']发成[t']，为齿龈化，置换。[s]发成[k]为软腭化，置换。

（7）总结：把患者的构音障碍特点归纳分析，结合构音运动和训练计划观点进行总结（表2-4）。

表2-4　常见的构音异常

错误类型	举例	说明
省略	布鞋[buxie]	物鞋[wuxie]
置换	背心[beixin]	费心[feixin]
歪曲	大蒜	类似"大"中[d]的声音，并不能确定为置换的声音
口唇化		相当数量的辅音发成[b]、[p]、[f]的音
齿背化		相当数量的音发成[z]、[c]、[s]的音
硬腭化		相当数量的音发成[zh]、[ch]、[sh]和[j]、[q]、[x]
齿龈化		相当数量的音发成[d]、[t]、[n]音
送气音化	布鞋[buxie]、大蒜[dasuan]	铺鞋[puxie]、踏蒜[tasuan]，将多数不送气音发成送气音
不送气化	踏[ta]	大[da]，将多数送气音发成不送气音
边音化		相当数量的音发成[l]
鼻音化	怕[pa]	那[na]，将多数非鼻音发成鼻音
无声音化		发音时部分或全部音只有构音器官的运动但无声音
摩擦不充分	发[fa]	摩擦不充分而不能形成清晰的摩擦音
软腭化		齿背音、前硬腭音等发成[g]、[k]的音

（四）语音清晰度测试

构音障碍患者可以进行语音清晰度测试，适用于构音器官和构音检查后需要了解语音清晰度以

及语言治疗和训练后的效果。采用残疾人分类分级标准(国标)中的语音清晰度测试方法,共两套测试图片,每组 25 张图,可以评价患者的语音清晰程度,简单省时,易于操作。

1. 测试用图单词

(1)第一组:白菜 菠萝 拍球 飞机 毛巾 头发 太阳 电话 脸盆 萝卜 牛奶 公鸡 火车 黄瓜 气球 西瓜 浇花 树叶 唱歌 照相机 手绢 自行车 扫地 碗 月亮

(2)第二组:苹果 拍球 冰糕 沙发 门 太阳 弹琴 电视 女孩 绿色 脸盆 蝴蝶 喝水 看书 汽车 熊猫 浇花 茶杯 唱歌 照相机 手绢 擦桌子 扫地 牙刷 碗

2. 测试方法 受试者面对主试者,主试者从两组图片中任意取一组图片,依次出示(25 张图片),让受试者看图片说出名称,同时录音。识字的测试对象可以直接读图片背面的文字。如果患儿不能正确说出图片代表的词语,主试者可以贴近受试者的耳朵小声提示说出该词语,注意不要让其他人员听到。为使测试结果更近实际,本测试采用三级人员测试方法,即依测试人员与被测试者接触密切程度分为三个级别,一级 1 名,二级 1 名,三级 2 名。一级测试人员为直接接触:测试对象的父母、兄弟或者治疗师或语训教师;二级测试人员为间接接触:测试对象的亲属或者本地残疾人工作人员;三级测试人员为无接触:其他专业的人员。要求测试人员的听力正常。由以上 4 名测试人员听受试者的录音并记录下受试者说的词,然后与主试者对照正确答案,最后将 4 名测试人员记录的正确数累积,得出平均数,即可算出受试者的语音清晰度。

三、运动性构音障碍的治疗

运动性构音障碍的治疗目的是促进构音器官重新获得协调运动功能,使患者正确地发音、说话。治疗要在安静场所进行,急性期可以在床边进行,如果能够在轮椅上坚持 30min,可以在治疗室内进行。多采用一对一的治疗方法,有时可以配合进行集体治疗。

(一) 治疗原则

1. 针对言语表现进行治疗 构音障碍的治疗可以针对不同的言语表现设计治疗计划,也可以按照类型设计不同的方案。按照目前言语治疗的观点,治疗侧重往往针对的是异常言语表现,而不是按构音障碍类型进行治疗。因此,治疗计划的设计应以言语表现为重点,兼顾各种不同类型构音障碍特点进行设计。由于言语的发生受神经和肌肉控制,身体姿势、肌张力、肌力和运动协调能力都会影响到言语的质量。言语治疗应从改变这些状态开始,这些状态的改善可以促进言语能力的提高。

2. 按评定的结果选择治疗顺序 一般情况下,按呼吸、喉、腭和腭咽区、舌体、舌尖、唇、下颌运动逐个进行训练。要分析这些结构与言语产生的关系,治疗从哪一环节开始和先后的顺序,需要根据构音器官和构音评定的结果确定。构音器官评定所发现的异常部位便是构音运动训练的出发点,多个部位的运动障碍要从有利于言语产生,选择几个部位同时开始。随着构音运动的改善,可以开始构音训练。一般来说,要遵循循序渐进、由易到难的原则。对于轻中度患者,训练主要以自身主动练习为主;对于重度患者而言,由于患者无法进行自主运动或自主运动很差,更多地需要治疗师采用手法辅助治疗。

3. 选择适当的治疗方法和强度 适当的治疗方法对提高疗效非常重要,而不合理的治疗会减少患者参与训练的机会,并使患者习得错误的构音运动模式。治疗的次数和时间原则上越多越好,但要注意个体差异,避免过度疲劳,尽可能考虑到患者的生活、年龄、认知水平等,还要有趣味性,一般一次治疗 30min 为宜。

4. 治疗师起引导作用 治疗师的言语要缓慢,语调平稳,声调要低,营造平静、轻松、和谐的气氛。

(二)运动性构音障碍治疗的具体方法

1. 呼吸训练 呼吸气流的量和呼吸气流的控制是正确发声的基础,呼吸是构音的动力,是保证语调、韵律正确的先决条件,呼气时声门下形成一定的压力是发声和构音的必要条件,若不改善呼吸控制能力则不能改善发声。重度构音障碍患者往往呼吸很差,很难在声门下和口腔形成一定压力,应把呼吸视为首要训练项目。训练时间可根据患者个体情况而定,有的患者 5min 呼吸训练即可,而有的患者可进行 15~20min。

(1)体位:首先应调整体位。如果患者可以坐稳,坐姿应做到躯干直立,双肩水平,头保持正中位,如果病情不允许坐位,可采取平卧位,头偏向一侧或侧卧位。

(2)吸气辅助训练:治疗师站在患者身后,将双手置于患者腋下,随患者吸气动作开始辅助患者双手向后上抬举,使患者胸廓容积增加,提高吸气容量。

(3)呼气辅助训练:如果患者呼气时间短而且弱,可采取呼气辅助训练方法。治疗师将双手放在患者两侧肋弓稍上方的位置,嘱患者自然呼吸,在呼气终末时给其压力,使患者呼气量增加,这种训练也可以结合发声、发音一起训练。

(4)口、鼻呼吸分离训练:平稳地由鼻吸气,然后从口缓慢呼出。如果患者不能自行完成,治疗师或患者或患者家属的拇指、示指上戴指套挤压患者的上、下唇,使其闭合成不漏气状态,嘱患者用鼻吸气,吸气末放开患者双唇,同时立即捏紧患者的鼻子,嘱其由口呼气,然后休息半分钟左右。这种训练可根据患者情况进行5~10个循环。

(5)呼气压控制及维持训练:治疗师数1、2、3时患者吸气,然后数1、2、3时患者憋气,再数1、2、3时患者呼气,以后逐渐增加呼气时间直至10s。呼气时尽可能长时间发[s]、[f]等摩擦音,但不出声音。经数周训练,呼气时进行同步发音,并坚持10s。

(6)辅助呼吸训练:利用吸管进行舌正中呼气的训练,利用吹气球进行呼气保持训练,利用吹蜡烛进行吹气力量的训练。

2. 放松训练 痉挛性构音障碍和运动过强性构音障碍的患者,通常都存在咽喉肌、舌肌及肢体等肌张力的增高,由于发声肌群紧张,导致患者无法正常发声。通过放松肢体的肌紧张,可以使发声相关的肌群也相应地放松,从而改善患者发声与构音状态。根据患者的肢体功能状态,可以采取卧位或坐位,注意力集中于放松的部位,第一次运动时间为15~20min,当患者对运动熟悉后,可缩短时间。放松训练目的是鼓励患者通过身体各部位的紧张与放松的对比,体验松弛感。放松训练不必严格遵循顺序,可根据患者情况把更多的时间用在某一部位的训练上。如果患者在治疗室学会某些放松的基本技巧并能在家中继续练习,则非常有益。在家中练习时可同时播放一些缓慢、放松的音乐。

(1)足、腿、臀的放松:①要求患者脚趾向下屈曲3~5s,然后松弛,反复数次;②踝关节旋转,每次转一只脚,然后松弛;③坐位,双脚平放在地板上用力向下踏3s,然后松弛,反复数次,让患者感觉到小腿腓肠肌的用力和放松;④双腿膝关节伸直3s,然后放松,让患者应感觉到大腿的用力和放松;⑤坐位,患者双手置于双膝上,躯干屈曲向前探,处于即将站起来状态,维持3s,然后坐下,放松,让患者体验股四头肌、臀大肌紧张和松弛;⑥提醒患者应感到下肢和臀部有所放松。

(2)腹部、胸部及背部的放松:①嘱患者把注意力集中在腹部、胸部、背部,但依然需要保持双脚、腿和臀部松弛;②要求患者收腹,使腹肌收缩、紧张保持3s后放松,重复数次,并要求患者在收腹时注意背肌、胸肌的紧张,并体验放松时的松弛感;③在肌肉松弛时,鼓励患者平稳地深呼吸。

(3)手和上肢的放松:①嘱患者把注意力集中在手和上肢上,要继续保持双脚、腿、臀部、腹部、胸部、背部的松弛;②要求患者握拳持续几秒,然后放松,重复数次③双上肢向前举到与肩水平,保持3s,然后放松,反复数次;④将上述动作结合起来做,在举上肢的同时紧握双拳保持3s,然后放下双臂,双手松开,反复数次;⑤提醒患者注意紧张感与松弛感的对比;⑥如果手仍然感到紧张,要求患者腕部平稳地抖动,直到感到松弛。

(4)肩、颈、头的放松:①在进行双肩、头部、颈部的放松训练前,要检查患者身体其他部位的紧张和松弛,如又恢复到原来习得性紧张,要求患者把注意力依次集中在身体的某一部分,平稳地呼吸;②嘱患者把注意力集中在肩、颈、头,要求患者吸气时双肩向上耸、外展,保持3s,然后呼气时坠肩放松,重复数次;③头前屈下垂向胸靠拢,停留3s,平稳地向后仰,停留3s,缓慢地将头偏向一侧,然后缓慢转向另一侧,先顺时针后逆时针运动,可以闭目防止眩晕,为了确保头部运动平稳和缓慢,治疗师可站在患者身后用手扶着患者头部做上述动作,当患者不能主动运动时,被动活动要注意患者头颈部肌张力的变化,不可与之对抗;④将眉毛向上挑起,皱额,然后放松,重复数次,感觉紧张和松弛;⑤紧闭双唇,将舌用力抵住硬腭,保持3s,放松,唇张开,舌头缓慢离开硬腭,重复数次⑥缓慢平稳地移动下颌,由一侧移向另一侧,然后下颌上下左右旋转,然后放松;⑦尽可能用力皱起脸,保持3s,然后放松,重复数次。

3. 构音器官运动训练 分析患者构音器官的评定结果，判断构音器官的运动力量、范围、准确性及灵活度是否正常。首先集中训练运动的力量、范围和准确性，然后再进行速度、重复和交替运动的练习，这对产生准确、清晰的发音非常重要。

(1)下颌运动训练：①尽可能大地张嘴，使下颌下降，闭口，缓慢重复5次，休息，治疗师可以用手扶持患者下颌骨来控制速度和幅度，需要保持上下颌最大的运动范围；②下颌前伸，缓慢地由一侧向另一侧移动，重复5次，休息；③当出现下颌下垂或偏移而使口不能闭合时，可利用下颌反射帮助下颌上抬，治疗师把左手放在患者的颌下，右手持叩诊锤轻轻敲击下颌，左手随反射的出现用力协助下颌上抬，逐步使双唇闭合。

(2)唇舌协调运动训练：①双唇尽量向前噘起(发[u]音位置)，然后尽量向后收拢展唇(发[i]音位置)，重复5次，休息，逐渐增加交替运动的速度并保持最大运动范围；②双唇紧闭，夹住压舌板，增加唇闭合力量，治疗师可向外拉压舌板，患者抗阻防止压舌板拉出，双唇的训练不仅可以为发双唇音做好准备，而且流涎也可以逐步减轻或消失；③鼓腮叩气，有助于发爆破音，患者也可以鼓腮时自己用手指挤压双颊；④连续伸舌、缩舌运动：舌尽量向外伸出，然后缩回，向上向后卷起，重复5次，休息，逐渐增加运动次数，治疗师可以用压舌板给舌运动抗阻；⑤舌尖伸卷练习：舌面抬高至硬腭，舌尖可紧贴下齿，重复5次，休息，逐渐增加运动次数；⑥左右摆舌运动：舌尖伸出，由一侧口角向另一侧移动，可用压舌板抗阻运动，逐渐增加速度；⑦舌尖沿上下齿龈做环形“清扫”动作。

(3)软腭抬高：构音障碍常见的共鸣异常多有鼻音过重，这是由于软腭运动无力、软腭的运动不协调以及运动速度和范围减退。训练方法：①重复发[a]音，每次发音后有3~5s休息；②重复发爆破音与开元音[pa]、[da]，重复发摩擦音与闭元音[si]、[shu]，重复发鼻音与元音[ma]、[ni]；③用细毛刷直接刺激软腭；④如果软腭轻瘫，用冰块快速擦软腭，数秒后休息，可增加肌张力；⑤刺激后立即发元音，同时想象软腭抬高，然后鼻音与唇音交替，作为对照；⑥发元音时，将镜子、手指或纸巾放在鼻孔下，观察是否有漏气。

4. 构音训练 为方便理解及记忆，本节将语音启动、言语速度、语音辨别、克服鼻音化、克服费力音、克服气息音及韵律训练归为构音训练。

(1)语音启动：患者在进行构音运动训练后，要尽量长时间保持这些动作，随后做无声的发音动作，最后轻声引出目的音。

1)元音发音启动：语音启动的原则为先发元音，如[a]、[u]、[i]，因为这几个单元音的发音起始动作患者易于掌握。如目的音是[a]时，可先嘱患者用鼻深吸气，在吸气末尽可能大地张嘴([a]音的起始发音动作)，同时憋气，当嘴张到最大时随着呼气发[a]。

2)辅音发音启动：语音启动的原则为先发元音，然后发辅音，辅音训练应先从双唇辅音开始，如[b]、[p]、[m]，因为双唇辅音的发音起始动作患者也易于掌握。如目的音是[b]、[p]时，可先嘱患者用鼻深吸气，在吸气末紧闭双唇(双唇音的起始发音动作)，同时憋气，随着呼气发[b]、[p]。随着呼气应拖长音发[b—]，以控制将不送气音[b]发成送气音[p]。当目的音是[m]时，双唇闭锁，用鼻腔共鸣发声。

3)音节发音启动：能发上述音后，将辅音与元音结合成音节，如[ba]、[pa]、[ma]、[fa]。进行音节训练时，语速应缓慢，最好是拖长音拼读，如目的音为[ba]时，发音为[b—a—ba]，这样发音可使语音间的结合时间充足，有利于口形的转换及舌体的滑动。

4)单词、句子发音启动：当熟练掌握元音、辅音、音节的发音后，就采用元音+辅音+元音的形式继续训练，如[aba]、[ama]、[apu]等。最后过渡到单词和句子。单词训练应从简单的重叠词开始，如“爸爸、妈妈”等。逐渐过渡到普通单词。句子的训练也是从易于发音的简单句子开始，如“爸爸爱宝宝”。

(2)减慢语速：运动性构音障碍的患者可能绝大多数音可以发，但是由于构音器官的运动及灵活度异常，易使多数音发成歪曲音或韵律失常，控制语速可以明显改善言语清晰度。控制语速可以利用节拍器，由慢到快，患者随节拍器发音可以明显增加言语清晰度。也可让患者朗读诗歌，诗歌有很强的节奏，治疗师用手或笔敲打节奏点，帮助患者控制节奏。

(3)语音辨别训练：患者对语音的分辨能力对准确发音非常重要，所以要训练患者对音的分辨。首先要分辨出错音。可以通过口述或放录音，也可以采取小组形式，由患者说一段话，让其他患者评议，

最后由治疗师纠正。

(4)克服鼻音化训练:鼻音化构音是由于软腭运动减弱,腭咽部不能适当闭合,而将非鼻音发成鼻音,可以通过以下方法改正。①引导气流法:如吹纸片、吹蜡烛、吹哨子等,此时若有鼻漏气,可用小夹子夹住双侧鼻翼,辅助封堵鼻腔。②鼓腮保持法:患者进行鼓腮保持,使口内气流维持在口腔前庭,进一步模仿漱口动作,增加鼻咽部的封闭力量。③鼓腮吐气法:患者鼓腮保持,然后从双唇将口内气流吐出,类似发[pu]的音节,连续吐气可以增强气流在口内的保持并提高鼻咽部的封闭能力。④"推撑"疗法:患者坐位,双手掌向上用力做抬举桌子边缘的动作,在用力同时发[a]音,以促进腭肌收缩和上抬。此外,发舌根音"卡"也可以加强软腭肌力,促进腭咽闭合。

(5)克服费力音训练:由于声带过分内收,致使发音时声音似从喉部挤出来,克服费力音训练的目的就是让患者获得容易的发音方式。方法如下:①让患者在一种很轻松的打哈欠状态下发音,起初让患者打哈欠并伴随呼气,当成功后在打哈欠呼气相时教患者发出词或短句,这是利用打哈欠时可以完全打开声带、停止声带过分内收的原理;②训练患者随着"喝"的音发音,由于此音是由声带外展产生,故可以用来克服费力音;③咀嚼训练可以使声带放松和产生适当的肌肉张力,训练患者咀嚼时不发声到逐渐发音。另外,头颈部为中心的放松训练也可以应用。

(6)克服气息音训练:声门闭合不充分,可以引起气息音,所以要训练在发声时关闭声门。方法如下:①"推撑"训练;②用一个元音或双元音结合辅音和另一个元音发音,如[ama]、[eima]等。用此种方法可以诱导产生词、词组和句子。

(7)韵律训练:由于运动障碍,很多患者言语缺乏抑扬顿挫和重音变化而表现音调单一、音量单一以及节律异常。可以利用电子琴等乐器,让患者随音的变化训练音调和音量。对节律的训练可以用节拍器,设定不同节律和速度,患者随节奏纠正节律。

5. 其他治疗方法

(1)电针治疗:电针可以刺激舌根处的舌下神经,通过神经回路引起语言的神经反射。

(2)低频电刺激:通过用低频电刺激咽喉部肌肉,调整肌张力,既可以使麻痹肌肉张力增高,也可以使痉挛肌肉得到松弛,并通过神经元细胞恢复的可塑性原理或刺激功能转移机制改善患者的构音功能。

(3)A型肉毒碱注射治疗:肌电引导下A型肉毒碱注射治疗对内收型痉挛性构音障碍效果较佳。

6. 交流辅助系统的应用 严重的运动患者以及合并多种障碍的患者,即使经过各种手段治疗,仍不能讲话或虽能讲话但清晰度极低,这时就可适用交流辅助系统。交流系统的种类很多,简单的有用图片或文字构成的交流板,通过板上的内容来表达各种意愿,随着科技发展,国外已经研制出多种体积小、便于携带和操作的电子交流仪器。目前我国主要是为患者设计的交流图板和词板。由于设计交流板需要多方面知识,治疗人员应该与其他专业人员共同设计和制作。设计交流板要注意以下几点:

(1)内容:要使交流板上的内容适合患者水平。

(2)操作:如何使用交流板,也就是利用身体的哪一部分操作,需充分考虑患者的残存能力,对运动能力、智力、语言能力等进行全面的评定。例如,患者为一侧瘫痪,可以选择文字交流板或图形交流板;如患者是四肢瘫合并重度构音障碍,只有头和眼睛可以活动,便可以用"眼球指示"或"头棒"来选择交流板上的内容。

(3)训练和调整:对患者使用交流系统进行训练,随着患者交流水平的提高,调整和增加交流板上的内容。

四、脑瘫儿童构音治疗

脑瘫儿童多伴有全身、躯干或肢体运动障碍,可影响到发音器官的运动功能。脑瘫儿童的口唇、舌、下颌、软腭、鼻咽等构音器官运动障碍可影响到言语清晰度。

脑瘫儿童异常表现为:①不随意下颌上抬运动,如口唇运动、伸缩舌等;②不能进行口唇开合、噘嘴、呲牙等轮替运动或运动受限、速度降低;③舌运动能力低下或有不随意运动所导致的构音运动准确性障碍;④下颌开合困难、轮替运动速度低下所致的言语速度缓慢;⑤鼻咽腔闭锁功能不全所致鼻音过重。

脑瘫儿童的构音治疗只注意构音器官运动功能、构音训练等方面是不全面的,只有全身状态趋于正常,构音器官才能正常运动,患儿才能正常发音。故脑瘫儿童构音训练以基础训练和构音言语训练为主。

(一)基础训练

抑制异常姿势训练:治疗师首先应该将与构音密切相关的异常反射姿势予以抑制,从头、颈、肩等大关节运动开始,训练逐渐向下颌、口唇、舌等精细运动过渡。

1. 让患儿躺在床上,治疗师协助患儿将髋关节、膝部、脊柱、肩部屈曲,头后仰。

2. 让患儿躺在床上,治疗师协助患儿将膝关节屈曲下垂于床边,髋关节和脊柱伸展,头颈向前屈曲,肩放平。

3. 将患儿从后面抱起,令患儿坐在治疗师(跪姿)的腿上,然后轻轻转动患儿的躯干、骨盆,以缓解患儿躯干、骨盆的紧张度,然后将患儿双手放在前面的桌上或训练台上,双脚在地上放平。

4. 利用针对异常反射姿势的座椅或轮椅等仪器训练。

(二)言语训练

1. 构音器官运动训练

(1)呼吸控制训练:①将口鼻同时堵住,闭住呼吸一定时间后急速放开,从而促进深呼吸;②患儿仰卧位,屈髋屈膝,用大腿前部压迫腹部,然后迅速伸直下肢,使腹部的压迫迅速解除而促进深呼吸;③对有一定理解力的患儿,用言语指示:"深吸一口气,然后慢慢呼气";④患儿呼气时间短且弱,可选择卧位,帮助患儿进行双臂外展和扩胸运动的训练,也可在呼吸末按压腹部来增加呼气力量,或者选择吹口琴、吹肥皂泡等方法训练。

(2)改善下颌及口唇训练:脑瘫患儿流涎原因往往为下颌控制不良,口唇难以闭合,以致无法构音。方法如下:①用冰块对口唇进行冷刺激,或用刷子快速刷口周、口唇、下颌内侧,诱导下颌反射,促进下颌上抬,口唇闭合。②颌抬高,尽可能大地张嘴,使下颌下降,然后闭口。以后加快速度,但保持上下颌最大运动范围。也可以训练下颌前伸,然后由一侧向另一侧运动。③唇闭合、唇角外展:双唇尽量向前噘起(发[u]音位置),然后尽量向后收拢(发[i]音位置)。逐渐增加轮替运动的速度,并保持最大运动范围。双唇闭紧夹住压舌板,阻抗治疗师向外的拉力以增加唇闭合力量。

(3)改善舌的控制:对于脑瘫儿童,正确掌握舌的运动非常难,多数是完全不可能的,但对于有潜力的轻度患儿,这种运动训练非常必要。舌的控制可分为以下阶段:①舌和下颌的协调,也就是咀嚼运动,以及舌和口唇的协调性,可以利用吸管加以促进;②治疗师让患儿的口稍稍张开,并保持下颌的这一位置,上舌尖向前齿方向运动,当出现所希望的动作时,治疗师可以逐渐减少对下颌的支持,向能够自我控制方向过渡;③将海绵、软木塞等放入患儿口中,让舌按前后左右等指定方向移动,为防止误咽,可用线系上,也可以用棉签和糖等放在口中,用舌来舔。

2. 构音训练 是按照构音检查结果对患儿进行正确训练。最好是利用现在所能发出的音进行,先由容易的音开始(双唇音),然后向较难的音(软腭音、齿音、舌齿音等)方向发展。训练是按单音节→单词→句子→短文的顺序进行的,在发音时姿势很重要。

(1)双唇音[b]、[p]、[m]、[w]:采取的姿势是仰卧位的反射抑制姿势,治疗师用手指轻轻地闭合患儿口唇,鼓励患儿模仿治疗师发音。

(2)软腭音[g]、[k]、[h]:可以采取仰卧位、两腿向胸部屈曲、头后仰的姿势,或坐在台子上躯干后倾、双手放在躯干两侧、头向后倾的姿势。在这种姿势下,将手指轻轻压迫下颌相当于舌根部,在手指离开的同时发声。治疗师发目的音让患儿听,以增强其听觉刺激。

(3)齿音、舌齿音[t]、[d]、[s]、[n]、[z]:采取双腿下垂、两手臂支持躯干、头向前屈的姿势,或是在仰卧位的情况下双腿下垂,治疗师支持患儿的头向前屈的姿势,在保持以上姿势的同时使头前屈,被动地使下颌由下向上推压,让患儿模仿治疗师发音。

3. 韵律训练 由于运动障碍,很多患儿缺乏抑扬顿挫和重音变化,表现为音调单一、音量单一以及节律异常。可以利用电子琴等乐器,让患者随音的变化训练音调和音量。也可以用可视语音语调训练仪来训练,使患儿在玩的同时进行韵律训练。对节律的训练,可以用节拍器或打拍子纠正节律异常。

（三）其他相关训练

由于下颌、口腔、舌、软腭等发音器官不仅与发音有关,也与摄食有关,故在对脑瘫儿童言语训练时,也要对其进行摄食训练。另外,脑瘫患儿还存在口腔器官的原始反射,如咬合反射、吸吮反射、呕吐反射等,以及口腔及其周围存在高敏感性,所以口腔知觉训练也是必要的。

1. 摄食训练　摄食功能与说话的关系十分密切,两者同时需要构音器官的协同运动。如果进食功能发育不充分,那么发音说话时复杂而敏捷的运动功能的发音是不可能的。

（1）脑性瘫痪儿童的进食功能发育较正常儿童延迟,主要表现为:①突然、不自主地伸吐、回缩舌头及不自主地侧向动作;②下颌运动稳定性低下;③颈部过度后伸,前屈或侧伸,甚至有扭转;④咬肌强力收缩,牙关紧闭,少数患儿有磨牙症;⑤口腔敏感,觅食反射、呕吐反射残存;⑥可有无效的不协调的吞咽和缺乏口唇关闭的同步动作;⑦软腭运动功能低下等。

（2）训练方法

1）食物选择:根据摄食功能障碍的程度选择,顺序从糊状→软食→固体食物→正常食物。当进食糊状食物和软食时最好采取抱姿。

2）抑制原始反射的姿势:让患儿髋关节屈曲90°,骨盆与脊柱的位置保持正常状态。缓慢活动头部,降低颈部的紧张性,从而使头部能稳定在身体正中位置。

3）"脱敏"训练:脑瘫儿童还存在口腔器官的原始反射,如咬合反射、吸吮反射、呕吐反射等,及口腔和口腔周围存在敏感性。利用刺激口唇、脸颊、舌等肌群来增强进食功能,改善吞咽、咀嚼功能。

4）直接进食训练:对进食过程中送入、咀嚼、吞咽等各个分过程进行功能训练。如患儿不能主动进食,治疗师需把食物放在牙齿与颊之间,让患儿用舌头把食物送到口腔,治疗师用拇指、示指和中指顶住下唇和下颌,防止食物流出,协助完成吞咽动作。

2. 口腔知觉训练　脑瘫儿童多数有颜面及口腔内触觉异常敏感,因此特别反感接触这些部位,有的甚至会出现全身性紧张、痉挛性反应。正常儿童发育阶段喜欢将手里的东西放在口内来感知物体形状,促进口腔的知觉发育,但脑瘫儿童由于敏感及运动障碍,缺乏这种体验。因此,治疗师在训练时要尽量使用各种各样形状的较硬物体对口腔及舌进行刺激,其中冰刺激训练方法非常重要,可以改善口腔的知觉。

对脑瘫儿童语言障碍的治疗不仅仅是治疗师一个人的工作,而是团队的综合治疗,这样才能取得最佳的康复效果,所以对家属指导也是不可缺少的环节。

第三节　器质性构音障碍

器质性构音障碍是指由于先天和后天的原因,构音器官的形态、结构异常,致使构音器官功能出现异常,从而导致的构音障碍。临床上最常见的是腭裂,其次是舌系带的短缩。

一、器质性构音障碍的病因

（一）先天性病因

先天性疾病、发育异常所致构音器官的形态、结构及功能损伤,从而出现的构音障碍。如腭咽闭合功能不全、先天性腭咽闭合不全、黏膜下腭裂、先天性舌系带短缩、先天性巨舌症等引起的构音障碍。

（二）后天性病因

由外伤、后天性疾病所致构音器官形态、结构及功能的损伤,从而导致的构音障碍。如声带肿瘤术后、喉返神经损伤、喉部肿瘤或外伤致喉全切或部分切除术后、声带息肉等引起的构音障碍。

二、临床常见的言语症状

器质性构音障碍的言语症状因其病因不同而有所不同。引起器质性构音障碍的疾病有多种,以下介绍腭裂、舌系带短缩所致构音障碍的主要临床表现。

（一）腭裂所致构音障碍

1. 腭裂引起的发音异常 腭裂患者的呼吸和发声功能均正常，其所表现的异常语音是由于共鸣能力和构音能力出现障碍所致。常见的语音异常如下。

（1）共鸣异常：正常生理状态下，发元音和非鼻音的辅音时，口鼻腔因腭咽闭合而完全分隔，口腔独立完成共鸣；当腭咽闭合不全时，口鼻腔相通而导致一部分气流进入鼻腔，产生鼻腔共鸣。共鸣异常有不同的表现。

1）开放性鼻音（hyper nasality）：即鼻音过重，言语病理学上又称为鼻音化，它是腭咽功能不全时的常见表现，如发[a]音时发成了[ang]或[an]。

2）闭塞性鼻音（hyponasality）：即鼻音过少，常见于鼻腔堵塞、腺样体肥大以及咽腔狭窄，发音时类似于感冒后的鼻塞音。此类音多见于发[m]、[n]时出现。

3）鼻漏气（nasal escape）：是指发音时不能关闭口咽以及鼻咽之间的通道，声音由鼻孔逸出。尤其在发辅音时，由于气流大部分自鼻腔流出，口腔内气流较少，导致发音含糊不清、音调低沉和音量小。如在发[p]、[t]等送气音时较容易出现。

（2）构音异常：构音活动中最主要的是舌和腭的相对运动，由于舌位的变化和舌腭的接触，从而发出不同的元音和非鼻辅音。腭裂患者发音过程中试图在气流通过腭咽部进入鼻腔前利用咽部与喉部肌肉的紧张性变化阻挡住进入鼻腔的气流，从而形成的异常摩擦而表现出来的特殊发音，主要分为三种：

1）声门爆破音：是"腭裂语言"的代表音，特点是发某些辅音如[pa]、[ta]、[ka]时，声音似从咽喉部强挤出，辅音起声时间消失或过短，严重者发辅音时完全会省略掉摩擦和爆破的动作，同时伴随有面部表情。

2）咽喉摩擦音：是腭咽闭合功能不全患者特有的一种异常语音，主要表现在发塞擦音如[z]、[c]、[s]、[j]、[q]、[x]时，咽腔缩小，舌根和咽喉摩擦而形成的异常构音，语音清晰度较低。

3）咽喉爆破音：也是腭咽闭合不全的特有语音，发音的过程几乎都是舌根和咽后壁的闭锁和开放来完成。在发[k]、[g]等音时最容易发现。

2. 补偿形态、结构异常而形成的错误构音 此类发声习惯是患者为了补偿形态异常而形成的错误构音方法，矫形手术后也不易自我纠正，必须在术后进行功能锻炼，常见的补偿性构音错误有腭化构音、侧化构音、鼻咽构音等。

（二）舌系带短缩所致构音障碍

舌是一个具有高度活动性的发音器官，正常的舌体形态和灵活的舌运动功能是人类产生复杂语音的基础条件。舌系带短缩儿童主要临床表现为舌头不能正常的前伸，舌头伸出口腔的部分比正常人的短，而且舌前伸时舌尖因被舌系带牵拉而出现凹陷，呈"W"形（正常人舌头伸出时舌尖呈"V"形），舌尖上翘困难。咀嚼功能也受到非常大的影响，往往在吃饭时咀嚼很慢，由于舌不能很好地将食物运送到咽部，进食时常采用"吞食"的方法。舌系带短缩儿童的异常构音就是因为舌在口腔中的活动受限所致。人类任何音素的发音均需舌的参与，因此舌系带短缩对全部音素的发音均有影响。主要影响舌尖前音（[z]、[c]、[s]）、舌尖中音（[d]、[t]、[n]、[l]）、舌尖后音（亦称卷舌音）（[zh]、[ch]、[sh]、[r]）、舌面音（[j]、[q]、[x]）、舌根音（[g]、[k]、[h]）的发音，尤其是对卷舌音、腭音、舌尖前音的影响较大。临床主要言语症状是吐字不清，不能很好地与人沟通。对这种儿童，通常采用舌系带矫正术后进行准确发音训练和舌灵活度训练。

三、器质性构音障碍的评定

器质性构音障碍患者因其病因不同，评估内容的侧重点亦有所不同，但对所有器质性构音障碍患者的评估目的均是一样的，即为了了解构音器官解剖形态、完整性、运动状态和功能的基本情况，指导患者进行相应的治疗。因此，对器质性构音障碍患者的评定需从构音器官的形态、运动功能及构音等方面来进行。

（一）构音器官形态的评定

构音器官形态的评定包括口面部、鼻部、唇、齿、舌、硬腭、软腭、咽喉部和下颌。通过这些部位的检查,了解这些部位形态、结构的异常及异常的程度,有无组织、结构的缺损,解剖形态、结构的异常及缺损对构音运动是否产生影响。

（二）构音器官运动功能的评定

通过对构音器官形态的评定了解了构音器官哪个部位存在形态、结构的异常以及这些异常对构音运动的影响,然后选择针对该部位的评定方法,进行运动功能的评估。例如,舌系带短缩患者通过对其构音器官形态的评定,很容易发现只有舌的运动存在异常,那么只需对舌的运动进行评定,而不需要对其他构音器官进行运动功能的评定。舌运动的具体评定方法可用运动性构音障碍法中的舌的评定方法。对腭裂患者鼻腔漏气的评定方法是使用一个盛水的杯子,患者用一个吸管置入水中不间断吹气,计算吹气时间。正常成人可连续吹气 40s 以上,腭裂患者因不能完全经口腔送气,时间缩短,甚至小于 5s。

（三）构音评定

通过对构音器官形态及运动功能的评定,分析出哪些构音可能存在异常,然后再选择针对性的评定内容。具体的检查方法可用运动性构音障碍评定法中的构音评定方法。

（四）其他评定检查

针对腭咽闭合功能,还可进行汉语语音清晰度检查、鼻咽纤维镜、电子腭图、X 线等相关检查。

四、器质性构音障碍的治疗

（一）器质性构音障碍的治疗原则

1. 针对病因进行治疗　利用药物、手术等临床治疗方法,使构音器官在结构、形态上得到最大程度的恢复。

2. 选择适宜的训练时机　器质性构音障碍患者通过药物、手术等临床治疗后,随着构音器官形态和结构上的恢复,其构音障碍也自行得到部分纠正,未被自行纠正的某些异常构音还需要进行构音训练,使其构音得到最大程度的恢复。因此,对器质性构音障碍患者进行构音训练应在临床治疗 2~3 个月、构音器官恢复到最佳状态后方可进行。

3. 选择合适的训练方式　以一对一训练为好,训练过程中适当调整儿童情绪,采用休息和游戏交替进行。也可以选择家长陪伴儿童训练,并指导家长在家中训练。

4. 选择合适的训练方法　训练内容应由易到难,遵循"音素→音节→词汇→短句→短文、会话"的顺序。

（二）器质性构音障碍的具体治疗方法

1. 构音器官的运动功能训练　引起器质性构音障碍的病因不同,导致构音器官受损的部位、程度也不同。对器质性构音障碍患者进行构音器官的运动训练时,一定要根据评定结果进行,不可千篇一律。如果构音器官有多个部位的运动障碍,应选择几个有利于构音且最容易运动的部位同时开始训练,如张口、闭口、伸舌、缩舌等。

以下介绍临床常见的腭裂、舌系带短缩患者的构音器官运动训练方法。

（1）腭裂患者的构音运动功能训练:由于接受腭裂手术较晚或手术不理想,使患者长期处于腭咽闭合不全的状态,并使气流分流到口腔和鼻腔,或存在齿间缝隙、牙槽嵴裂,导致口腔不能维持正常的压力,或因为唇瘢痕影响,双唇、唇齿不能形成良好阻碍方式,不能正确发音。因此,应先做腭咽闭合功能训练。

1）唇肌运动功能训练:唇向前突（噘嘴）后向两侧展开（呲牙）,反复练习;上唇盖住下唇,下唇盖住上唇,反复练习;双唇夹住压舌板,治疗师用力抽取,反复练习。

2）捏住鼻子通过口腔向外呼气,突然松开鼻子向外呼气,然后再捏住鼻子通过口腔向外呼气,反复练习。

3）鼓气做含漱动作和吞咽动作,来改善腭部肌肉的知觉和运动功能,反复练习。

（2）舌系带短缩患者的构音运动功能训练:舌系带短缩患者只有舌的运动及灵活度发生障碍,因此进行训练时只需进行舌的运动及舌的灵活度训练。训练前,应根据评定结果制订训练计划及治疗方法,并告知患者及家属,以取得配合。训练频率及时间可逐渐增加,过渡到每天 3~4 次,每次

30~40min。

1)舌的运动训练:分为舌尖、舌面和舌根三部分,这三部分都是可以活动的。正常的舌头可以做前伸、后缩、左右摆动、卷舌、弹舌、环形"清扫"等运动,每项重复5~10次。运动量及抗阻训练酌情增加。逐步改善术后的瘢痕和粘连,增加舌的本体感觉及舌肌的力量。

2)舌灵活度的训练:舌灵活度的训练应放在舌的运动力量、范围及运动准确性的训练之后进行。训练时,嘱患者以最快的速度完成舌的前伸与后缩、左右摆动、弹舌等运动。每次运动需要重复数次,最后将舌能完成的运动交替进行。逐渐过渡到一个音素的发音动作向另一个音素的发音动作转换,可不发音。如最大程度地张口(发[a]音位置)转换到尽量向前噘起双唇(发[u]音位置)。

2. 构音训练 器质性构音障碍的构音训练应根据构音的评定结果选择适当的内容,构音训练计划应有针对性。虽然构音障碍的治疗侧重于纠正异常的构音,但仍应兼顾其病因及矫形术后器官形态的改变(如瘢痕、粘连等)。对部分器质性病变如喉麻痹、慢性发声障碍、喉部分或全切,虽经临床积极治疗及专业的语言功能训练,并不能完全恢复正常。对于这类患者,在训练中一定要鼓励其充分发挥现有的功能进行发声训练,使构音障碍得到最大程度恢复。而有些器质性病变如腭裂、舌系带短缩等引起的构音障碍经手术矫形及积极的语言训练,预后大部分良好。

以下介绍临床常见的腭裂、舌系带短缩患者的构音训练方法。

(1)腭裂患者的构音训练:训练计划应从音素开始,逐渐过渡到口语交流。

1)单韵母([a]、[u]、[i])的训练:发[a]时,嘴张大,舌位最低,舌面中部微微隆起;发[u]时,开口度很小,双唇拢圆留一小孔,舌头向后缩;发[i]时,开口度小,唇呈扁平行,上下齿相对(齐齿),舌尖接触下齿背,使舌面前部隆起与硬腭前部相对。

2)双唇音([p]、[b])的训练:[p]为送气塞音,发音时双唇紧闭,气流到达双唇后屏气(软腭上升)并保持压力,较强气流冲开双唇而形成;[b]为不送气塞音,过程同上,较弱气流从双唇迸发而出。熟练后,将声母与韵母组合成音节如[ba]、[pu]、[bi]、[pa]再训练。进行音节训练时,语速应缓慢,最好是拖长音拼读,如目的音为[ba]时,发音为[b—a—ba]。这样发音,语音间的结合时间充足,有利于口形的转换及舌体的滑动。

3)唇齿音([f])的训练:[f]为送气擦音,发音时上牙放于下唇上形成一条狭缝,让气流从唇齿间摩擦而形成。

(2)舌系带短缩患者的构音训练:舌系带短缩的患者虽经手术矫形,但因其舌运动的习惯性,某些发音仍然不清,要想纠正其发音不清的舌习惯,需专业的语言训练。舌系带短缩患者的构音障碍主要原因是舌在口腔中的运动受到限制,因此对舌音的发音影响最大,尤其是卷舌音。构音训练时,可用录音机将患者的发音录音,然后让患者仔细辨听。这种方法不仅可以达到自我纠正的目的,还可以提高患者训练的趣味性。

1)舌尖前音([z]、[c]、[s])的训练:[z]为不送气塞擦音,上下齿对齐轻轻咬合,然后向前平伸舌尖,抵住上门齿背,用较弱的气流冲开舌尖阻碍而成声;[c]为送气塞擦音,发音部位、方法与[z]大体相同,只是吐出的气流较强;[s]为送气擦音,舌尖向前平伸,不抵住上门齿背,而是靠近留出窄缝,用较弱的气流从窄缝挤出,摩擦成[s]音。反复练习,能正确完成发音后,可后接元音组成音节,如[ze]、[ce]、[se],逐渐过渡到字和词组的训练,如[zài cì](再次)等。

2)舌尖中音([d]、[t])的训练:[d]为不送气塞音,舌尖抵住上齿龈,挡住气流,然后舌尖突然离开,吐出微弱的气流而成声;[t]为送气塞音,发音部位与方法和[d]基本相同,不同的是送出的气流比较强。当患者不能很好地放平舌体时,可嘱患者前伸舌尖至齿列,然后用上、下齿轻咬舌尖,再发[d]、[t]音。熟练后接韵母形成音节训练时,可先接开口小的[i]音(如[di]、[ti]),再逐渐延伸发字([de]得、[ta]他、[tian]天)和词组([da ta]打他)等训练。

3)舌尖后音([zh]、[ch]、[sh],又称卷舌音)的训练:[zh]为不送气塞擦音,舌尖翘起,抵住前硬腭(上牙床后面的部位),之间有窄缝,让气流从窄缝中挤出发音;[ch]为送气塞擦音,发音部位、方法跟[zh]大体相同,只是吐出的气流较强;[sh]为送气擦音,舌尖翘起靠近硬腭前端,形成一条缝隙,用弱气流从缝隙中摩擦而出。熟练发音后,采用音节、字、词组等巩固发音,如[zhi]、[chi]、[shi]、[chang zhang](厂长)、[che zhan](车站)等。

4)舌根音([ɡ]、[k]、[h])的训练:[ɡ]为不送气塞音,舌根抬起抵住软腭,挡住气流,然后突然离开,随着微弱气流的呼出发音;[k]为送气塞音,发音部位和方法跟[ɡ]大体相同,只是吐出的气流比较强;发[h]音时,舌根不能抵住软腭,而是接近形成一条窄缝,让较弱的气流从窄缝中摩擦而出。当患者起始发音运动困难时,治疗师可用压舌板将患者的舌尖向下压,同时往后推舌体,帮助患者将舌根部提起,然后再嘱患者发[ɡ]、[k]、[h]音。熟练后,用相对应的音节、字、词组巩固。

5)舌面音([j]、[q]、[x])的训练:[j]为不送气塞擦音,舌面前部抬起,贴紧软腭前端,然后再将舌面稍稍离开,与硬腭之间形成一条窄缝,让气流从窄缝中挤出发音;[q]为送气塞擦音,发音部位、方法跟[j]大体相同,只是送出的气流较强;[x]为送气擦音,抬起的舌前部不能紧贴硬腭,而是接近,之间有窄缝,让弱气流从中摩擦而出。

第四节 功能性构音障碍

功能性构音障碍(functional articulation disorder,FAD)是指构音器官的形态及运动功能无异常,有正常的听力,语言发育水平达4岁以上,发音错误表现为固定状态,临床上又称发育性发音障碍或功能性构音障碍。

一、功能性构音障碍的病因和诊断

(一)病因

引起功能性构音障碍的原因目前还不十分清楚,有研究显示功能性构音障碍可能与儿童遗传、心理、生理或环境因素有关,神经发育不成熟可能是原因之一。

1. 环境因素 一般认为,幼儿在学习发音的过程中因某种原因习得错误的构音动作,而且这种构音错误养成习惯。随着经济发展、人口流动以及双职工父母社会压力的增加,孩子的直接带养者大多为祖父母及保姆,家庭的语言环境复杂,各种方言夹杂,对2~4岁(此年龄段正处于语言发展时期)儿童很容易造成发音的异常。

2. 饮食习惯 由于饮食结构不合理、爱吃汤饭或细软食物、经常含饭不愿咀嚼等,儿童失去不同质地食物的刺激,口腔各个构音器官的精确分工和协调性受到影响,直接导致构音的不准确。

3. 构音错误 经过调查,发生构音障碍的儿童不但喂养方式存在误区,而且存在未按时添加辅食的情况。添加辅食的过程是孩子练习咀嚼能力的过程,咀嚼和语言发育密切相关,如果发音器官没有得到及时有效的锻炼,就不利于语言的发育,从而导致口齿不清。常见的构音错误如下:①[ɡ]、[k]发成[d]、[t],如把"哥哥"发成"的的","姑姑"发成"嘟嘟"等,或者相反的发音方式;②[zh]、[ch]、[sh]发成[z]、[c]、[s],如把"知"发成"滋","吃"发成"次","是"发成"四";③把[l]发成[n](地方语音的发音特点除外,如我国的部分地区[n]、[l]不加区分);④把部分非鼻音发成鼻音。

(二)诊断

1. 构音器官形态无异常(无腭裂、错位咬合、严重的舌系带短缩等)。

2. 构音器官运动功能无异常(无脑瘫、先天性软腭麻痹等)。

3. 听力正常,但要注意轻度至中度听力障碍、高频突发性聋,如高频区辅音的听力障碍往往会出现发音异常,要注意排除这些原因。

4. 如果有构音错误,但语言发育大致达到4岁以上,构音错误已经固定化。如儿童未到4岁而出现的构音错误,可认为是发育过程中未成熟的发音。

二、功能性构音障碍的评定

主要依靠检查者的听觉判断是否存在发音错误,并仔细观察构音动作是否异常。

(一)病史收集与检查

1. 构音障碍发生和经过的调查

(1)口腔技能、进食动作、吸管的使用、吹气、吹的游戏等。

(2)运动功能发育。

(3)语言发育情况。

(4)目前日常会话的状况:错误的持续性及其程度,会话时的可懂度,本人的意识,有无继发性问题,如回避谈话、书写错误、被讥讽等。

2. 构音器官及构音检查(中国康复研究中心构音障碍检查法)。

3. 语言发育检查(S-S语言发育迟缓检查法)。

4. 听力检查(纯音听力检查)。

5. 智力检查 必要时可以采用中国韦氏幼儿智力量表或韦氏儿童智力量表。

(二)评定结果

评定结果内容如表2-5所示。

表2-5 构音评价结果

主要项目	表现	意义
错误构音种类	错误和正确发音的种类	错误发音种类有哪些,以较容易发的音的错误判断轻重度
错误的一贯性	能否使其正确,发音环境的影响,单词与音节水平,检查和生活中有何不同	不稳定的错误为未成熟构音,一贯性的错误为固定、习惯化的构音,有时可成为训练的关键词
错误的类型	音节省略、替代、歪曲有无特异性错误型	距构音发育的阶段有多大
被刺激性	能否纠正为正确构音,达到此目标的方法(复述、构音动作的模仿及其他)	训练的难易程度或提示有自然治愈的可能性
听觉记忆力	语音数字等记忆表现	如有问题,应采用专门方法考虑
语音辨别力	能否区分正确与错误的发音	训练途径的选择不同
构音器官	形态、功能	器质性与功能性的区别
错误的内容	在错误构音中共同缺少的构音动作是什么,此动作是否在正确构音时也存在	采用何种构音训练,从哪一音开始训练等,作为制订训练计划的指标

三、功能性构音障碍的治疗

(一)治疗原则

构音障碍的治疗并非越早介入越好,过早训练会引起患儿的反感、害怕和不配合。最佳训练年龄要参考儿童的认知、语言和行为等方面的发育是否较成熟,能否让治疗师在不受其他因素干扰的情况下进行构音功能训练。原则上,每周训练1~2次,每次30~60min,同时要求家属严格配合进行家庭训练。训练应遵循以下原则:

1. 改变固定化的构音习惯

(1)改变错误的构音动作。

(2)正确构音动作的再学习。

2. 构音训练方法

(1)必须训练听辨别音。

(2)必须严格训练构音动作。

(3)要设法排除错误构音习惯的影响。例如,为了矫正和巩固正确发音,需要临时挑选一些单词、句子并持续使用。

(二)训练计划的制订

1. 训练的适应证及训练方针的制订

(1)语言发育水平大体在4岁以上,习惯化的构音异常,特别是受到嘲笑的情况下,应进行早期的构音训练,并且应该教会家长协助训练。

(2)在构音错误无特异性,错误方式不固定或有波动,有构音的被刺激性或伴有语言发育迟缓时,促进语言发育的同时观察构音发育。

2.发音训练内容

(1)参考构音发音标准,选择一贯性的、未定型的音,尽量选择容易发的音。例如,不能发[c]和[ch]时,应先选择训练[c]。

(2)根据构音特点、构音方法的相似性制订训练计划。例如,训练同类音[g]、[k]、[h]的泛化效果等。

(3)训练过程中发现一个音训练效果不好时,不可反复训练,以免引起厌烦及抵抗情绪。此时可以试试训练另一个音。

3.训练方法的选择 在训练过程中并非只选择哪一种训练方法,而是多种方法相互补充,以求达到最佳效果。

(1)利用听觉的训练方法

1)听音辨别训练:适用于不能分辨语音或分辨能力较差的儿童。让患儿听取治疗师发的正确的音,辨别自己的错误发音,并复述正确发音。也可以先教患儿正确的拼音和文字,并把它们写在纸上,当治疗师发音时,让患儿指出相应拼音和词。对已上学的患儿,可以将其错误音放在词的不同位置,治疗师说出包含该音的词时,患儿可以指出音的位置。如果患儿能分辨语音,则可以进行单词训练。

2)听觉刺激法:适用于错误语音具有被刺激性(未定型)时,方法是复述单词和音节。一般只用此法难以改善,可以作为配合训练方法。

(2)构音动作训练法:几乎适用所有构音错误呈固定化、习惯化的儿童,必须使用避开错误构音习惯的构音动作训练方法。

4.构音训练顺序

(1)训练过程:利用各种感觉通路(听觉、视觉、触觉、本体觉)→诱发正确构音动作→自发正确发音→熟练正确发音→向其他发音泛化。

(2)构音运动的学习

1)诱导目的音的正确动作:从构音动作相似的音开始,在形成新的构音动作时让患儿模仿动作,可用语言说明和使用镜子加深理解。

2)用单音节稳定正确音的构音动作:原则上先使用构音动作最简单的单音节。

3)在说话中引用正确的发音:①使用为训练特别挑选的词汇;②单词、句子、短文的应用从音节少、发音组成容易的实用性词语开始,如患儿自己或小朋友的名字、问候语、称呼词等;③用录音机再现患儿错误的发音,与正确的发音进行比较;④促进实用化。

可利用说儿歌、做游戏等方式,逐步向训练课题以外的言语活动过渡。这种过渡存在个体差异,一般来说患儿年龄越大,难度越大。但至少应做到在训练场所能够熟练应用,并且出现错误时能自己纠正。

5.选择训练教材 可选择画片、图册、向练习册上贴画等,根据不同情况选择不同的方法。

(三)构音训练

训练开始时要带有游戏性,争取使患儿保持对训练的兴趣,尽量不要挫伤其讲话的愿望而能积极地配合训练。

1.[g]、[k]的训练

(1)[g]被[d]代替时,让患儿发[ga]或[ka],同时用压舌板或勺子柄下压舌尖。

(2)利用漱口的方法,逐渐减少口中水量,从"无水漱口"诱导[ga]音。

(3)发音时利用舌根和软腭闭锁的方法:①闭合双唇发[m—];②微张口唇发[n—];③张开口唇发[eng—];④让患儿在[eng]后加上元音[a],构成[eng]加[a]的音,一边让患儿持续发[eng]音,然后移行到[a]音;⑤发耳语音的[ga]。

2.[d]、[t]的训练

(1)让患儿把舌放在上下齿之间,水平伸出。一天做5min左右,坚持1个月。

(2)在伸舌的状态下呼气时发破裂音。

33

案例分析

3. [s]的训练

(1)让舌松弛,使舌平伸状态夹在两齿间。

(2)让气流以最慢的速度从舌正中呼出并同时发[s]音。还可以使用吸管等,向正中诱导呼气,也可以辅助训练。

(3)在[s]后加元音[u]进行构音,发[su]。把舌从两齿间向后缩即可发成[s]音,如果[s]音泛化并且保持下来,可逐步把舌自然向后移动而发出[s]音。

学习小结

本章主要讲述构音障碍的定义、分类及相应的康复评定、康复治疗方法,并对常见的运动性构音障碍从分类、临床表现、康复评定、康复治疗方法进行介绍。重点对中国康复研究中心汉语构音障碍评定法、运动性构音障碍治疗进行了详细的阐述。同学们通过本章的学习,要尽量掌握构音障碍的评定及康复治疗,使更多的患者通过我们的治疗而受益。

思考题

1. 运动性构音障碍的分类和言语表现。
2. 脑瘫儿童构音障碍的治疗。

扫一扫,测一测

思考题及思路解析

(张海霞)

03章PPT

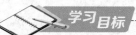

学习目标

　　1. 掌握失语症的定义,失语症的各种言语症状,各种类型失语症的临床特征,失语症的鉴别诊断,国内外常用失语症评价的方法,失语症的 Schuell 刺激疗法,针对语言模式的具体治疗方法。
　　2. 熟悉失语症的分类,失语症严重程度的评定,失语症预后影响因素,失语症治疗的适应证和禁忌证,交流效果促进法的治疗原则及方法,失语症的分类治疗。
　　3. 具有治疗师基本技术,能进行失语症康复治疗操作;能使用、管理失语症评定及治疗常用器械、仪器、设备,安排与管理安全、适合的医疗和康复环境;指导家属进行日常的语言康复治疗。
　　4. 能与患者及家属进行有效沟通,开展健康教育;能与相关医务人员进行专业交流;能开展社区农村的健康检查、慢性病管理、疾病预防等工作,帮助和指导患者进行康复锻炼。

第一节　失语症概述

一、失语症的定义与病因

(一) 失语症的定义

　　人们习惯用失语症来表示由于脑损伤引起的各种各样的言语缺陷。失语症的定义有多种。Benson 认为,失语症是指大脑损伤引起的语言功能受损或丧失,这是目前临床上较常用的定义;Darley 认为,失语症是由于脑损伤所致的语言符号形成和解释能力障碍,在语言学成分编码和译码效能方面多种语言能力的丧失或障碍;Ryan 认为,失语症是由于脑损伤所引起的组织语言能力的丧失或低下,可以出现口语和书面语言、识别图片或物体、口语、书面语和手势的交流。一般来说,失语症是器质性脑病变后所引起的语言符号的接收(理解)或运用(表达)障碍,具体表现在听觉理解、口语表达、阅读理解、书写四个方面,因此虽然以上定义的侧重点不同,但主体内容是一致的。

(二) 失语症的病因

　　归纳起来,导致失语症的常见原因可分为三类:
　　1. 病源性　因脑血管意外、脑肿瘤、感染等疾病引起的脑损伤。
　　2. 外伤　因战争、车祸、高空坠落、剧烈撞击等原因所致的脑外伤。
　　3. 中毒性　因食物、药物等中毒所致的脑损伤。
　　其中,脑血管意外是导致失语症最常见的病因。资料显示,我国 1/3 以上的脑血管意外患者可出现各种言语障碍。

笔记

二、失语症的言语症状

失语症患者的各种症状非常不同,不同患者之间的症状千变万化,不论是在形式上还是在严重程度上都是这样;即使是同一患者,在发病初期和恢复期的症状也不相同。无论失语症的言语症状个体差异有多大,一般均从语言符号的接收(理解)或运用(表达)即听觉理解、口语表达、阅读理解、书写四个方面表现出来。

(一)听觉理解障碍

听觉理解障碍是指患者对口语符号的理解能力降低或丧失,是失语症患者常见的症状。根据失语症类型和程度不同而表现出在字词、短句和文章等不同水平的理解障碍。

1. 语音辨识障碍　患者虽能听到声音,但对所听到的语音不能辨认,给人一种似乎听不见的感觉,表现出听不懂对方的话、不断地让对方重复或反问,经纯音听力检查,听力无明显缺陷或仅有语音频率外的高频听力的减弱。典型的情况称为纯词聋,在临床上极少见。

2. 语义理解障碍　患者能正确辨认语音并能复述听到的词语或句子,但存在着反复的音义连续的中断而导致部分或完全不能理解词义或语义。此种情况在失语症最多见。音义连续的中断可能是由于听觉记忆广度障碍而引起。

(二)口语表达障碍

口语表达障碍是指患者的口语符号表达能力受损或丧失,是失语症患者常见症状之一。

1. 言语的流畅性与非流畅性　根据患者谈话特点,将失语的口语表达分为非流畅性和流畅性。言语的流畅性与非流畅性可以从说话量、费力程度、句子长度、韵律和信息量等方面进行区别。非流畅性失语说话量减少,每分钟50字以下,信息量多,费力程度增加,句子长度缩短,韵律多异常。流畅性失语说话量多,信息量少,不费力,句子较长,韵律多正常。Benson 流畅性与非流畅性改变见表3-1。

表 3-1　(美)Benson 流畅性与非流畅性言语鉴别

言语鉴别的项目	非流畅性	流畅性
说话量	减少,每分钟50字以下/分钟	多
费力程度	增加	无
句子长度	缩短	可说长句子
韵律	异常	正常
信息量	多	少

2. 发音障碍　重症患者仅可以发声。在中度时可见到随意表达与有意表达的分离现象,即刻意表达明显不如随意说出的,模仿语言发音不如自发语言且发音错误不一致、错误多变。这与言语产生有关的周围神经肌肉结构损害时的构音障碍不同。

3. 说话费力　一般常与发音障碍有关,表现为说话时语言不流畅并伴有说话时全身、面部表情、身体姿势费力的表现。

4. 错语　常见的有三种错语,即语音错误、词义错语和新语。语音错误是音素之间的置换,在汉语中表现为三种情况。①声母置换:如将"香蕉"[xiāngjiāo]说成"香猫"[xiāngmāo];②韵母置换:如将"爸爸"[bàbà]说成"抱抱"[bàobào];③声调置换:如将"他们"[tāmén]说成"塔门"[tǎmén]。词义错语是词与词之间的置换。如将"钢笔"说成"面包"。新词则是用无意义的词或新创造的词代替说不出的词,如将"头发"说成"根北"。

5. 杂乱语　亦称奇特语,大量错语混有新词,缺乏实质词,以致说出的话使他人无法理解。

6. 找词困难和命名障碍　找词困难是指患者在谈话过程中欲说出恰当的词时有困难或不能,多见于名词、动词和形容词。在谈话中因找词困难出现停顿甚至沉默,或表现为重复结尾词、介词或其他功能词。所有患者都有不同程度的找词困难。如果患者找不到恰当的词来表明意思而以描述、说明物品的功能、状态等方式进行表达时,称为迂回现象。例如,想说"苹果"却表达为"圆圆的……红红的……树上结的……能吃的"。当患者面对实物或图片时不能说出实物或图片名,称为命名障碍。

7. 言语的持续现象 在表达中持续重复同样的词或短语,特别是在找不到恰当的表达方式时出现。如给患者检查时已更换了图片,但患者仍不停地说前面图片的内容。

8. 刻板语言 常见于重度失语症患者,表现为以刻板语言回答任何问语,如"嘟""嘟","北啊""北啊"。某些患者表现为用语调、韵律的刻板来表达部分信息,如问"你想睡觉吗",患者用轻柔的"嘟……嘟"表示想睡觉,用高亢的"嘟……嘟"表示为不想睡觉。

9. 语法障碍 表现为失语法和语法错乱。失语法表达时多为名词和动词的堆砌,缺乏语法结构,不能很完整地表达意思,类似电报文体,也称电报式语言。语法错乱时,语句中的实义词、虚词等存在,但用词错误,结构及关系紊乱。

10. 复述障碍 在要求患者重复检查者说的词句时,有复述障碍者不能准确重复检查者说出的内容。完全性失语患者几乎完全不能复述,Broca 失语患者表现为较长语句不能准确复述,而有些类型失语症如经皮质运动性失语、经皮质感觉性失语能较好地复述。

11. 模仿语言 强制性地复述他人的话,称为模仿语言。如检查者问"你多大岁数了",患者重复"你多大岁数了"。大多数有模仿语言的患者还存在补全现象。如他人数"1、2"时,患者会接下去数"3、4、5、6、7……",他人说"举头望明月",患者会接着背诵"低头思故乡",但患者实际上并不一定理解数字的概念、诗歌的内容。

(三)阅读障碍

因大脑功能受损而致阅读能力受损或丧失,称为失读症。阅读包括文字的朗读和文字的理解两方面能力,两者可出现分离现象。

1. 形、音、义失读 患者既不能正确朗读文字,也不能理解文字的意义,表现为文字与图匹配错误,或完全不能用文字与图片或文字与实物匹配。

2. 形、音失读 患者不能正确朗读文字,但却理解文字意义,可以进行文字与图片或文字与实物匹配。

3. 形、义失读 患者能够正确朗读文字,但却不理解文字的意义,表现为文字与图片或文字与实物匹配错误。

(四)书写障碍

书写不仅涉及语言本身,而且还有视觉、听觉、运动觉、视空间功能和运动的参与,任何一方面发生障碍均可影响书写。常见失语症的书写障碍有以下几种表现:

1. 书写不能 完全性书写障碍,表现为不能书写或可简单画一两笔,构不成字形。

2. 构字障碍 写出的字看起来像改字,出现笔画增添或遗漏,或写出的字笔画错误,或文字的结构错误。

3. 象形书写 不能写字,以画图代替不能写出的字

4. 镜像书写 患者所书写的文字笔画正确,但方向相反,与镜中的文字相同。常见于右侧偏瘫用左手书写的患者。

5. 惰性书写 患者写出一个字词后,让其再写其他的字词时仍不停地书写前面的字词,类似于口语中的言语保持现象。

6. 书写过多 类似口语表达中的言语过多,书写中混杂一些无关字、词或句。

7. 语法错误 表现为书写的句子中出现语法错误,类似于口语中的语法障碍。

三、失语症的分类

(一)分类

随着对失语症研究的深入,很多学者根据不同观点和研究目的提出多种分类方法,但到还没有一种分类方法得到公认。近年来提出的"典型与非典型"失语分类认为,较为局限的皮质语言中枢损伤多表现出典型失语症状,广泛皮质损伤及皮质下损伤常表现出非典型失语症状。Benson 提出"失语综合征",即病灶在某一部位,患者高频率地出现一组完全或不完全的临床症状。汉语失语症分类是以 Benson 失语症分类为基础的、结合汉语的特征而进行的分类。

（二）汉语失语症分类

1. Broca 失语（Broca aphasia，BA）。
2. Wernicke 失语（Wernicke aphasia，WA）。
3. 传导性失语（conduction aphasia，CA）。
4. 完全性失语（global aphasia，GA）
5. 经皮质运动性失语（transcortical motor aphasia，TCMA）。
6. 经皮质感觉性失语（transcortical sensory aphasia，TCSA）。
7. 经皮质混合性失语（mixed transcortical aphasia，MTA）。
8. 命名性失语（anomic aphasia，AA）。
9. 纯词聋（pure word deafness）。
10. 纯词哑（pure word dumbness）。
11. 皮质下失语。
12. 失读症。
13. 失写症。

第二节　各类失语症的临床特征

一、Broca（运动性）失语

（一）Broca 失语的临床特征

主要表现为表达障碍明显重于理解障碍，在语言符号的接收（理解）或运用（表达）即听觉理解、口语表达、阅读理解、书写这四个方面表现出不同程度的障碍。

1. 听觉理解　听觉理解障碍较轻，可以理解简单词语，常在长句和执行口头命令时有困难，尤其是对存在把字句、被字句等带有语法结构句子理解困难。

2. 口语表达　自发语呈非流利型，说话量少，费力，缺乏语法词而呈现电报语，障碍最为突出，严重时呈无言状态；自发语中存在错语，特别是语音性错语较多，常伴韵律失常；复述障碍同自发语障碍，存在发音启动困难、语音错语，尤其是在较长句子复述时更加突出；命名有障碍，存在找词困难，但给予词头音提示常可以引出正确反应。

3. 阅读理解　对文字的读音和文字的理解也可有不同程度的困难，较复杂的语句理解困难。

4. 书写　文字书写功能有也受损害，语法严重错误。

Broca 失语还常伴有口颜面失用，当患者仅出现口语障碍，而言语和文字的理解、书写、智力、计算正常时，称为纯词哑，也称言语失用。

（二）Broca 失语的病变部位

Broca 失语的病变部位位于优势半球额下回后部三分之一的 Broca 区。此类患者多伴有右侧偏瘫。

（三）Broca 失语的预后

Broca 失语的预后与病灶大小有关，从整体来看大多预后良好，但因程度不同个体差异也较大。

二、Wernicke（感觉性）失语

（一）Wernicke 失语的临床特征

主要表现为理解障碍明显重于表达障碍，且缺乏对疾病的自我意识。在语言符号的接收（理解）或运用（表达）即听觉理解、口语表达、阅读理解、书写这四个方面表现出不同程度的障碍。

1. 听觉理解　以言语的理解障碍为主要特征，往往是语音的理解和语意的理解都受到损害。由于轻重程度的不同，理解能力也有不同程度的保留。

2. 口语表达　自发语呈流畅性，患者可以很流畅地说，但不知自己在说什么，缺乏表达的核心内容，信息量少，语言空洞，存在错语，以新词为主，常大量错语、新词混合在一起，使言语呈现出杂乱的

语句,有词语的持续现象;复述障碍同听觉理解程度,因听觉理解障碍而不知要复述检查者话语而不能复述,听觉理解改善后,复述语言会出现杂乱语、赘语、错语;命名同样存在大量错语、杂乱语,给予词头音提示后仍不能引出正确反应。

3. 阅读理解　对文字的读音和文字的理解也可有不同程度的困难,文字的字形与语音可结合,但多数错读。

4. 文字书写　文字书写时常有字形,但错写较多。

(二) Wernicke 失语的病变部位

Wernicke 失语的病变部位主要位于大脑优势半球颞上回后部三分之一的 Wernicke 区或在大脑外侧裂的后下缘,以颞上回、颞中回的后半部分为中心区域。

(三) Wernicke 失语的预后

此类失语症往往预后不佳。Wernicke 失语理解障碍的严重程度与 Wernicke 区受损范围的大小有关。病灶较小或病因是脑出血大多数可恢复到日常生活交流,病灶大且因脑梗死引起者恢复困难,部分患者能结合语境、借助手势语、姿势语进行日常生活交流。

三、传导性失语

(一) 传导性失语的临床特征

以复述障碍为其主要特征,因其听觉理解较好,因此常用听觉理解与复述不成比例受损来形容此类型失语特征。在语言符号的接收(理解)或运用(表达)即听觉理解、口语表达、阅读理解、书写这四个方面表现出不同程度的障碍。

1. 听觉理解　听觉理解较好,执行复杂指令有困难。

2. 口语表达　自发语呈流畅型,存在找词困难,错语以语音错语为主;复述呈现与听觉理解不成比例地受损,能听懂要求的内容,但是不能复述出来;命名存在语音错语,可接受选词提示。

3. 阅读理解　对文字的读音和文字的理解都较好。

4. 书写　多数有书写障碍,命名性书写及描述性书写较好,句子描述书写常有构字障碍。

(二) 传导性失语的病变部位

对于传导性失语的病灶目前尚有争议,一般认为病变主要位于联系 Wernicke 区和 Brocade 区之间的弓状束,使 Wernicke 区言语信息不能很好地传导到 Broca 区而导致严重的复述障碍。也有学者认为,其病灶并非局限在某一个特定部位,往往是优势半球的外侧裂处损伤造成的。

(三) 传导性失语的预后

传导性失语的预后视病因及病灶而不同,多数患者可恢复到正常交流,但复述仍有不同程度的缺失。总体来讲,传导性失语患者一般预后较好。

四、完全性失语

(一) 完全性失语的临床特征

完全性失语又称混合性失语,此类失语表现为听觉理解、口语表达、阅读理解、书写所有语言功能均严重障碍或几乎完全丧失。

1. 听觉理解　听觉理解严重障碍,即使能够理解,也是极少数单词。

2. 口语表达　自发性为非流畅性失语,自发语极少,仅限于单音节或无意义音节的重复,不能命名、复述,能够说出部分系列词是这类患者的最大特点。

3. 阅读理解　对文字的理解和文字的朗读都严重障碍。

4. 书写　书写障碍严重。

(二) 完全性失语的病变部位

多数学者认为,完全性失语病变部位为大脑优势半球外侧裂周围的语言区域受到广泛损害,多伴有右侧偏瘫、偏盲及半身感觉障碍。

(三) 完全性失语的预后

完全性失语的预后较差。症状可随着恢复时间的推移而有所改善,兼有 Broca 失语或 Wernicke

失语的特点。某些患者在恢复过程中理解障碍改善较好,语言表达障碍仍很严重,呈现出 Broca 失语的特征,这是完全性失语较常见的转化形式。

五、经皮质运动性失语

(一)经皮质运动性失语的临床特征

经皮质运动性失语类似于运动性失语的言语症状,两者的主要区别在于前者可以复述较长的句子。在语言符号的接收(理解)或运用(表达)即听觉理解、口语表达、阅读理解、书写这四个方面表现出不同程度的障碍。

1. 听觉理解　听觉理解相对好,对执行多步骤指令会有障碍。

2. 口语表达　自发语呈现非流畅型,自发言语少,对刺激往往会做出相应简单的反应,可用部分单词和手势表达,自发性扩展言语有障碍;复述好甚至非常好;命名能力有个体差异,可接受选词提示。

3. 阅读理解　对文字的理解较好,对文字形、音结合的朗读障碍同口语表达障碍。

4. 书写　书写常有缺陷。

(二)经皮质运动性失语的病变部位

经皮质运动性失语的病变部位位于优势半球 Broca 区前方及上方。多数病因为大脑中动脉梗死或脑外伤。

(三)经皮质运动性失语的预后

经皮质运动性失语者预后好,可恢复正常或近于正常。但如果病灶较大,仍以表达困难为主。

六、经皮质感觉性失语

(一)经皮质感觉性失语的临床特征

经皮质感觉性失语类似于 Wernicke(感觉)失语的言语症状,两者的主要区别在于前者的复述被保留。在语言符号的接收(理解)或运用(表达)即听觉理解、口语表达、阅读理解、书写这四个方面表现出不同程度的障碍。

1. 听觉理解　听觉理解有障碍,常用名词的理解部分被保留。

2. 口语表达　自发语呈现流利型,语量多,信息量少,错语较多,以杂乱语为主,出现模仿言语,虽然不知道对方在说什么,却反复重复对方说的话;复述能力较好,对复述内容不理解;命名有严重缺陷,不接受选词提示。

3. 阅读理解　对文字的理解严重障碍,对文字可以出声读,但不理解其意义,不能完成词图匹配。

4. 书写　书写有缺陷,听写能力差。

(二)经皮质感觉性失语的病变部位

多为位于优势半球外侧裂言语中枢周围的广泛病变,而局限于后部的损伤也会出现同样的症状。

(三)经皮质感觉性失语的预后

经皮质感觉性失语预后较差,但也有恢复到正常交谈的。未全恢复者遗留明显的命名障碍、阅读和书写障碍、复杂句子的理解障碍。

七、经皮质混合性失语

(一)经皮质混合性失语的临床特征

经皮质混合性失语为经皮质运动性失语和经皮质感觉性失语并存。此型失语较少见,其言语症状类似于混合性失语。与混合性失语的主要区别在于此类患者保留了部分复述功能。

1. 听觉理解　听觉理解严重障碍,甚至完全不理解口语。

2. 口语表达　自发语为非流畅性,自发语少,完全不能构成可表达意思的语言,甚至仅为刻板语、回响语言或模仿语言,这也是经皮质混合性失语的特征之一,还有补全现象,即可以补充完成后半句;复述被戏剧化地部分保留,可以复述词、短句,但复述较长句和复杂句有困难;命名严重障碍或完全不能。

3. 阅读理解 对文字的理解和文字的朗读都严重障碍。

4. 书写 书写障碍严重。

(二) 经皮质混合性失语的病变部位

一般认为病变部位为优势半球分水岭区大片病灶,而 Broca 区、Wernicke 区及两者间的连接区域未受损。

(三) 经皮质混合性失语的预后

预后较差,有些患者可恢复到能进行有效的日常交流。

八、命名性失语

(一) 命名性失语的临床特征

命名性失语又称失名词性失语、健忘性失语,是以命名障碍为主的流畅性失语。

1. 听觉理解 听觉理解能力保留。

2. 口语表达 自发语为流畅性,主要表现为找词困难,对人的名字等有严重的命名困难,常有错语,多为迂回语言。

3. 阅读理解 对文字的理解和文字的出声读能力均保留。

4. 书写 书写能力保留。

(二) 命名性失语的病变部位

命名性失语的病变部位多见于优势半球的角回和颞中回的后部。该类失语多为散在性损伤引起。

(三) 命名性失语的预后

命名性失语的预后较好。

九、纯词聋

(一) 纯词聋的临床特征

纯词聋临床上较为罕见,关于其障碍的性质是属于失语还是听觉失语还存在争议。

1. 听觉理解 听觉理解严重障碍,即使是听词指图也不能完成,患者会主动说出听不懂别人的话,如果患者可以写字,常主动要求笔答。可出现词语音和社会自然声音分离的现象,即虽不能理解所听词语的意思,但能分辨非词语音,如雷声、流水声、鸟鸣声、婴儿哭声、火车鸣笛等声音。

2. 口语表达 自发语流畅性,可表达自己的思想,复述严重障碍,甚至连单词或单音节也不可复述。

3. 阅读理解 对文字的理解和文字的出声读能力均保留。

4. 书写 自发性书写正常,但可存在听写障碍。

(二) 纯词聋的病变部位

纯词聋的病变部位位于单侧颞叶或双侧颞叶,几乎所有双侧颞叶病变都可以引起纯词聋。目前认为,不论单侧颞叶的病变,还是双侧引起纯词聋,Wernicke 区都是完好的。

十、纯词哑

(一) 纯词哑的临床特征

纯词哑又称构音性失用,此类患者口语表达能力严重障碍,复述、命名、朗读不能,文字的表达和理解等言语功能都接近正常。发病急,早期常表现为哑,不能使用语音或仅有少量构音不清和低语调的口语,恢复后患者出现说话慢、费力、低声调口语症状,语调常为单音调。自发性口语开始可呈电报式文体,随语言功能的恢复,多可说出完整的语句。

(二) 纯词哑的病变部位

纯词哑主要是优势半球初级运动皮质下部的中央前回前半部和邻近的运动前皮质或皮质下神经损害所致。纯词哑与 Broca 失语两者解剖部位可交错重叠,但纯词哑的病灶部位比 Broca 失语小得多。

（三）纯词哑的预后

纯词哑的轻度偏瘫、失用、书写和口语中的失语性成分很快消失，但口语表达障碍则恢复较慢，可达几年以上，主要是发音不完全正常。个别患者甚至遗留终身发音障碍。

十一、皮质下失语

随着临床诊断技术的发展和 CT、MRI、局部脑血流测定等的应用，发现单独的皮质下病变也可引起失语症，但引起失语症的机制尚有争论。根据病变部位，常见的皮质下失语类型有基底节性失语和丘脑性失语。

（一）基底节性失语

病变部位靠基底节前区时，语言障碍类似 Broca 失语；病变部位靠基底节后区时，语言障碍类似 Wernick 失语；病变部位较大，波及整个基底节时，语言障碍则类似完全性失语。

1. 基底节性失语的临床特征　听觉理解单词和短句时较好，长句和执行口头指令明显障碍。复述能力恢复较快较好，一般可复述短句，但对较长句复述稍差。命名方面对名词、颜色命名较好，命名有较明显困难。大多数患者有形、义失读。书写障碍中命名性书写障碍突出。

2. 基底节性失语的病变部位　基底节区包括尾状核、豆状核（壳核和苍白球）、杏仁核、屏状核，在解剖位置上紧靠内囊。基底节性失语的病变部位主要在基底节内囊区。

（二）丘脑性失语

丘脑性失语是由局限于丘脑的病变引起的失语症。

1. 丘脑性失语的临床特征　听觉理解对词、词组、简单的句子较好，但对执行口头指令较差。自发语主要表现为声调低、音量小，有时甚至似耳语，但发音尚清晰。个别患者表情淡漠，不主动讲话。一般能简单回答问题和叙述病史，有错语现象。复述正常或轻度障碍。命名障碍较明显，词义性错语较多。文字中形、音结合较好，但形、义结合较差，文字的理解差。大多数患者有构字障碍和语法结构错误性书写。

2. 丘脑性失语的病变部位　位于丘脑。

3. 丘脑性失语的预后　预后较好，大多几周即可恢复，但常留下命名障碍，也有资料证明个别患者遗留较明显的语言障碍。

十二、失读症

失读症是指没有视觉障碍或智能障碍的患者由于大脑病变所致的对语言文字的阅读能力的丧失或减退。Benson 将失读症分为以下 4 种类型。

（一）失读伴失写

失读伴失写又称为中央部失读症、皮质视觉性失读症、顶颞叶失读症。突出临床表现为失读、失写并存；朗读和文字理解均有障碍；抄写常明显好于听觉写和描写，且提示常无反应。

（二）失读不伴失写

失读不伴失写又称纯失读、拼读性失读、枕叶性失读。表现为不理解文字，常伴有朗读障碍，不伴或只伴有轻微的失写。阅读理解严重障碍，常连自己书写的文字亦不能阅读。患者的口语表达基本正常，可有轻度命名障碍，特别是常伴有颜色命名障碍及听觉词辨认颜色困难，但口语交谈中能正确理解和使用颜色词，且颜色匹配和归类常正确。

（三）额叶失读

额叶失读又称前部失读。临床表现为字母失读明显，词失读较轻，常有惰性阅读，伴有明显的书写障碍，包括拼写障碍、遗漏字母、构字障碍等。口语表达表现为非流利性，听觉理解相对较好，常常伴有运动性失语或经皮质运动性失语。多数患者可理解文字（名词和动词），但理解句子有困难。

（四）失语性失读

失语性失读是指感觉性失语、传导性失语以及难以进行分类的失语症所伴有的阅读障碍。不同类型的失语症表现出不同的阅读障碍。

十三、失写症

失写症是指大脑功能受损所致的书写功能受损或丧失。结合临床及神经心理学特征,Benson 等将失写症分为失语性失写和非失语性失写。国内学者大部分认为失写症应限于失语性失写,而非失语性失写为失写障碍。虽然两者可能混合存在,但在临床诊断时应加以区别。

失语性失写

失语性失写有流畅性失写和非流畅性失写两种基本形式。

1. 非流畅性失写 患者大多数可产生与非流畅性失语口语相对应的失写表现,书写量少简单,缺乏语法词且有拼写困难,字体笨拙,但书写内容可反映出中心含义。

2. 流畅性失写 见于流畅性失语患者,书写量多,不费力,字形尚可,但拼写困难,缺实质性词,有大量的语音性和词义性错写。

第三节　失语症的评定

一、失语症的评定原则

失语症评定是失语症康复的重要内容和前提,是通过系统全面的语言评定,发现患者是否存在失语症及其程度,鉴别各类失语症,了解各种影响患者交流能力的因素,评定患者残存的交流能力,根据评定结果制订治疗计划,还可用于病因学、认知和交往能力方面的研究。听觉理解和口语表达是语言最重要的方面,应视为评定的重点。原则上凡是脑组织损害引起的已获得的语言功能受损或丧失的语言障碍综合征,以及与言语功能有关的高级神经功能的障碍,如轻中度痴呆、失算症、失认症等认知功能障碍,均是评定的适应证。失语症评定的相对禁忌证为:病情尚不稳定仍处在疾病进展期的患者;有意识障碍者;重度智能低下者;拒绝评定经劝解无效者。

二、失语症的评定方法

失语症的评定方法很多,除表格评定方法外,随着计算机技术的应用,通过电脑辅助的语言交流测试系统来判断失语症的性质和分型也在临床广泛应用起来。下面介绍国内外几种常用的失语症评定方法:

(一)国际常用失语症检查法

1. 波士顿诊断性失语症检查(Boston diagnostic aphasia examination,BDAE) 是目前英语国家普遍应用的标准失语症的检查。由 27 个分测验组成,分为 5 个大项:会话和自发性言语、听觉理解、口语表达、书面语言理解、书写。BDAE 在 1972 年标准化,1983 年修订后再版(Goodglass & Kaplan,1983 年)。河北省医院康复中心将此方法翻译成中文,应用并通过常模测定。BDAE 能详细、全面测出语言各种模式的能力,但有检查时间长和评分困难的缺点。

2. 西方失语症成套测验(western aphasia battery,WAB,1983 年) 是波士顿诊断性失语症检查修改后的短缩版,检查时间大约 1h。WAB 提供一个总分,称失语商(AQ),可以分辨出是否为正常语言。WAB 还可以测出操作商(PQ)和皮质商(CQ),前者可了解大脑的阅读、书写、运用、结构、计算、推理等功能,后者可了解大脑的认知功能。WAB 还对完全性失语、感觉性失语、经皮质运动性失语、传导性失语等提供标准误差解释和图形描记。

3. The Token Test 这项测验是为了检查在正常交谈中言语障碍轻微或完全没有失语症的患者而设计的。它适合于检查轻微的或潜在的失语症患者,可检查出轻度的理解障碍,因此被广泛应用。此检查法简单易行,测验得分与听觉理解测验的得分高度相关,也涉及言语次序的短时记忆度和句法能力,可鉴别由于其他能力的低下而掩盖了伴随语言功能障碍的患者,或在处理符号过程中仅存在轻微的不易被觉察问题的患者。患者有色盲、视觉空间认识障碍、色觉认知障碍时,不适合此项检查。

4. 日本标准失语症检查(standard language test of aphasia,SLTA) 此检查是由日本失语症研究会设计完成的,检查按阶段评分,简单易行,对检查后的训练有指导意义。

(二)国内常用失语症检查法

国内常用汉语标准失语症检查方法是中国康复研究中心听觉力语言科以日本标准失语症检查(SLTA)为基础,同时借鉴国外有影响的失语症评定量表的优点,按照汉语的语言特点和中国人的文化习惯编制而成,亦称中国康复研究中心失语症检查法(CRRCAE),于1990年编制完成(表3-2)。

表 3-2 汉语标准失语症检查(CRRCAE)表

1. 姓名	7. 学历
2. 住址	8. 爱好
3. 出生年月	9. 主诉
4. 年龄	10. 发病前后言语症状
5. 家庭成员	11. 发病时状况
6. 职业史	12. 方言

Ⅰ听
1. 名词的理解

Ⅰ听
2. 动词的理解

说明:"请指出来是哪个图"?

误答或15s后无反应重复提问一次。

6分:3s内回答正确。

5分:15s内回答正确。

3分:提示后回答正确。

1分:提示后回答不正确。

终止A:3分以下,连续错2题。

说明和打分同左。

问题	得分
1. 西瓜	
2. 鱼	
3. 自行车	
4. 月亮	
5. 椅子	
6. 电灯	
7. 火	
8. 钟表	
9. 牙刷	
10. 楼房	

问题	得分
1. 飞	
2. 睡	
3. 喝水	
4. 跳舞	
5. 穿衣	
6. 敲	
7. 坐	
8. 游泳	
9. 哭	
10. 写	

终止B:全检。

终止B:全检。

Ⅰ听
3. 句子的理解

说明:"请指出来是哪个图"?

误答或15s后无反应重复提问一次。

6分:3s内回答正确。

5分:15s内回答正确。

3分:提示后回答正确。

1分:提示后回答不正确。

终止A:3分以下,连续错5题。

问题	得分
1. 水开了	
2. 孩子们堆了一个大雪人	
3. 男孩洗脸	
4. 男孩付钱买药	
5. 老人拄着拐杖独自过人行横道	
6. 两个孩子在讨论书上的图画	
7. 男孩在湖上划船	
8. 小男孩的左臂被车门夹住了	
9. 一个男演员边弹边唱	
10. 护士准备给男孩打针	

终止 B:分项目 1 或 2 中 6 分和 5 分在 5 题以下。

（患者）

Ⅰ 听 4. 执行口头命令

钢笔　剪子　牙刷　　镜子　盘子 手帕　牙膏　钱（硬币）梳子　钥匙

（检查者）

说明:"请按我说的移动物品,请注意听"。
　　　超过 2 单位错误或 15s 后无反应需提示(重复提问一次)。
6 分:3s 内回答正确。
5 分:15s 内回答正确。
4 分:15s 内回答但有错误。
3 分:15s 后经提示回答正确。
2 分:提示后不完全反应。
1 分:提示后答错。
终止 A:4 分以下,连续答错 5 题。

问题	得分
1. 把梳子和剪子 拿起来	
2. 把钢笔 放在盘子旁边	
3. 把牙刷 碰三下 盘子	
4. 把牙膏 放在镜子上	
5. 把钥匙和钱 放在手帕上	
6. 把盘子 扣过来再把钥匙拿起来	
7. 摸一下 镜子 然后拿起梳子	
8. 把钱 放在牙膏 前面	
9. 把剪子和牙膏 换个位置,再把镜子 翻过来	
10. 把钢笔 放在盘子里,再拿出来放在牙膏和钱之间	

终止 B:分项目 2 中 6 分和 5 分在 6 题以下,或分项目 3 中 6 分和 5 分在 5 题以下。

Ⅱ 复述 5. 名词

Ⅱ 复述 6. 动词

说明:"请模仿我说的话,我只说一遍,请注意听"。
6 分:3s 内复述正确。

说明和打分同左。

笔记

45

5分:15s 以内复述正确。

4分:15s 内复述出,不完全反应。

3分:提示后复述正确。

2分:提示后回答同 4 分结果。

1分:提示后反应在 2 分以下。

终止 A:4 分以下,连续错 3 题。

问题	得分		问题	得分
1. 自行车			1. 坐	
2. 楼房			2. 哭	
3. 西瓜			3. 睡	
4. 月亮			4. 游泳	
5. 电灯			5. 穿衣	
6. 牙刷			6. 喝水	
7. 钟表			7. 写	
8. 鱼			8. 飞	
9. 椅子			9. 敲	
10. 火			10. 跳舞	

终止 B:分项目 2 中 6 分和 5 分在 6 题以下,或分项目 3 中 6 分和 5 分在 5 题以下。

Ⅱ复述
7. 句子

说明:"请模仿我说的话,我只说一遍,请注意听"。

6分:10s 内复述正确。

5分:30s 内复述正确。

4分:30s 内复述出,不完全反应。

3分:经提示复述正确。

2分:经提示后不完全反应。

1分:提示后低于 2 分结果。

终止 A:4 分以下,连续错 3 题。

问题	得分
1. 护士 / 准备 / 给男孩 / 打针	
2. 男孩 / 洗 / 脸	
3. 一个 / 男演员 / 边弹 / 边唱	
4. 孩子们 / 堆了 / 一个 / 大雪人	
5. 水 / 开 / 了	
6. 小男孩 / 的左臂 / 被 / 车门 / 夹住了	
7. 男孩 / 在湖上 / 划船	
8. 两个 / 孩子 / 在讨论 / 书上的 / 图画	
9. 男孩 / 付钱 / 买药	
10. 老人 / 拄着 / 拐杖 / 独自过 / 人行横道	

终止 B:分项目 5 或 6 中 6 分和 5 分在 6 题以下。

Ⅲ说		Ⅲ说
8. 命名		9. 动作说明

说明:"这个是什么"？　　　　　　　　　　说明:"这个人(他、她)在干什么"？打分同左

6分:3s内回答正确。

5分:15s内回答正确。

4分:15s内回答,不完全反应。

3分:提示后回答正确。

2分:提示后不完全反应。

1分:提示后答错。

终止A:4分以下,连续错3题。

问题	得分
1. 月亮	
2. 电灯	
3. 鱼	
4. 火	
5. 椅子	
6. 牙刷	
7. 楼房	
8. 自行车	
9. 钟表	
10. 西瓜	

问题	得分
1. 喝水	
2. 跳舞	
3. 敲	
4. 穿衣	
5. 哭	
6. 写	
7. 睡	
8. 飞	
9. 坐	
10. 游泳	

终止B:全检。

Ⅲ说
10. 画面说明

说明:"这幅画描写的是什么"?

6分:10s内回答正确。

5分:30s内回答正确。

4分:30s内回答,不完全反应。

3分:提示后回答正确。

2分:提示后不完全反应。

1分:提示后答错。

终止A:4分以下,连续错4题。

问题	得分
1. 男孩付钱买药	
2. 孩子们堆了一个大雪人	
3. 水开了	
4. 男孩洗脸	
5. 老人拄着拐杖独自过人行横道	
6. 一个男演员边弹边唱	
7. 护士准备给男孩打针	
8. 小男孩的左臂被车门夹住了	
9. 男孩在湖上划船	
10. 两个孩子在讨论书上的图画	

终止B:分项目8或9中6分和5分在5题以下。

Ⅲ说

11. 漫画说明

说明:"请把这个漫画描述出来",限时 5min。

6 分:基本含义包括(撞、起包、锯、高兴等),流利,无语法错误。

5 分:基本含义包括,有少许语法错误,如形容词、副词等。

4 分:3 个图基本含义正确,有一些语法错误。

3 分:2 个图基本含义正确,有许多语法错误。

2 分:1 个图基本含义正确,只用单词表示。

1 分:以上基本含义及相关词均无。

终止 A:1 分,未说出有意义的词语。

问题	反应
①	
②	
③	
④	

终止 B:分项目 8 或 9 中 6 分和 5 分在 6 题以下,或分项目 10 中 6 分和 5 分在 2 题以下。

得分	

Ⅲ说

12. 水果举例

说明:"请在 1min 内尽可能多地说出水果的名字,例如:苹果、香蕉……"

打分:每说出一个水果名字为 1 分。限时 1min。

_____

_____

_____

终止 B:分项目 8 或 9 中 6 分和 5 分在 3 题以下,或分项目 10 中 6 和 5 分在 2 题以下

得分	

Ⅳ出声读

13. 名词

说明:"请读出声"。

6 分:3s 内读正确。

5 分:15s 内读正确。

4 分:15s 内读出,不完全反应。

3 分:提示后读正确。

2 分:提示后不完全反应。

1 分:提示后读错。

终止 A:4 分以下,连续错两题。

问题	得分
1. 楼房	
2. 牙刷	
3. 钟表	

Ⅳ出声读

14. 动词

说明和打分同左。

问题	得分
1. 写	
2. 哭	
3. 游泳	

问题	得分
4. 火	
5. 电灯	
6. 椅子	
7. 月亮	
8. 自行车	
9. 鱼	
10. 西瓜	

问题	得分
4. 坐	
5. 敲	
6. 穿衣	
7. 跳舞	
8. 喝水	
9. 睡	
10. 飞	

终止 B:全检。

Ⅳ出声读
15. 句子

说明:"请读出声"。

6 分:10s 内读正确。

5 分:30s 内读正确。

4 分:30s 内读出,不完全反应。

3 分:提示后读正确。

2 分:提示后不完全反应。

1 分:提示后错读。

终止 A:4 分以下,连续错 2 题。

问题	得分
1. 水 / 开 / 了	
2. 男孩 / 洗 / 脸	
3. 男孩 / 付钱 / 买药	
4. 孩子们 / 堆了 / 一个 / 大雪人	
5. 老人 / 拄着 / 拐杖 / 独自过 / 人行横道	

终止 B:分项目 13 或 14 中 6 和 5 分在 5 题以下。

Ⅴ阅读
16. 名词的理解

说明:"这个卡片上写的是哪个图"?

6 分:3s 内正确指出。

5 分:15s 内正确指出。

3 分:提示后正确指出。

1 分:提示后指错。

终止 A:3 分以下,连续错 2 题。

问题	得分
1. 鱼	
2. 西瓜	
3. 电灯	
4. 月亮	
5. 火	
6. 钟表	
7. 自行车	

Ⅴ阅读
17. 动词的理解

说明和打分同左。

问题	得分
1. 敲	
2. 游泳	
3. 跳舞	
4. 喝水	
5. 穿衣	
6. 坐	
7. 飞	

问题	得分
8. 椅子	
9. 睡	
10. 牙刷	

问题	得分
8. 哭	
9. 楼房	
10. 写	

终止 B：全检。

> **V 阅读**
> 18. 句子的理解

说明："这个卡片上写的是哪个图"？

6分：10s 内正确指出。

5分：20s 内正确指出。

3分：提示后正确指出。

1分：提示后指错。

终止 A：3 分以下，连续错 5 题。

问题	得分
1. 水开了	
2. 两个孩子在讨论书上的图画	
3. 孩子们堆了一个大雪人	
4. 男孩付钱买药	
5. 男孩洗脸	
6. 男孩在湖上划船	
7. 小男孩的左臂被车门夹住了	
8. 老人拄着拐杖独自过人行横道	
9. 护士准备给男孩打针	
10. 一个男演员边弹边唱	

终止 B：分项目 16 或 17 中 6 分和 5 分在 5 题以下。

(患者)

钢笔	剪子	牙刷	镜子	盘子
手帕	牙膏	钱(硬币)	梳子	钥匙

(检查者)

> **V 阅读**
> 19. 执行文字命令

说明："请按文字命令移动物品"。

6分：10s 内移动物品正确。

5分：20s 内移动物品正确。

4分：20s 内移动，不完全反应。

3分：提示后移动正确。

2分：提示后不完全反应。

1分：提示后移动错误。

终止 A：4 分以下，连续错 5 题。

问题	得分
1. 把梳子 和剪子 拿起来	
2. 把钢笔 放在 盘子 旁边	
3. 把镜子 扣过来，再把 钥匙 拿起来	

问题	得分
4. 用牙刷 碰三下 盘子	
5. 把钥匙和钱 放在手帕上	
6. 把牙膏 放在镜子上	
7. 摸一下 镜子 然后拿起 梳子	
8. 把剪子和牙刷 换个位置,再把 镜子 翻过来	
9. 把钱 放在 牙膏 前面	
10. 把钢笔 放在 盘子里,再拿出来 放在 牙膏和钱之间	

终止B:分项目17中6分和5分在6题以下,或分项目18中6分和5分在5题以下。

Ⅵ抄写
20. 名词

说明:"请看好这些词并记住,然后写下来"。

6分:3s内抄写正确。(非利手可延长时间)

5分:15s内抄写正确。

4分:15s内抄写,不完全反应。

3分:提示后抄写正确。

2分:提示后不完全反应。

1分:提示后抄写错误。

终止A:4分以下,连续错2题。

Ⅵ抄写
21. 动词

说明和打分同左。

问题	得分
1. 西瓜	
2. 自行车	
3. 楼房	
4. 牙刷	
5. 月亮	

问题	得分
1. 游泳	
2. 飞	
3. 睡	
4. 写	
5. 喝水	

终止B:全检。

Ⅵ抄写
22. 句子

说明:同分项目20和21,只是反应时间延长至10s(6分)和30s(5分)。

问题	得分
1. 男孩 / 洗 / 脸	
2. 水 / 开 / 了	
3. 孩子们 / 堆了 / 一个 / 大雪人	
4. 男孩 / 在湖上 / 划船。	
5. 老人 / 拄着 / 拐杖 / 独自过 / 人行横道	

终止B:分项目21或22中6分和5分在3题以下。

Ⅶ描写
23. 命名书写

Ⅶ描写
24. 动作描写

说明:"这个图是什么,用文字写下来"。

6分:10s内书写正确。(非利手可延长时间)

说明:"这个人(他、它)是什么,用字写下来"。打分同左。

笔记

5 分:30s 内书写正确。

4 分:30s 内书写,不完全反应。

3 分:提示后书写正确。

2 分:提示后不完全反应。

1 分:提示后书写错误。

终止 A:4 分以下,连续错 2 题。

问题	得分
1. 电灯	
2. 月亮	
3. 楼房	
4. 自行车	
5. 钟表	
6. 牙膏	
7. 椅子	
8. 鱼	
9. 火	
10. 西瓜	

问题	得分
1. 跳舞	
2. 喝水	
3. 睡	
4. 飞	
5. 坐	
6. 写	
7. 哭	
8. 敲	
9. 穿衣	
10. 游泳	

终止 B:全检。

Ⅶ描写
25. 画面描写

说明:"用一句话描写出这幅画"。

6 分:15s 内书写正确。(非利手可延长时间)

5 分:30s 内书写正确。

4 分:30s 内书写,不完全反应。

3 分:提示后书写正确。

2 分:提示后书写,不完全反应。

1 分:提示后书写错误。

终止 A:4 分以下,连续错 2 题。

问题	得分
1. 孩子们堆了一个大雪人	
2. 男孩付钱买药	
3. 护士准备给男孩打针	
4. 小男孩的左臂被车门夹住了	
5. 男孩在湖上划船	
6. 一个男演员边弹边唱	
7. 水开了	
8. 男孩洗脸	
9. 两个孩子在讨论书上的图画	
10. 老人拄着拐杖独自过人行横道	

终止 B:分项目 23 或 24 中 6 分和 5 分在 5 题以下,或分项目 8 或 9 中 6 分和 5 分在 5 题以下。

Ⅶ描写
26. 漫画说明

说明:"请将漫画的意思写出"。

6分:基本含义包括(撞、起包、锯、高兴等),流利,无语法错误。

5分:基本含义包括,有少许语法错误,如形容词、副词等。

4分:3个图基本含义正确,有一些语法错误。

3分:2个图基本含义正确,有许多语法错误。

2分:1个图基本含义正确,只用单词表示。

1分:以上基本含义及相关词均无。

终止A:此题无限制时间,但1min内未写出有意义的文字终止。

问题	反应
①	
②	
③	
④	

终止B:分项目23或24中6分和5分在6题以下,或分项目25中6分和5分在2题以下。

得分	

Ⅷ听写

27. 名词

说明:"请将我说的话写出来"。

6分:10s内书写正确。(非利手可延长时间)

5分:30s内书写正确。

4分:30s内书写,不完全反应。

3分:提示后书写正确。

2分:提示后不完全反应。

1分:提示后书写错误。

终止A:4分以下,连续错2题。

问题	得分
1. 楼房	
2. 钟表	
3. 电灯	
4. 月亮	
5. 鱼	

终止B:全检。

Ⅷ听写

28. 动词

说明和打分同左。

问题	得分
1. 写	
2. 游泳	
3. 敲	
4. 跳舞	
5. 睡	

终止B:分项目27中6分和5分在3题以下。

Ⅷ听写

29. 句子

说明:同27。

限定的时间由10s延长至15s(6分)。

问题	得分
1. 水 / 开 / 了	
2. 男孩 / 洗 / 脸	
3. 男孩 / 在湖上 / 划船	
4. 一个 / 男演员 / 边弹 / 边唱	
5. 老人 / 拄着 / 拐杖 / 独自过 / 人行横道	

终止B:分项目27中6分和5分在3题以下。

IX计算

30. 计算

说明:对1题给1分。

终止A:+,-,×,÷ 各项错2题终止该项

1 + 2	4 + 7	27 + 5	35 + 27	135 + 267
4 - 1	16 - 7	32 - 9	87 - 38	306 - 186
2 × 4	3 × 5	16 × 3	52 × 32	57 × 26
$2\sqrt{4}$	$7\sqrt{63}$	$6\sqrt{102}$	$17\sqrt{714}$	$36\sqrt{1332}$

得分	

此检查方法适用于我国不同地区使用汉语的成人失语症患者。其内容包括两部分:第一部分,通过患者回答12个问题,了解其言语的一般情况;第二部分,由30个分测验组成,分为9个大项,包括听觉理解、复述、说、出声读、阅读理解、抄写、描写、听写和计算。为避免检查时间太长,此检查未将身体部分辨别、空间结构等高级皮质功能包括在内,且强调只适合成人失语症患者。大多数项目采用6级评分标准。另外,此检查在患者的反应时间和提示方法上都有比较严格的要求,并且设定了终止标准,因此检查前治疗师必须掌握正确的检查方法。此检查方法在国内应用较广泛。

三、失语症严重程度的评定

国际上多采用波士顿诊断性失语症检查法(BDAE)中的失语症严重程度分级。在临床上又根据BDAE严重程度分级,将失语症分为轻、中、重度,其中BDAE分级4级和5级为轻度,2级和3级为中度,0级和1级为重度。BDAE失语症严重程度分级标准见表3-3。

表3-3 BDAE失语症严重程度分级标准

程度	级别	评定标准
重度	0级	无有意义的言语或听觉理解能力
	1级	言语交流中有不连续的言语表达,但大部分需听者去推测、询问或猜测,可交流的信息范围有限,听者在言语交流中感到困难
中度	2级	在听者的帮助下,可以进行熟悉话题的交谈,但对陌生话题常常不能表达出自己的思想,使患者与检查者都感到言语交流有困难
	3级	在仅需少量帮助下或无帮助下,患者可以讨论几乎所有的日常问题,但由于言语或理解能力的减弱,使某些谈话出现困难或不大可能
重度	4级	言语流利,可观察到有理解障碍,但思想和言语表达尚无明显限制
	5级	有极少可分辨的言语障碍,患者主观上可能有点困难,但听者不一定能明显观察到

四、失语症的鉴别诊断

为使语言康复计划的制订更有针对性,在失语症治疗前应对患者言语能力进行系统全面的评定,确定失语症的类型,并且应与其他疾病如言语失用、运动性构音障碍、言语错乱、痴呆及格斯特曼综合征等引起的言语障碍相鉴别。常见失语症类型的鉴别主要从三个方面进行:①自发言语的流畅性;②口语的听觉理解;③复述。另外,脑损伤的部位也是区分常见失语症的关键。

自发性言语流畅度的确定可用Benson流畅性和非流畅性语言特点来鉴别,也可参考WAB检查

中的有关内容。自发言语流畅的失语病变部位多位于优势半球中央沟前部,非流畅的失语多位于中央沟后部。口语听觉理解的好与差是看患者是否可以理解检查中的句子或简单指令:如能理解,则视为口语理解好;否则视为口语理解差。口语听觉理解较好的,病变部位靠前部;听觉理解差的,提示靠后部颞叶或病变范围较大。复述的好与差是用患者能否较好地复述句子来确定的:能较好地复述句子,视为复述好;否则视为复述差。口语复述差,提示病变在优势半球外侧裂周区。

五、失语症评定报告的书写

治疗师对患者进行失语症评定后,通过评定结果及其他信息,书写评定报告,以便医生及康复小组的其他成员及时了解患者言语障碍的类型、程度、预后、需要训练的课题及短、长期目标和合并症等情况,使康复小组的其他成员亦能有针对性地为患者提供语言的康复指导。

(一) 评定报告的内容

失语症的评定报告要求内容简明易懂,重点突出,有合并症的要重点记录。不管采用哪种评定方法,评定报告均应重点报告患者的听、说、读、写等方面的情况。在评定中需要记录的言语症状内容见表 3-4。

表 3-4　评定报告书中应记载的评定结果

项目	内容
听	有无听觉理解障碍及其水平(单词、短文、口头指示)、内容(高频率语、低频率语、语言的抽象度、文章的构造)是否与话题不同有关。单纯写作和谈话有无差别
说	有无自发性言语及其语量,是否有一定程度的系列语,说话水平(音节、单词、句子、文章)及其内容(提供的信息量)如何,语言的流畅度,有无错误构音,有无命名困难(迂回、延迟、不能),有无错语(语音性、词义性、新语),有无复述障碍及其水平(音素、单词、句子),有无回响语言,刻板语言,有无语法障碍
读	有无阅读理解障碍及其程度(与听觉理解相比较),有无影响阅读的因素(运动、视觉)
写	有无书写障碍(自发性书写、抄书、听写),有无影响书写的因素(运动、视觉、听觉)
计算	是否保留数的概念,笔算水平(加、减、乘、除),注意因失写(数字)造成笔算水平衡量的失误
合并症问题或可疑症状	有无构音障碍,行为、认知异常,运动、听力、视觉异常。检查认知障碍的有无和程度
一般问题	有无脑功能低下。注意力是否集中,检查态度(配合、拒绝)如何。耐受能力(疲劳度),有无可能出现的其他问题

评定报告中除表 3-2 记录的要点外,还应作出言语障碍的诊断报告、言语治疗的目标(短期、长期)、疗效和预后、言语治疗的计划及课题项目。

(二) 失语症的训练目标设定

根据对失语症的评定结果,综合分析,推测预后,设定长短期目标,制订治疗方针。

1. 长期目标　长期目标的设定是对失语症终极预后的推测,即患者最终可能达到的交流水平,主要根据 BDAE 失语症严重程度分级来设定长期目标(表 3-5)。

表 3-5　不同严重程度失语者长期目标

程度	BDAE 严重程度分级	长期目标
轻度	4、5	改善言语能力,力争恢复就业,满足职业需要
中度	2、3	充分利用残存功能,在交流上做到基本自如,满足社区内需求
重度	0、1	充分利用残存功能和代偿方法,进行简单的日常交流,尽量满足家庭需要

2. 短期目标　短期目标是指患者在短期内可能达到或改善的语言功能。可根据长期目标和患者的具体情况选定治疗方案,拟定 1 周或 1 个月应达到的进度或水平。一般以较现有功能提高一个阶

段为短期目标,要求达到的目标不能设置太高、超出预期水平(表3-6)。

表 3-6 失语症的短期目标(举例)

失语程度	时间	目标
重度	2 周	能运用交流板进行最基本的日常交流,如大小便、吃、喝、睡、起床等
	2 周	能完成高频名词(如苹果、汽车、狗等)的图、图匹配
	1 个月	能运用手势语及姿势语表达简单的意思,如再见、喝水

(三) 失语症的预后

虽然失语者的语言障碍有自然恢复及行之有效的康复治疗,但其疗效及预后还是有个体差异。影响失语症疗效及预后的因素有:

1. 训练开始时间　训练开始时间越早,预后越好。
2. 失语症的类型及其严重程度　表达障碍比理解障碍预后好,起病时失语症轻者比重者预后好。
3. 并发症　无并发症者预后好。
4. 原发病、部位和大小　颅脑外伤比脑卒中预后要好,脑出血比脑梗死预后好,病灶小者预后较好,单一病灶及非颞顶区的病灶比多发病灶及颞顶区的病灶预后好,初次发病者的预后好于高发者。
5. 发病年龄　发病年龄越小,预后越好。
6. 利手情况　左利或双利者比右利者预后好。
7. 智商　智商高者预后好。
8. 性格　外向型性格预后好。
9. 社会环境　家属、同事对失语症患者康复支持的预后好,医患关系融洽的预后好。
10. 患者的个体因素　训练积极及对预后期望值高者预后好。

第四节　失语症的治疗

失语症的恢复过程分为三个阶段:第一阶段,急性期,为最初发病后 2 周;第二阶段,亚急性期,持续至发病后 6 个月;第三阶段,慢性期,发病后数月至数年。失语症患者的语言障碍有一定程度的自然恢复能力,据美国国立卫生研究院(National Institutes of Health,NIH)统计,急性脑卒中后失语症的发病率达 21%~38%,仅约 20% 的患者可以完全恢复,因此在考虑失语症的疗效时应兼顾自然恢复的部分。对未自然恢复的语言障碍,系统的语言康复治疗疗效已得到了广大学者的肯定。

一、治疗原则

(一) 适应证及禁忌证

原则上所有失语症患者都是失语症康复的适应证,有时需要做试验性的训练和观察。

治疗的禁忌证为意识障碍、重度痴呆、全身状态不佳、拒绝或无训练要求、一段时间训练后已达到相对静止状态。

(二) 治疗原则

1. 有针对性　根据患者是否存在失语症、类型、程度,以便明确治疗方向。
2. 综合训练　注重口语失语症大多听、说、读、写不同受损,进行综合训练,但治疗重点和目标应放在口语康复训练上。重度患者重视阅读和书写的训练,有助于口语恢复。
3. 因人施法,循序渐进　从患者残存功能入手,逐步提高其语言能力。要适合患者文化水平及兴趣,先易后难,由浅入深,由少到多,逐步增加刺激量。
4. 因人而异　根据患者的障碍程度、文化水平、兴趣等因人施治,循序渐进,先易后难,由浅入深,由少到多,渐进增加刺激量,逐步提高其训言能力。
5. 合理反馈　当治疗取得进展时,要及时鼓励患者,使之坚定信心。当患者精神饱满时,可适当增加难度,以取得进一步治疗效果。

6. 营造治疗环境 治疗过程中,要对语言训练环境精心布置和调整,如环境安静、光线明亮、没有闲杂人员等,为加强训练效果可对家属进行适当的指导,使其配合治疗。

（三）失语症治疗的时间安排

1. 开始时间 原发疾病不再进展,生命体征稳定后 48h,即可开始进行早期语言康复治疗（床边）。此时患者的 GCS 评分应 >8 分。当患者能独立坐位保持 30min 以上时,训练可转移到语言治疗室进行,并使患者及家属充分了解其障碍和训练的有关情况,以便积极配合训练。发病 3~6 个月为失语症言语功能恢复的高峰期,对发病 2~3 年后的患者如果坚持系统、强化的言语训练,仍然会有不同程度甚至明显的改善。

2. 训练中的时间安排 一般来说,由专业人员进行的语言训练最好每周不少于 3~4 次,每天视患者的病情可安排 1~2 次训练。每次训练时间 30~60min 为宜。当患者的精神状态良好时,可适当延长语言训练时间（最好不超过 60min）;精神状态差时,应缩短训练时间或终止训练。

（四）失语症治疗的环境及工具

语言治疗室最好是有隔音设施的房间,避免噪声,减少对患者听觉的干扰。房间面积无须太大,成人语言治疗室一般 10m² 即可。治疗室内的照明、温度适宜,通风良好。训练时尽量减少人员走动,以减少对患者的视觉干扰。

失语症治疗工具包括录音机、录音带、节拍器、镜子、秒表、压舌板、喉镜、单词卡、图卡、短语卡、短文卡、动作画卡、情景画卡、各种报刊、书籍、彩色纸张、颜料、各类笔纸,评估表及评估用具,包括常用物品与文字配套的实物。有条件的可备电脑语言训练系统。

（五）失语症的训练方式

1. 个体训练 为失语症治疗的主要形式,是指一名治疗师对一名患者的一对一训练方式。此训练方式可使患者注意力集中,情绪稳定,而且刺激条件容易控制,训练课题针对性强,可以及时调整。但该训练方式使患者的交流环境和对象局限且特定,不利于与现实生活的实际情景衔接。

2. 自主训练 是指患者自己进行的语言训练。自主训练中,可选择图片或字卡进行命名、造句等练习或书写练习,可利用录音机进行复述或听写等练习。用电脑语言训练系统,由治疗师进行评价和确定训练程序后,让患者利用电脑进行自主语言训练,也可以在家庭训练中进行。此训练只适合康复欲望高、有较好的自我判断、自我纠正及自我控制能力的患者。

3. 集体训练 选择各种类型、不同程度的失语症患者,以小组形式进行训练。一般 3~5 人,由治疗师带领,可有心理治疗师、作业治疗师、社会工作者、护士等共同参与,设定一课题目标,进行自我介绍、打招呼、唱歌、猜画、击鼓传花、成语接龙等适合群体进行的课题项目。此训练比个体训练灵活、轻松,更能促进患者的交流能力,患者之间可进行心理、情绪支持,可有效提高患者的实际交际能力。

4. 家庭训练 是指治疗师将评价及制订的治疗计划介绍给患者家属,并通过让家属观察阅读指导手册等,教会家属掌握训练技术,逐渐过渡到在家庭中由家属训练患者的治疗形式。

（六）治疗失语症的注意事项

1. 训练中要确保交流效果,即治疗师与患者之间的交流必须是有效的,否则根本不可能有治疗效果。

2. 训练中要密切观察患者的病情变化,如有异常,应立即处理。

3. 训练中应尊重患者,让患者对言语障碍有正确的认识,注意正面引导,不要直接否定,以增强患者的自信心,提高训练欲望。

4. 给家属进行针对性的指导,以促进失语症治疗的效果。

二、综合治疗

失语症患者的治疗目标是利用各种方法促使患者尽可能地恢复语言功能,最大限度地恢复其日常生活交流能力。

临床上失语症的治疗方法主要有两大类:一类是以直接改善语言功能为目的的治疗方法,着重于语言本身机能的改善;一类是以促进实用交流能力为目的的治疗方法,着眼于整体的交流活动,重视实用性交流的措施,在语言环境中直接诱导发挥和提高残存的语言及其他机能。

重度失语症或治疗早期以建立有效的沟通手段为目的,应用辅助及代偿手法为主;轻、中度失语症则以直接改善语言功能训练手法为主。治疗师在选择治疗方法时要全面考虑,既要考虑语言康复机制,利用功能重组等手段充分调动患者存在的康复潜力,又要利用汉语的语言特点,设计易于患者接受的康复方案,还要根据其不同类型及程度进行个体化康复设计,适当应用计算机辅助治疗增加治疗效果。此外,可加入针灸、经颅磁电刺激治疗、高压氧治疗等辅助治疗手段。认知功能的训练也是不容忽视的内容。

(一)直接改善语言功能的治疗方法

以直接改善语言功能为目的的治疗方法是直接对患者听觉理解、口语表达、阅读理解、朗读、书写、计算等语言模式进行训练,是临床最常用的方法。主要包括 Schuell 刺激法、阻断去除法、功能重组法、脱抑制法、非自发性言语的自主控制等。实际治疗中一般根据患者的状态,几种方法同时进行。

1. Schuell 刺激法　即舒尔刺激法或传统刺激法,是失语症治疗的基础,应用最广泛。其定义为,对损害的语言符号应用强的、控制下的听觉刺激为基础,最大限度地促进失语症患者的语言再建和恢复。

(1)主要原则:针对患者某一损伤的语言功能给予某种刺激,使患者做出反应,对正确反应进行强化,错误的进行更正,即刺激 - 反应 - 强化(表 3-7)。

表 3-7　失语症 Schuell 刺激法的主要原则

刺激原则	说明
利用强的听觉刺激	是刺激疗法的基础,因为听觉模式在语言过程中居于首位,而且听觉模式的障碍在失语症中也很突出
适当的语言刺激	采用的刺激必须能输入大脑,因此要根据失语症的类型和程度选用适当控制下的刺激,使用患者容易接受的和蔼的语言。难度上,以使患者感到有一定难度但尚能完成为宜
多途径的语言刺激	多途径输入,如给予听刺激的同时给予视、触、嗅等刺激(如实物),可以相互促进
反复利用感觉刺激	一次刺激得不到正确反应时,反复刺激可能提高其反应性
刺激应引出反应	一项刺激应引出一个反应。患者对刺激产生用手指示、读音、复述、说话、写字等反应,由刺激 - 反应 - 反馈回路促进下一个反应
正确反应要强化以及矫正刺激	当患者对刺激反应正确时,要鼓励和肯定(正强化)。得不到正确反应的原因多是刺激方式不当或不充分,要矫正刺激。矫正刺激的过程中注意不要引起患者的不满

(2)治疗程序的设定:依照刺激法的原则设定治疗程序,包括刺激条件、刺激提示、反馈及反应的评价四个方面的设定,治疗师在进行治疗前根据患者言语障碍情况预先设定。治疗程序制订的相关因素见表 3-8。

表 3-8　治疗程序制订的相关因素

项目	内容	难易度	
		易	难
课题	长度	短(单词)	长(句子)
	意义	具体(具体名词)	抽象(抽象名词)
	使用频率	高频词(常用词)	低频词(非常用词)
	造句	简单(单句)	复杂(复句)
	患者兴趣	浓	淡
	提示速度	慢	快

续表

项目	内容	难易度	
		易	难
刺激	时间	长	短
	提示次数	多	少
	间隔	短	长
	醒目性	醒目(彩色图片)	不醒目(线条图)
	声音强度	强	弱
	种类	视觉	听觉
	数量	多	单一
输入途径	数量	少	多
选择答案	内容	不同(不同范畴)	相近(同一范畴)

1)刺激条件:是训练的基本内容的准备,需要对刺激的标准、方式、强度、材料选择设定。①刺激的标准:遵循由易到难、循序渐进的原则。首先确定听觉刺激训练时选用词的长度的复杂性(音节、单词、短语、短句、长句、文章),让患者选择词时图的摆放数量(采用几分之几的选择方法),选择词的常用性及非常用性。②刺激的方式:利用听觉、视觉和触觉等刺激,但应以听觉刺激为主的刺激方式来完成治疗课题。对重症患者,常采取听觉、视觉和触觉相结合的方式,然后逐渐过渡到听觉刺激。③刺激强度:包括刺激的次数、有无辅助刺激。④材料选择:根据患者个人兴趣爱好、背景选择,并考虑患者的日常生活交流的需要。

2)刺激提示:当患者在设定的时间内无反应或部分正答时,需要进行提示。提示可用描述、手势、词头音和文字等方法,提示的数量和项目要根据治疗课题的方式和失语症的轻重度而定。如听觉理解训练时,用手势、文字、绘画等进行提示;进行命名课题时,要用的提示包括描述、手势、词头音和文字等。重症者提示的项目较多,轻度患者只需单一的方式如词头音即可引出正确的回答。提示的速度也要提前设定,规定多少秒无反应才给予提示。右利手患者右侧偏瘫用左手书写时,等待出现反应的时间可以延长。不同语言模式训练的提示方法见表3-9。

表3-9　不同语言模式训练的提示方法

模式	提示方法
听觉理解	文字、非言语(手势、图画、实物、照片)
阅读理解	读音、听觉、非言语(手势、图画、实物、照片)
命名	读音、写字、复述、词开头音
朗读	意思、开头音、复述
复述	文字、意思、词开头音
书写	语音、起始笔划、偏旁部首
听写	意思、偏旁部首

3)反馈:在给患者一个刺激后,应引出患者的一个反应。当患者正答时,采取肯定患者的反应,重复正答,将答案与其他物品或动作比较,以扩展正确答案,称为正强化。当患者错误回答时,要对此反应进行委婉否定,并指出正确回答的方法,称为负强化。因为部分失语症患者情绪常不稳定,连续生硬的语言可能会使患者失去信心而不能配合治疗。反馈可巩固患者的正确反应,减少错误反应。其他改善错误反应的方法还包括使患者保持注意、对答案进行说明性描述和改变刺激条件等。

4)反应的评价:治疗中应对患者的反应做客观记录。记录时,延迟反应的正答和自我更正均记为正答。治疗课题连续3次正答率大于80%以上时,可更换或升级治疗课题;连续无反应或误答且提示无效时,应降级治疗课题。

(3)治疗课题的选择:①按语言模式和失语程度选择训练课题。原则上为轻症者可直接以改善其功能为目的,重症者放在激活其残存功能或进行实验性治疗上。重症者先改善听觉理解,中度者重点在说话和写字,轻度者则是以改善其书写功能为主(表 3-10)。②按失语症类型选择训练课题。各类失语症训练的重点课题详见表 3-11。

表 3-10　不同语言模式和失语程度的训练课题选择

言语症状	障碍程度	训练课题
听觉理解	重度	单词与画、文字匹配,是、非反应
	中度	听短句作是或非回答,正误判断,执行口头命令
	轻度	在中度的基础上句子、文章更长,内容更复杂(新闻理解)
口语表达(说、朗读)	重度	复述(音节、单词、系列语、问候语),常用词命名,动词描述,读(单音节词)
	中度	复述(短句)、读短句、称呼、动作描述(动作、情景画、漫画说明)
	轻度	事物的描述,日常谈话
阅读理解	重度	文字和画匹配(日常物品、简单动作)
	中度	情景画、动作画与句子、文章配合,执行简单的文字指令,读短句回答问题
	轻度	执行复杂的文字指令,读长句、文章后回答问题
书写	重度	临摹、抄写、自发书写(姓名)、听写(日常生活用品单词)
	中度	听写(单词、短句),动作书写
	轻度	听写(长句、文章),描述性书写、日记、信件
计算	重度	数的概念,一位数加减法
	中度	增加位数及乘除计算
	轻度	应用题、计算题、钱的计算
其他		书法、绘画、写信、查字典、写作、利用趣味活动等均应按程度进行

表 3-11　不同类型失语症的训练课题选择

失语症类型	训练课题
命名性失语	口语命名,文字称呼
Broca 失语	构音训练、口语表达,文字表达
Wernicke 失语	听觉理解,复述,会话
传导性失语	复述,听写
经皮质感觉性失语	以 Wernicke 失语课题为基础
经皮质运动性失语	以 Broca 失语课题为基础
完全性失语	视觉理解、听觉理解、实用交流(手势、交流板的应用)
经皮质混合性失语	以完全性失语课题为基础

2. 阻断去除法　Weigl 主张,失语症患者的语言能力基本上是保留着的,只是语言的运用能力受到阻断,将未受阻断的较好的语言形式中的语言材料作为"前刺激",引出另一语言形式中有语义关联的语言材料的正反应,而使"阻断"去除。阻断去除法强调不让患者有意识地注意学习的内容是什么,而在训练设计上前刺激所运用的语言材料应与需去除阻断的语言材料在语言功能上有某种关联,并要求前刺激的语言形式是完整保留的。例如,对有呼名障碍而听觉理解相对完好的命名性失语者,将练习呼名的目标词(如面包)夹在一系列单词(牙刷、桌子、面包)中进行听觉理解练习时,诱使患者将以前不能呼名的目标词(面包)呼出。完全性、混合性等失语症患者因大脑损伤区域较多,适合用这种方法治疗。

3. 功能重组法　Luria 的重组法通过对被抑制的功能或未被开发的功能的训练,使其功能重组或被开发出来,以达到语言功能改善的目的。功能重组法强调高度意识化的一般策略的训练,即利用外部手段的功能代替受损功能,意识化的手段在反复运用中渐渐内在化、自动化。功能重组法分为系统内重组与系统间重组两种。

(1)系统内重组:是指受损功能系统内的各因素重组。共有两种方法:①将受损的功能降至下一级水平进行训练而减少障碍效果。如对重度运动性失语患者的表达训练内容,多为日常常用词水平之下的构音动作容易完成的音节。②逐渐对障碍活动进行有意识的分析,分析在哪个构成环节受到损害,通过对这些环节的训练来达到受损害功能内的各要素的重组。

(2)系统间重组:是最有代表性的功能重组法,即运用正常的功能系统来协助受损功能系统的改善。例如,用未受损的手势功能提示单词来引出呼名的训练。

4. 脱抑制法　利用患者本身可能保留的功能如唱歌来解除功能的抑制。

5. 非自发性言语的自主控制　以失语症患者在非自主状态下产生的词语作为语言康复的基础,促使自发性词语正确反应的建立,并让其进一步扩展,以达到自主控制的水平。有文献报道此方法主要用于皮质下失语症患者。

6. 旋律语调疗法　1973 年开始出现,近年来逐渐应用到临床。研究者发现,音乐可以激活双侧大脑半球,口语表达和音乐有部分的共同激活区,口语表达的重音、音调和旋律模式还是由右大脑半球来控制,熟悉的旋律可帮助回忆起已被遗忘的歌词或场景。此法主要包括两方面内容:①用一些富有旋律的句子做吟诵训练,学会使用夸张的重音、音调、旋律来表达正常的语言,反复持续性地进行;②左手有节律地轻拍。

实践表明,此法可以促进非流畅性失语症患者的语言表达功能恢复,特别在口语语量、流畅性及语言输出信息的正确率等方面都有明显的作用。这可能与激活右脑运动功能区的同时也激活了右脑的语言口语表达镜像区,并通过胼胝体等使语言功能的网络结构重建有关。旋律语调疗法主要应用于重度失语症及其他语言治疗效果不显著的患者,也有对重度感觉性失语取得显著疗效的报道。

(二)促进实用交流能力的治疗方法

促进实用交流能力的治疗方法主要有交流效果促进法、功能性交际治疗、小组训练等。这一类训练的目的是使语言障碍患者最大限度地利用其残存的能力(语言或非语言的),以确定最有效的交流方法,使其能与周围人发生有意义的联系,尤其是促进日常生活中所必备的交流能力。训练原则是:重视常用的原则;重视传递性的原则;调整交流策略的原则;重视交流的原则。

1. 交流效果促进法(promoting aphasics communication effectiveness,PACE)　是国际上公认的促进实用交流能力的主要训练方法。PACE 利用接近实用交流的途径来刺激患者。

(1)治疗原则:交换新的未知信息;自由选择交往手段;平等交换会话责任;根据信息传递的成功度进行反馈。信息在治疗人员和患者之间双向交互传递。治疗者和患者处于同等地位,两者都是信息传递者,同时又是信息接受者。在进行新信息交流时,允许患者自由选择其他传递信息的方法,如手势、绘画或书写,使患者尽量调动自己的残存能力来提高交流技能。

(2)操作方法:将一叠图片正面向下扣于桌上,治疗师与患者交替摸取,但不让对方看见图片的内容,然后利用各种表达方式(如呼名、叙述、姿势语、书写等)将信息传递给对方。接受者通过重复确认、猜测、反复质问等方式进行适当反馈。治疗师可向患者提供适当的示范。

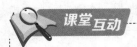

交流效果促进法的课堂互动

课堂上随机选取两名同学,一人扮演治疗师,一个扮演患者,每人手中拿 5 张图片,正面向下,不让对方看到。其中一人先摸取一张图片(名词或动词卡),看图片后利用各种方式,如打手势、画图、写字、迂回描述、错语命名等,传达图片信息,另一人通过重复、猜测、反复询问等猜出图片内容。两人交替摸取,完成任务。此法可充分调动学生的积极性,课堂气氛生动有趣,学生乐于参与,有助于对交流效果促进法的理解及掌握。

(3)适应证和停止标准:此法适用于各种类型及程度的言语障碍者,尤其是重度失语症者,亦可用于小组或家庭训练。采用 PACE 时,如果患者的语言能力已经超过应用此方法训练的水平,或患者不乐意甚至反感、抗拒时,应及时停止。

(4)非言语代偿方式的训练:由于重度失语症患者的口语及书面语障碍严重影响了语言交流活动,使其不得不将非言语方式作为最主要的代偿手段。非言语交流代偿方式包括手势语(手、头及四肢的动作)、图画、交流板或交流手册、电脑及仪器辅助设备(发音器、电脑说话器、环境控制系统)。为了达到有效的交流,需要对患者进行训练,使其可以灵活运用这些方法。

1)手势语(如手势、点头、摇头等)训练:治疗师边说名称边做动作→治疗师说名称并与患者同时做动作→患者模仿动作→听动作名称后患者做动作→阅读指令后做动作→自行用动作回答相应问题→自行用动作表达自己的需求。

2)交流板的应用:交流板适用于重度表达障碍的患者。设计交流板时,治疗师应根据患者的具体情况和未来交流的实际需要选择设计替代言语交流的一些方法。目前国内常用且简单易行的交流板有图画板(图 3-1)、词板、句子板、复合板等。图画板上有多幅日常生活活动的画面,对文化水平较低和失去阅读能力的患者会有帮助。词板和句子板上有常用词和句子,有些句子板还可以在适当的位置上留有空间,可让患者书写一些信息。词板、句子板适用于有一定文化水平的人。无论是图画板还是词板、句子板,交流板首先应满足患者最基本的生理需求(如饮食、饮水、睡觉、大小便等),其次才扩展到活动(如外出晒太阳)、爱好(如吸烟)以及常用信息(地址、电话号码等)、亲友照片等。如阅读理解能力相对较好,可以在交流板上补充一些文字。交流板制作完成后,训练患者建立运用交流板的意识以及交流中运用交流板的技巧。

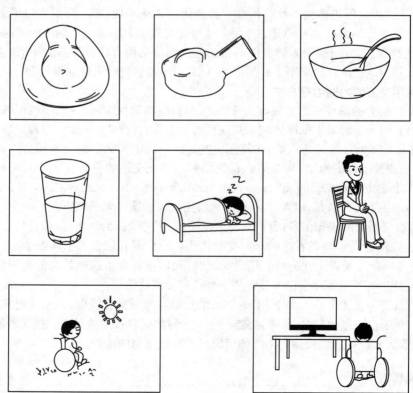

图 3-1　简单的图画交流板

2. 功能性交际治疗(functional communication therapy,FCT)　目的是使患者重新建立沟通的能力。FCT 侧重于如何进行有效的沟通,在进行功能沟通治疗时充分利用各种沟通形式和任何未受损的能力(如书写、姿势语、口语)来加强沟通效果。该疗法应用日常活动有关的信息来提高患者的表达能力,以满足生理和心理的需要。FCT 注重日常的交往活动和信息交流,不同于传统语言治疗侧重语言学刺激 - 反应活动,是传统语言治疗的补充。FCT 重点放在恢复重要的日常交流技能,而语言只是其中的一方面。方法：①消除不恰当的交流行为；②与患者建立交往伙伴关系，目的是增加患者的语言输出；③交往技能的转移，目的是将患者由病房、家庭逐渐转移到室外或社会环境中去；④训练有关人员，对患者的家庭成员介绍治疗原则和方法，促进患者与家人之间的交流，以提高疗效。

3. 小组训练　起源于第二次世界大战后，当时大量的颅脑损伤致言语障碍的患者从战场返回，由于缺少职业人员，因而建立了小组训练。小组训练是指将言语障碍患者根据其不同的情况编成小组开展多项语言训练的活动形式。

小组训练的目的：①语言治疗，对某些患者采取治疗师指导、控制、治疗内容确定的活动，这种活动只用于直接治疗，其他患者则在小组成员之间相互交流；②过渡，为患者接触实际生活问题作准备；③维持，直接一对一治疗结束后，一周一次或一个月一次的小组训练可维持正在恢复的语言功能水平；④支持，有患者和家庭成员共同参加的讨论，使家庭成员更清楚地了解患者的主要障碍，并获得心理和治疗的支持。

小组训练具有一种独特的一对一治疗所不能获得的作用：①应用语言时患者之间的相互影响；②提供社会语言环境；③患者之间可互相获得情感支持和鼓励；④患者可尝试语言交流并可取长补短。

因小组训练是患者接近日常交流的真实情景，通过相互接触减少孤单感，学会将个人训练的成果在实际中有效地应用，所以到目前为止仍然是一种得到广泛认可的、很好的训练方式。

（三）其他辅助治疗

对失语症还可以进行一些辅助治疗，如认知功能治疗、针灸、经颅电或磁刺激等，可增加治疗效果。

1. 失语症认知功能治疗　研究显示，短时记忆减退可能是造成语义性错语的原因。而感觉性失语最重要的特点是错语多、杂乱语多，所以感觉性失语患者除了进行言语功能训练，更要配合记忆力的训练以及注意力的训练。治疗失语症患者的记忆力障碍可有效改善语言功能的交流能力。但是失语症患者的主要症状是语言障碍，治疗主要还是以言语功能训练为主，认知治疗只能作为辅助治疗，配合进行来促进言语功能的恢复。

2. 经颅直流电刺激　经颅直流电刺激（transcranial direct current stimulation, tDCS）是一种非侵入性的、利用恒定低强度直流电（1~2mA）调节大脑皮质神经元活动的技术。近年来经颅直流电刺激技术已受到越来越多的重视，对于失语症、认知障碍、老年痴呆、脑卒中后肢体运动障碍、帕金森病等都有不同的治疗作用。

经颅直流电
刺激治疗仪

三、针对语言模式的具体治疗方法

失语症是一种语言障碍，表现为不同程度的听、说、读、写、计算以及应用手势等多种语言模式损伤，并会出现认知功能、记忆、逻辑思维、注意力的改变，从而影响患者的交流能力，使患者不能正常生活及就业。针对患者言语症状直接进行的治疗是失语症康复的主要方法。

进行失语症治疗前，首先应根据患者的评定结果，依据语言障碍的类型、程度、言语症状，患者的文化水平、社会背景及其主观需要和客观的实际可能性，选择具有针对性的治疗课题和治疗方法。值得一提的是，治疗方法的选择并非局限于选哪一种，而是多种方法的相互补充。同时，治疗课题的选择应优先选用日常用语，尽量选择患者感兴趣、与职业或爱好有关的内容，并将治疗课题设计在正答率为70%~80%的水平。治疗内容由易到难、循序渐进，这样才能达到预期的效果。通过听觉刺激、视觉、手势和文字图案等帮助患者理解语言，以获得有益的语言刺激，其重点是促进理解和表达训练。其主要方法如下。

（一）听觉理解治疗

每一个失语症患者都会存在不同程度的听觉理解障碍，在其他治疗项目进行前首先应进行听觉理解训练。听觉理解训练是以刺激法为核心，听觉刺激为主，治疗师提供听觉刺激，患者作出不同反应。听觉理解训练可采用文字、非言语（手势、图画、实物、照片）等提示。治疗师在设计训练活动时还应该考虑影响听觉理解的因素。

影响听觉理解的因素包括以下方面。①词的使用频率：常用词较非常用词更易理解，但连词、代词等虚词除外，尤其对于语法缺失的患者。②词的熟悉度：因职业或爱好，患者对某些词较为熟悉，较易理解,即使是一些非常用词。③词汇的形象化:形象化水平越高,越易理解。④词序与语义:语言理解策略包括语义策略、词序策略和句法策略。较高水平的语义策略或句法策略对较低水平的词汇加工乃至语音加工会发生影响,互为作用,促进理解。⑤语境:提供了各种时代背景知识,因而帮助人们迅速、准确地理解语言,先看与阅读有关的画册有助于文章的理解。⑥句子的结构:由于听觉记忆广度减退,长句比短句理解困难,被动句较主动句理解困难,可逆被动句较不可逆被动句理解困难,否定句的理解比肯定句的理解困难。关键词的位置明显,即在句尾,有助于理解。⑦其他:说者减慢语速、停顿、重读、警示性言语有助于患者的理解。

根据患者残存的语言功能水平选择适当的听觉理解内容(词、句子、执行口头指令、文章)进行训练。对重度听觉理解障碍者,进行单词水平训练,以单词与画、单词与文字匹配,或做"是或非"反应;对中度听觉理解障碍者,可进行句子水平训练,进行看情景图或听短文,做是或非回答、正误判断、执行口头指令等;对轻度听觉理解障碍者,可做复杂句及文章水平训练,在中度的基础上用漫画或演讲、新闻联播等为训练课题,使句子、文章更长,内容更复杂(新闻理解)。

1. 语音辨识　对有语音辨识障碍的患者,让其从事先录好的声音(每组一个或多个词语音,余为社会自然音,如狗叫、鼓掌声、哭声、汽车鸣笛声、雷声等)中分辨出词语音。

2. 词的听觉理解

(1)听词指图:以单词与画、实物匹配的形式。治疗师将若干张图片(实物)摆放在桌面上,说出一单词的名称,令患者指出所听到单词的图片。根据患者的实际病情选择刺激条件,一般先从常用词、高频词开始。常用词的种类有日常用品(衣物、家具、厨具)、动物、食物、植物、交通工具、身体部位、几何图形、人物名称、颜色等。先作不同范畴的词训练,患者较容易区分。逐渐增加词汇数目,然后扩大同一范畴的词汇,促进范畴内的内部分化,范畴内的名词还可以就某一类概念进行声音、形状、类似词的分化。可以从名词开始进行训练,然后是动词、形容词等。也有研究认为,Broca 失语患者对名词的理解较容易,而 Wernicke 失语患者对动词的理解较容易,可根据患者的实际情况选择名词和动词的训练顺序。

先从一张图开始。治疗师将 1 张图片摆放在桌面上,如"水杯"图或水杯实物。治疗师用手指图片或实物并说几遍名称,治疗师说"水杯""指水杯"或者"把水杯递给我",并示意患者指出图片或实物,或做出反应。当确定患者理解了,开始另一张图,要求患者作出同样的反应。下一步,并排摆放以上两张图或实物,做出选择,治疗师说出其中一个的名称,患者指出相应的图片或实物。当患者80%正确时,治疗师可更换另外的刺激词进行训练。如果患者在两词之中不能正确选择时,应返回用一个单词进行训练或用其他语言模式,如用印刷体的文字、患者抄写、绘画、手势等非言语提示为主。轻度者以单一提示为主,重度者需用多种提示。提示可采用视觉逻辑法及手势进行,如给患者端上脸盆,放好毛巾,并对患者说"洗脸",患者虽不理解"洗脸"两字之意,但从逻辑上他会理解是让他洗脸。同理,进行以下项目:①听名词指图(水杯);②听动词指图(如睡觉);③听形容词指图(如大);④听名词指出相同词性的图(听杯子,指牙刷);⑤听动词指出相同词性的图(听走,指跑);⑥听形容词指出相同词性的图(指大,指高);⑦听词指出反义词的图(听高,指矮);⑧听词指出意思相关的图(听脚,指鞋);⑨听词指出身体部位(指眼睛、指鼻子);⑩听词指动物类图(指马、指鸡)等。

(2)做"是"或"非"反应:与单词和画匹配相反,用画和单词匹配。治疗师将一张图片摆放在桌面上,治疗师先说出一单词的名称,问"这是不是 ×××?",患者根据理解作出是或非反应。对于尚没有语言能力说是或不是的患者,可以用点头或摇头来表示。可逐渐增加说出的单词数量,增加选择难度。

(3)听语记忆广度扩展:又称系列指点训练,治疗师将若干张图片摆放在桌面上,每次说出两张或两张以上卡片的内容,让患者按先后顺序指出所听到的单词的图片,或用情景画、扑克牌等进行。如听词"指杯子和房子""指杯子、房子和树"。

(4)单词与文字匹配训练:对文字理解能力保留的患者,应用阻断去除法,可用文字作为"前刺激"增强训练效果和提示,如复述词、单独读词、按顺序把词排列在句子中(例:妈妈　苹果　洗)。

3. 句子的听觉理解　当患者能够理解常用词汇后,可做句子的听觉理解训练。句子听觉理解的训练材料应该是在词的听觉理解中熟练的内容。

（1）做"是"或"非"反应：可用情景画，治疗师用短语或句子叙述情景画的内容，令患者指出对应画面，回答相关问题，如"是下雨了吗？""男孩打着伞吗？"；或听句子指图，如指出哪幅图是"男孩在滑冰"，可指图片相关部分回答。

（2）问句的理解：是比较难的课题。回答一些常识性问题，如"糖是甜的吗？"。个人情况的是非问题比较容易理解，如"你结婚了吗？"。涉及回答"时间""地点""人物"的问题较难理解。如果不能回答，可让患者指出图画的相关部分，表示他是否理解了问句。

（3）用情景画训练：

作业举例：

A. 为完成句子，指出所缺的图。

给学生上课的人是＿＿＿＿＿（交警　棉衣　书包　老师）

B. 功能描述，指图或实物。

可以吃的东西是＿＿＿＿＿

C. 指出摆放的图片或物体。

你在客厅看到了＿＿＿＿＿

（4）此外，还可做找错、双重否定句的理解和组句训练。

1）找错：治疗师说句子，患者改错，要求患者找出语句中的语义和句法错误，可以使患者在寻找错误时认真分析语句，更容易发现语义错误。

A. 房子飞起来了。　　　　　　　　B. 银行做的饭菜真好吃。

2）双重否定句的理解：按语句的意思选句，否定句比肯定句难理解，从否定句到双重否定句的理解更加困难。双重否定句的理解首先要求确定患者是否存在双重否定句的理解困难，如果在下面的作业答案中作出错误选择，说明其不理解双重否定句；如果患者在肯定和否定答案之间犹豫，不能选择，说明其模糊认识到双重否定句不同于否定句，可看作是从不理解到理解的过渡。

A. 我不是不想去上课。

　　我想去上课　　　　　　　我不想去上课

B. 他不得不回家。

　　他回家　　　　　　　　他不回家

3）组句：将下列词组成句子。对语法结构有困难的患者有帮助，可提高他们的语句构成和词序排列的能力。

A. 今晚　看　电影　去　儿子

B. 的　回来　从　明天　北京　女儿　他

4. 执行口头指令　在句子训练中执行口头指令是相对困难的课题，需要单独进行训练。可先做身体部位的指令（如闭上眼睛、坐下、向下看）；然后做一步指令，说出一个动作指令，如"伸出手"或"拿起笔"，令患者照做；逐渐增加指令的难度，做二步、三步指令，如"把苹果拿起来，擦干净，给我"，逐渐完成一步、二步、三步指令。在执行口头指令时，介词的理解有时较困难，可重点进行训练，如听介词指图（如在……下，在……外）。

5. 文章的听觉理解　一般在语句理解准确后可进行，但有些患者语段理解好于语句，因为有语境提示存在。给患者一个故事漫画、听一段短或长的文章（故事、新闻）后，令患者做"是"或"非"反应，或回答相关问题，或要求患者叙述此段内容。

（1）语句的连接：将语句连成段。如不行，可将语段拆开，对每个语句分析，并先提出有关人物、时间、地点、情节、结果的问题，可助于理解和记忆。

（2）增加信息的复杂性：复杂性包括材料中细节的数量和材料的语义、句法水平两方面因素。难理解的句子有被动句、复合句、事件顺序相反的句子（句子中词的顺序不同于事件发生的自然顺序）和语义结构复杂的句子（如双重否定句）。每次增加一种因素，可增加较好一种因素。如两因素平行，可试用较长的语音材料增加数量，扩大语义、句法的复杂性。

（3）文章的理解：对单一语段理解达到80%后，可增加两三个语段，直至篇章的理解。有时篇章的理解比分段容易。有口语表达或书写能力者，可用自己的语言总结。

(二)口语表达治疗

失语症患者存在各种各样的口语表达障碍,可以在发音、词汇、命名、复述、句法不同方面存在问题。对重度口语表达障碍者,可进行音节、单词水平的训练,可复述(音节、单词、系列语、问候语),命名(日常用词、动词、问候语)训练;对中度口语表达障碍者,可进行短语、句子水平的训练,可复述(句子、短文),动作描述(动作、情景画、漫画说明)训练;对轻度口语表达障碍者,可进行复杂句、文章水平的训练,如描述事物、日常谈话等。

在口语表达训练时,治疗师使用不同的方式提供刺激,患者用口语回答,许多听觉理解的训练内容可做为口语表达的训练课题。

1. 复述训练　复述障碍是失语症的重要症状之一,外侧裂周失语综合征患者有复述障碍,而分水岭失语综合征患者的复述则相对保留。复述也是语言康复训练中的重要手段,对有明显口语表达障碍的患者,常以复述的方式帮助患者练习口语。复述形式有:①看图或实物复述,给患者以图片或实物的视觉刺激,再让患者与治疗师一起复述单词,此种形式刺激产生效果更强烈,是复述的主要训练方式。②直接复述,患者与治疗师一起大声复述出单词。③重复复述,患者先与治疗师一起复述一遍单词,再自己独自复述一遍单词。④延迟复述,治疗师复述后停顿 1min,患者再单独复述。根据患者复述障碍的程度选择复述的内容及形式。复述时,如患者不能立即回答,可进行提示,提示方式有用文字提示、意思提示、词开头音提示。

(1)复述音节、单词:先复述最易发出的音如元音[ɑ]、[o]、[e],然后是辅音,由双唇音如[b]、[p]、[m]开始;能发这些音后,将已学会的辅音和元音结合,如[ba]、[pa]、[ma]、[fa];熟练掌握后,采取元音+辅音+元音的形式,如[ɑ]+[b]+[ɑ]继续训练;最后过渡到复述单词。可以用压舌板帮助患者发音,也可让患者对着镜子进行训练。复述单词时,以看图或实物复述的方式为主,选择的单词应为常用词、有意义的词。

(2)复述系列语、问候语:系列语是大多数失语症患者自动保留的,可以在不理解其意义的情况下说出的词语,包括数字、姓名、月份、星期、季节、字母、儿歌、熟悉的诗词等。对于患者来说,系列语比较容易说出。利用系列语的训练可引出患者的自发言语,增加患者的词汇量。例如,让患者说"5个",可让患者先数 1、2、3、4……5 个;也可随着治疗师或自己说问候语(如"你好""谢谢")、唱熟悉的歌曲(如字母歌)等来引导出言语。

2. 命名训练　对于有命名障碍的患者,可以重点进行命名训练。

命名训练录音(音频)

(1)词-图匹配:用图片或实物让患者命名。先教吃的、穿的、日常用品、身体部位、问候语等,然后教动词。如有困难,可给予词头音、姿势语、选词、写字、复述等提示。还可用迂回言语、描述诱导。亦可利用关联词(成语、谚语、诗词等)引导,如让患者命名"太阳"。直接呼名不能时,可用"东方红,太阳升"这句歌词诱导说出。逐渐增加词汇数目。

(2)再建命名回忆:下面是用刺激促通法刺激一位患者完成"苹果"口语命名的示例:

治疗者问:"这是什么?"(出示苹果图画)

患者:"这是圆圆的、红红的、树上结的、能吃的东西"。

治疗者:"李子"。(出示李子图画)

患者指李子图画说:"这个小。"又指苹果图画说:"这个大"。

治疗者拿出仿真苹果模具并作吃苹果的动作后问:"这是什么?"

患者模仿后摇头说:"不知道。"

治疗者:"这是苹……?"

患者:"苹果"。

(3)非自主性言语的自主控制法及功能重组法:如患者会说"人",可以扩展教其说"工人""老人""敌人""人民"等。

(4)扩展命名训练:可进行分类命名、词义相关词(同义词、反义词、相关联词)命名、相同词头音、相同韵脚音命名等训练。

作业举例:

A. 分类列举(例如,蔬菜名、水果名、颜色名、家具名、食物名、城市名、人名)。

B. 说同义词(例如,甜蜜 -　　　)。

C. 说反义词(例如,美丽 -　　　)。

D. 说相关联词(例如,钥匙 -　　　)。

E. 说相同声母的词(例如,拔 -　　　)。

F. 说相同韵脚的词(例如,跑 -　　　)。

3. 句子表达训练　先进行词组及短句的表达训练,由易到难,逐渐增加句子的长度。

(1)动作说明、画面说明:给患者提供情景画,请其用一个词组或句子就画面进行说明。

(2)动词短语的产生:多数简单指示是由动词短语组成的,可传递一定的信息。

作业举例:

提供简单动词:吃、喂、听、来、喝、看、跑、去。

给患者提供宾语图片:茶、狗、饭、水、电视、歌曲等。

患者从动词中选出相应的动词,说出恰当的动宾结构,如喝茶、看电视。

(3)词组和语句完形:治疗师说出部分内容,由患者补充完整。

作业举例:

A. 一杯____一艘____一张____一条____(毛巾、酒、船、纸)。

B. 学生在____(上课、种地、做饭)。

C. 农民____工人____老师____司机____(开车、做工、种地、教书)。

D. 给学生上课的人是____(学生　老师　工人)。

E. 晚饭后,我坐在沙发上看____。

F. 护士____一群男青年____(给男孩打针、在打篮球)。

G. 用刀子切 ping____(词头音提示完成句子)。

H. 用诗词、歌词、谚语、绕口令完成句子(例如,床前____光,疑是____上霜)。

I. 用儿歌完成句子(例如,小白兔____,两只耳朵____)。

J. 用成语完成句子(例如,人____人____,横____竖____)。

K. 用名词完成句子(例如,我们睡在____)。

L. 用动词完成句子(例如,饿了的时候,你应该____)。

M. 用形容词完成句子(例如,天气是____)。

N. 用介词完成句子,治疗师出示图片或物体(例如,勺子在____,杯子里有____)。

O. 用反义词完成句子(例如,他不胖,他很瘦____)。

P. 祝生日____(用祝愿词完成句子)。

4. 失语法训练　失语法是指失语症患者在口语表达过程中的语法结构缺失,采用电报式语句或完全缺乏语法结构。语法缺失的患者词提取的困难不突出,但形成完整的语句出现困难。

(1)利用冲破阻滞法:该法认为患者的语法结构存在的,只是其运用能力受到阻滞,可通过刺激诱发其语法结构再建。用图片,如给患者看三张图,当患者会说"妈妈,洗,手",更换其中宾语成分图片,组成"妈妈,洗,碗";也可更换谓语成分,组成"妈妈,擦,手";更换主语成分,组成"爸爸,洗,手"。当简单的主谓宾结构完成后,可适当增加其他句子成分。

(2)利用刺激法:下面是一个应用刺激语法缺失者完成主、谓、宾结构的举例。治疗师出示画有"男孩吃苹果"的图片,问患者"这张图片上画的是什么?",患者答"小男孩";治疗人员边做"吃"的动作边问"小男孩干什么?",患者答"小男孩吃";治疗人员手指苹果问"小男孩吃什么?",患者答"小男孩吃苹果";治疗人员正强化"这张图片上画的是什么?",患者重复"小男孩吃苹果"。

(3)利用再教的方法:就像我们初学汉语时一样,先教主、谓、宾结构,再教形容词、介词、副词、连词等在句子中的用法,先易后难,循序渐进。

5. 文章表达训练　用情景画进行描述、提问等训练。描述训练时,如患者出现错语、呼名错误、语法错误等,不要中断患者给予纠正,应在叙述完成后给予纠正。当患者出现叙述困难而中断时,可给予提示让其继续。另一种方法是就某个主题进行描述,可以小组训练的形式,如讨论我的家庭,帮助患者理好事件的头绪,涉及的内容包括家庭成员、家庭成员的名字、长相及爱好、工作等,可让患者逐一说出,然后组合在一起形成一段话。

(三) 阅读理解治疗

阅读理解是通过视觉器官接受文字符号的信息,再经过大脑编码加工,从而理解文章的意义。失读症是指大脑解码文字过程出现的阅读障碍,而不是阅读所依赖的注意、记忆、视空间等非语言性的高级神经功能损伤引起的获得性阅读障碍。在许多方面书面语的理解类似于听觉理解,治疗师在设计训练时应考虑影响患者阅读理解的各方面因素,如词汇的使用频率、词汇的熟悉程度、词汇的抽象度、词序与语义策略、语境、句子结构等。

对失读症的患者,应根据评定结果选择适当的阅读理解水平(视觉匹配水平、单词水平、词组水平、语句及段落篇章水平)进行训练。对重度阅读理解障碍者,进行文字和画匹配(日常物品、简单动作);对中度阅读理解障碍者,进行情景画、动作画与句子、文章配合,执行简单的文字指令,读短文回答问题;对轻度阅读理解障碍者,执行复杂的文字指令,读文章后回答问题。按照失读症患者不同类型和症状特点,抓住形、音、义的关系,遵循由易到难、循序渐进的原则,可用汉语特点、偏旁、读音、听觉提示、手势、手指比划、看画、画图等提示。

1. 词的辨识和理解 根据患者残存的词辨识和理解能力选择适当的视觉匹配作业和阅读理解匹配作业进行训练,加强患者辨识和理解词的能力,适用于重度阅读理解障碍患者。

(1)匹配作业:

1)字字匹配:选择一些与实际应用相关的字卡,如"洗手间""手"等,选用手写体字与印刷体字,让患者选择字形相同的字。此种作业不需要理解词义,只需要有辨认相同、相似图案的能力。一般要求字与字匹配达到100%正确率才能进行其他匹配作业。

2)文字与图匹配、图与文字匹配:治疗师将若干张图片(可从2张开始)摆放在桌面上,拿出一张字卡,令患者指出所看到字卡的图片,进行词-图匹配。或者治疗师将若干张字卡(可从2张开始)摆放在桌面上,拿出一图卡,令患者选择出图卡所匹配的字卡,进行图-词匹配。相对来说,图-词匹配要比词-图匹配困难。选择动作字卡比较容易,手势可帮助理解,先学如放、给、摸、翻等用于阅读文字指令,选非同类物品进行训练。

(2)贴标签:可用于词汇练习,家庭成员在物品和家具上贴上写有物品名称的标签,患者每天看到这些词汇。该法可以增强患者对词与物的联系。

(3)词汇分类:分类作业有助于训练对名词语义的相似性进行辨别的能力。可要求患者对家具、饮料、食品等的词汇进行归纳分类,也可对抽象词汇如表示情感、颜色、疾病的词汇进行分类。

作业举例:

A. 选出动物类的词汇

苹果 太阳 香蕉 汽车 猴子 大象 菠菜 梨 老虎 胡萝卜

B. 将词汇分为两类

老虎 大象 茄子 辣椒 柿子 熊猫 芹菜

(4)词义联系:同义词、反义词、语义相关词的作业可用于阅读理解作业中。

作业举例:

将语义有联系的词连线

茶杯   球队

书包   门窗

足球   茶壶

房子   书本

2. 句子的辨识和理解 当患者能够理解常用语后,就可运用词与短语匹配、执行文字指令、找错、问句的理解、双重否定句的理解、给句子加标点符号、组句等课题来进行训练,以加强患者对句子的辨识和理解。

(1)词与短语匹配:选择适当的词填空,这是词到句的过渡阶段的训练。

作业举例:

给学生上课的人( )   用来装书本的包( )

指挥交通的人(　　　)　　　　　　冬天来了应该穿(　　　)

交警　棉衣　书包　老师

(2)执行文字指令:

作业举例:

1)请把书本拿过来。

2)先闭上左眼,然后伸出右手。

(3)找错:

作业举例:

1)我要喝牛肉。

2)他到邮局买豆油。

(4)问句的理解:看字回答问题。

作业举例:

1)你是男人吗?

2)你姓李吗?

(5)双重否定句的理解:按语句的意思选句填空。

作业举例:

A. 他不是不能去。(　　　)

　　他能去　　　　　　　　　　他不能去

B. 他不会不整洁。(　　　)

　　他很整洁　　　　　　　　　他不整洁

(6)给语句加标点符号:有助于提高患者分析句子的能力。

作业举例:

A. 我在菜园里种了豆角胡萝卜黄瓜和蒜头。

B. 年轻人喜欢摇滚乐老年人喜欢古典音乐。

(7)组句:对语法结构有困难的患者有帮助,可提高他们的语句构成和词序排列的能力。

作业举例:

将下列词组成句子。

A. 去　小李　今年　海边　夏天

B. 音乐会　听　我们　去　今晚

3. 语段、篇章的阅读理解　当患者对一般的语句理解较为准确、不感到困难时,就可运用概括阅读段意、语句组段等进行语段阅读训练。当患者对单一语段的理解达到80%的水平,就可将阅读材料增至两三个语段,再逐步增至篇章的理解。可让患者逐段分析、总结阅读材料后再用自己的话总结整篇阅读材料。训练方法同听觉理解中文章理解训练。

4. 轻度阅读障碍的训练　轻度阅读障碍的患者能理解较短材料,阅读慢,但常伴有短时记忆障碍、高水平的书写困难、注意力不集中。可以先教会患者找到主要思想,如主要思想句子划线,用自己的话口述总结阅读的文字。有记忆障碍的患者可记下每个段落的要点,压缩成一句话,回答人物、情节、主题和背景四大要素,帮助理解。之后加快阅读速度,减少注意力分散:方法一,快速阅读训练,确定结构或词,忽略不重要的字词或细节;方法二,浏览式阅读训练,从电话本、目录、百科全书中指出要找的姓名、题目和答案;方法三,反复阅读较短的有趣材料,一周一换,逐步增加长度及复杂性,保持2~3h的阅读时间。

减少注意力分散的方法:阅读时旁边放一台收音机或电视,音量放小,逐渐增大音量;或在公共场所阅读后,判断理解能力。

5. 补偿方法　听广播、请别人朗读或向他人请教。

(四)朗读训练

朗读障碍常与口语表达障碍并存,一些患者朗读障碍较口语表达障碍更明显,治疗不仅为了改善朗读能力,亦可作为改善口语表达的辅助方法。朗读障碍的治疗应在阅读理解的基础上进行,充分利用图画及汉字构字特点,依据失读不同类型及症状,抓住形、音、义的关系,灵活处理。每次训练时,均让患者阅读理解训练内容后再行朗读训练,包括单词认知、单词朗读、语句及篇章的阅读与朗读。朗读训练时,治疗师要灵活运用教读、陪读、延迟读、自行读等。

(五) 书写训练

书写是一个复杂的过程,不仅涉及语言的本身,而且还由视觉、听觉、运动觉、视空间功能等联合运作完成。因此,进行书写障碍训练方案的制订时,要兼顾每一种影响书写能力的因素。书写训练是使失写症患者逐渐将字的形、音、义与手的书写运动联系起来,达到有意义书写和自发书写的目的。

书写训练的课题可设计为三个阶段:第一阶段,临摹和抄写阶段;第二阶段,提示书写阶段;第三阶段,自发书写阶段。根据患者的评定结果,选择适宜的阶段课题进行训练。对重度书写障碍者,进行临摹、抄写、自发书写(姓名)、听写(日常生活用品单词)训练;对中度书写障碍者,进行听写(单词、短文)、动作书写训练;对轻度书写障碍者,进行听写(长文章)、描述性书写、日记、信件训练。

1. 临摹与抄写阶段　适合于重度书写障碍、非利手书写者、视空间性失写、中或重度智力障碍、失用症。此阶段通过临摹与抄写(看图抄写、分类抄写、选择抄写)的练习,促进了视觉文字到复制式书写表达,加强了书写中各器官的联合动作,并提高了患者对文字的理解能力。

(1)临摹:目的是改善左手的书写运动技巧。方法是临摹圆形、方形等形状及简单笔划的字,可临摹数字(提高自动语序的书写),抄写患者姓名(个人基本情况)、地址、电话号码、家庭成员的姓名等。

(2)看图抄写:存在书面语理解困难时,利用视觉提示、图 - 图匹配达到这一目的。先让患者看4幅图,然后把4幅图下面的字分别抄在横线上。训练的词汇尽可能有意义。

(3)分类抄写:逐渐减少视觉提示量,提高患者的理解能力,同时帮助患者积累常用词汇。
作业举例:
A. 水果:苹果_____　　　　　　B. 交通工具:火车_____
苹果　火车　汽车　橘子　自行车　香蕉　三轮车　梨

(4)词义联系:使用同义词、反义词、语义相关词可加强对词的语义理解,提高书写能力。此外,可增加词语的抽象水平,使匹配作业的难度加大。
作业举例:
A. 美丽和_____　　　男孩和_____　　　高和_____　　　黑暗和_____
女孩　　　　　　矮　　　　　　光明　　　　　　丑陋
B. 茶杯_____　　　书包_____　　　足球_____　　　房子_____
门窗　　　　　　球队　　　　　　茶壶　　　　　　书本

(5)词组和语句完形:与分类作业水平相似,由词组到语句逐渐增加难度。
作业举例:
A. 一杯(　　)　　　一艘(　　)　　　一张(　　)　　　一条(　　)
毛巾　　　　　　酒　　　　　　船　　　　　　纸
B. 学生在(　　　)
上课　种地　做饭
C. 农民(　　)　　　工人(　　)　　　老师(　　)　　　司机(　　)
开车　　　　　　做工　　　　　　种地　　　　　　教书
D. 给学生上课的人是(　　　)
学生　老师　工人
E. 护士(　　)　　　一群男青年(　　　)
给男孩打针　　　在打篮球

(6)回答问题:当阅读理解为中度或轻度受损时,抄写和选择书写的作业水平可以更高一些。
阅读短文:
我的邻居李钢买了一辆摩托车,车太大,几乎不能放进小屋。每个星期日,他要花费一两个小时保养、清洗它。下午,他带着孩子骑摩托车到郊外去。

对下列问题写出"是"或"不是",作为回答:

A. 李钢是刚买了一辆自行车吗?(　　　)

B. 把车放进小屋容易吗?(　　　)

C. 他用很多时间保养、清洗它吗?(　　　)

D. 星期天下午他们全家郊游吗?(　　　)

对下列问题写出简单回答:

A. 我的邻居叫什么?(　　　)

B. 他买了什么车?(　　　)

C. 他保养、清洗车用多长时间?(　　　)

D. 星期日下午他和孩子上哪儿去?(　　　)

2. 提示书写阶段　当抄写作业正确率达 65%~70% 时,可进行自发性书写。但由抄写到自发性书写是一个很大的跨越,在进行自发书写前可进行提示书写训练,此阶段训练患者按提示要求组织文字,促进患者逐渐向自发性书写过渡。适合轻中度书写障碍者、中度智力障碍者。

(1)随意书写:要求按偏旁或部首随意书写。例如,给出"木"字旁,要求患者写出含有"木"字旁的字,如林、村、树等。

(2)偏旁构成:要求根据图画,将字形的各偏旁部首组合成一个完整的字。

(3)字形完成:要求阅读语句后写出一个字或一个词作为回答。回答前,呈现偏旁部首作为提示。如有困难,可给更多提示。

(4)视觉记忆书写:训练患者字(词)的视觉记忆能力。将字(词)呈现数秒,然后移开,根据记忆写出字(词)。开始字的笔画要简单,用常用字,逐渐增加字词笔画和长度,并缩短呈现时间。另一种方法是呈现两个辅音相似的字,如"新"和"金",撤除字卡,治疗师说"金",患者根据记忆写出"金"字。

3. 自发书写阶段　此阶段促进患者的自发性书写,力求使患者基本能用书写表达。重点形成合乎逻辑的书写意愿,组织出完整的句子及章节,表达完整的故事情节。适合轻度书写障碍者、轻度智力障碍者。

(1)句法构成:建立简单句法结构的方法与言语表达训练的方法相近。

给患者呈现 3 张图片(男人、洗、手)和 3 张字卡。①患者根据图片,将字卡排列整齐。②治疗师移去字卡,患者根据记忆写出语句。③治疗师再呈现 3 张图片(女人、洗、碗),其中 2 张与上面呈现的图片不同,患者在无提示的条件下书写短句。

(2)语句完成:在没有任何提示下,将未完成的语句书写完整。可应用提示书写中分类书写、词义联系、词组和语句完形作业内容进行训练,与提示书写不同的是不给患者提供选择答案。也可以用成语、谚语、诗词、歌词、儿歌、绕口令等进行完形填空。

作业举例:

A. 姓名_____　家庭地址_____

B. 晚饭后,我坐在沙发上看_____。

C. 成语:人_____人_____　横_____竖_____

D. 谚语:少壮不_____,老大徒_____。

E. 诗词:床前_____光,疑是_____霜。

F. 儿歌:两只_____,两只_____,跑得_____。

(3)动词短语的产生:失语症患者的一个主要书写特点是名词或动词占优势,缺少语句的其他成分。多数简单指示是由动词短语组成的,可传递一定的信息。

作业举例:

书写简单动词:吃、喂、听、来、喝、看、跑、去。

给患者呈现宾语字卡,包括茶、狗、饭、水、电视、歌曲等,患者选出相应的动词,写出恰当的动宾结构,如喝茶、看电视。

(4)语句构成:患者可以应用简单的句法结构书写自己、朋友、邻居的情况。也可由治疗师提供一些词汇,患者根据这些词汇构成语句。

作业举例:

治疗师写出:

A. 地点,如北京、青岛、上海

B. 地理方位,如西、南、北、东

C. 地区特点,如古城、工业区、海滩

D. 人口

患者根据上述词汇写出语句。例如,北京在北方,北京是古城,有一千多万人口。

(5)信息的顺序:有些患者达到书写短小的正确语句水平,但对信息量较多的事件则难以书写。可见于口语表达困难的患者。Luria 提议,可鼓励患者随意将想法写在卡片上,然后根据重要性或时间顺序把卡片排好。

作业举例:

A. 列出一天要做的事情的日程表。

B. 与患者讨论所要书写的主题,然后帮助患者理好事件的头绪。如讨论旅游,涉及的内容有人员、时间、气候、旅馆、交通、活动、费用等,可让患者逐一写出。

(6)文章书写:运用便条书写、信件书写、作文等作业,训练患者书写出完整的句子及章节。

作业举例:

便条书写:今天中午我＿＿＿＿＿＿＿＿＿＿

（六）计算的治疗

根据失语症计算能力损伤的程度选择适合的训练内容:对重度计算能力损伤者,选择数的概念及一位数的加减法训练,可选用数木钉、数图画、填空、列算式等方式进行治疗;对中度计算能力损伤者,可增加位数及进行乘除计算;对轻度计算能力损伤者,可灵活采用钱的计算、应用题等。

第五节　失语症相关的言语障碍

在有言语障碍的患者中还会出现一些与失语症临床语言症状表现相似或者伴随着失语症出现的常见言语障碍,需要鉴别并给予治疗。

一、言语失用

（一）言语失用的概念

言语失用是指不能执行自主运动进行发音和言语活动,且这种异常是不能用与言语有关的肌肉麻痹、收缩力减弱或运动不协调来解释的一种运动性言语障碍,或者说是一种运动程序障碍。可单独发生,亦可以伴随于其他语言障碍,常伴随于运动性失语。大部分患者的病变涉及左大脑半球第三额回的损害。

（二）言语失用的言语特征

言语失用的言语特征包括:①随着发音器官运动调节复杂性增加,发音错误增加。②辅音在词头发音错误增加。③重复朗读同一内容时,发音错误倾向于一致性。④模仿言语比随意言语发音错误更多。⑤发音错误随着词句难度的增加而增加。

（三）言语失用的评定

言语失用的评定方法见表3-12。评定者在检查言语失用时,令患者分别说出表中的1、2项的内容各5遍,复述3、4项的内容各1遍,通过观察患者有无发音器官的摸索动作、有无元音的发音错误、有无元音顺序的错误来判断是否有言语失用。

表 3-12　言语失用评定

元音顺序	3. 词序(复述:爸爸、妈妈、弟弟)
1. a → u → i 　正常顺序＿＿＿＿＿＿ 　元音错误＿＿＿＿＿＿ 　摸索＿＿＿＿＿＿	正常顺序＿＿＿＿＿＿ 　元音错误＿＿＿＿＿＿ 　摸索＿＿＿＿＿＿
2. i → u → a 　正常顺序＿＿＿＿＿＿ 　元音错误＿＿＿＿＿＿ 　摸索＿＿＿＿＿＿	4. 词(复述:啪嗒洗手、你们打球、不吐葡萄皮) 　正常顺序＿＿＿＿＿＿ 　元音错误＿＿＿＿＿＿ 　摸索＿＿＿＿＿＿

(四) 言语失用的治疗

言语失用的治疗原则是纠正异常的发音。视觉刺激模式是指导发音的关键。另外,向患者介绍发音音位也很重要。可按下面的步骤进行:

1. 掌握每个辅音的发音位置。

2. 迅速重复每个辅音加"啊",以每秒 3~4 次为标准。

3. 用辅音加元音建立音节,如"ma,ma……"。

4. 当掌握了稳定的自主发音基础和基本词汇,便可尝试说复杂的词。原则上还是先学会发词中的每个音、音节,最后是词。Rosenboke 成人言语失用八步治疗法见表 3-13。

表 3-13　成人言语失用八步治疗法

步骤	方法
1	联合刺激:"请看着我"(视觉,V1),"请听我说"(听觉,A),同时发音(患者和治疗师同时发音或词语)。当一起发音时,治疗师要嘱患者注意听准确,特别是正确发音(词)时的视觉提示
2	联合刺激(V1、A)和延迟发音(治疗师先发音或词,稍隔一会儿患者模仿)伴视觉刺激(V1)提示:治疗师先示范说出一个音(词),然后治疗师重复这个音或词的口型但不发音,患者试图大声地说出这个音(词),也就是这时只有视觉提示而减少了听觉刺激
3	联合刺激(V1、A)和不伴视觉刺激(V1)的延迟发音:即传统的"我先说一个音(词),随后你说",此时治疗师没有提示
4	联合刺激和不提供任何刺激听觉(A)或视觉(V1)状态下正确发音(词):治疗师发音(词)一次,患者在无任何提示状态下连续发这个音(词)几次
5	书写刺激(V2),同时发音(词)
6	书写刺激(V2),延迟发音(词)
7	提问以求适宜回答:放弃模仿,由治疗师提出适宜问题以便患者能回答相应的靶音(词)
8	角色发挥情景下适宜反应:治疗师、工作人员或朋友被假定为靶词语角色,患者作恰当回答

二、口颜面失用

(一) 口颜面失用的概念

口颜面失用是指在非言语状态下与言语产生活动有关的肌肉自发活动仍存在,但是舌、唇、喉、咽、颊肌执行自主运动困难。临床上言语失用并不一定伴有口颜面失用,但口颜面失用患者多数伴有言语失用。口颜面失用患者即使为了维持生命能反射性呼气、吸气,但却不能按指令自主呼气、吸气或模仿言语。

(二) 口颜面失用的评定

口颜面失用的评定方法见表 3-14。检查者令患者依次完成表中的 6 项动作(注意,检查者不能给患者做示范动作,以防止患者因视觉记忆而造成检查结果的误差),完成一个动作均应观察是否有摸索动作,以此判断有无口颜面失用。

表 3-14　口颜面失用评定

1. 鼓腮 正常_____ 摸索_____	4. 缩拢嘴唇 正常_____ 摸索_____
2. 呼气 正常_____ 摸索_____	5. 摆舌 正常_____ 摸索_____
3. 咂唇 正常_____ 摸索_____	6. 吹口哨 正常_____ 摸索_____

(三)口颜面失用的治疗

口颜面失用的治疗方法见表 3-15。

表 3-15　口颜面失用治疗

训练目的	训练方法
喉活动	(1)视、听联合刺激法:治疗师与患者同时面对镜子,治疗师发[ao]或[ou],患者模仿。反复进行 (2)视、听、触联合刺激法:治疗师与患者同时面对镜子,并将患者的手放在治疗师的喉部,治疗师发[ao]或[ou],患者模仿。反复多次进行。这样患者除视、听外,还能感觉到发音时喉的震动 (3)反射性诱导:利用反射性声音来诱导发音,如用叹气音来促进发"唉",用笑声促进发"哈"
舌活动	(1)视觉、听觉刺激下的诱导法:治疗师与患者同时面对镜子,治疗师用唱歌、数数等来诱导患者完成舌运动 (2)辅助法:治疗师与患者同时面对镜子,帮助患者完成舌操(舌前伸、后缩、左右摆动、舌上抬、弹舌等)
言语活动	(1)自发性言语促进法:用患者熟悉的歌曲、诗词来促进自主言语。如当患者唱完"东方红,太阳升"时,治疗师不是用唱,而是轻轻说出"东方红"时,患者就说出了"东方红,太阳升,中国出了个毛泽东" (2)序列语促进法:利用序列语(如 1、2、3……,或第一、第二、第三……等)来促进患者的自主言语

三、言语错乱

言语错乱是由于脑损伤后失定向和记忆思维混乱而引起的一种言语障碍。多由于双侧颅脑损伤,表现为认知障碍。Darley 认为,言语错乱多数持续时间短或呈一过性,如表现持续超过数周,应考虑其他诊断。患者表现为对时间、地点、人物的定向能力紊乱,不能正确理解和认识环境,记忆和思维也有障碍,但听觉理解、找词、复述尤其是语法基本正常;在谈话中常有离题和虚谈倾向,缺乏自知力,不合作,缺乏对疾病的认识。主要通过近期有无脑外伤史特别是双侧脑外伤,失定向,缺乏自知力、不合作、缺乏对疾病的认识,言语流利但混乱,语法无异常等进行评定。

四、格斯特曼综合征

格斯特曼综合征言语障碍包括左右辨别不能、手指失认、失写、失算四种表现,全部存在表明存在优势半球大脑顶叶病变,应注意是单独存在还是全部存在。

五、痴呆

痴呆是一种与许多神经疾病、中毒、感染和外伤有关的综合征。可出现与失语症相似表现,如命名障碍、口语保持现象、非流畅性言语、杂乱语和迂回现象等。应仔细询问病史,采取针对性诊断。痴

案例分析

呆的特征除有言语障碍的表现外,还具有慢性进行性智力、记忆、人格和交往方面的退行性改变。可用相应量表评定。

学习小结

　　失语症是言语治疗学中最重要的内容,应重点掌握失语症的概念、常见失语症的临床言语症状、失语症的临床特征及鉴别诊断;通过临床的实践学习,能独立完成失语症的评定,与失语症的语言治疗;能根据患者不同情况制订个体化训练计划。运用康复临床思维方式分析患者,规范书写评价报告书,设计康复方案,实施康复治疗。

思考题

Broca 失语的患者如何选择语言治疗课题?

扫一扫,测一测

思考题及
思路解析

(王丽梅　崔旭妍)

第四章 语言发育迟缓

04章 PPT

学习目标

1. 掌握语言发育迟缓的定义、临床表现；汉语儿童语言发育迟缓评价法；语言发育迟缓训练的原则、目标及方法。

2. 熟悉语言发育迟缓的病因；语言发育迟缓的评定目标、程序；语言发育迟缓的评定方法。

3. 了解现代技术在语言发育迟缓训练中的应用。

4. 具有基本医疗思维与素养，能规范开展儿童语言发育迟缓诊疗活动。

5. 能与患儿及家属进行沟通，开展健康教育；能与相关医务人员进行专业交流和团结协作开展医疗工作。

第一节 语言发育迟缓概述

语言发育迟缓是指儿童在发育过程中语言发育未达到与实际年龄相应的水平。这类儿童语言发育遵循正常顺序，但比正常速度慢。

一、语言发育迟缓的病因

语言发育迟缓的原因很多，一般认为阻碍语言发育的主要原因有以下六个方面：

（一）听觉障碍

听觉是儿童学习语言的重要途径，听觉障碍对儿童语言发育的影响最为明显。听觉发生障碍时，在无法充分接受语言刺激的情况下，要实现较好的语言发展相当困难。语言障碍程度与听觉障碍程度相平行。

（二）交往障碍

儿童的语言是在生活实践与人的交往中发展起来的。如果对作为语言交流对象的存在及语言刺激本身的关注不够，儿童语言发育必然会受到影响。交往障碍分为广泛性发育障碍和一般性情感交往障碍。发育障碍又称孤独样障碍，是一组以交流、语言障碍和行为异常为特征的发育障碍性疾病，最典型的病例即孤独症（自闭症）儿童。一般性情感交往障碍又称情感障碍性行为问题，一般认为是情感匮乏而产生的心理问题或由儿童本身的心理问题产生。

（三）智力发育迟缓

智力发育迟缓（mental retardation）也称精神发育迟缓，在语言发育迟缓中所占的比例最大。其定义为：儿童在发育期间整体智能较正常平均水平有显著降低并伴有适应性行为障碍。国际上公认的诊断标准为:①智能低下,比正常平均水平低 2 个标准差以上,IQ 不足 70。②存在与实际年龄不相符的社会适应行为障碍。③在发育期(18 岁以前)出现。

对智力发育迟缓的儿童来说,在听觉理解、言语表达、构音运动等方面都比正常儿童迟缓一些。一般来说,智力发育迟缓的儿童表达能力障碍较理解能力障碍更为严重,经常到了 5~7 岁还只能用手势、点头、摇头表达思想。目前多数精神发育迟缓原因不明,已知的引起精神发育迟缓的原因有染色体异常、胎儿期感染性疾病、新生儿窒息及重症黄疸等围产期障碍、脑炎及脑膜炎、先天性代谢异常、脑肿瘤等。

(四)受语言学习限定的特异性障碍

受语言学习限定的特异性障碍包括发育性运动性失语及发育性感觉性失语。发育性运动性失语是指言语功能或能力的一方面发育迟缓,通常语言的理解与年龄相符,但语言的表达受影响,此类病例预后较好。发育性感觉性失语是指历来对语言的理解和表达同时出现极度迟缓,语言发育预后不理想。

(五)语言环境的脱离

儿童本身没有问题,但在儿童语言学习的早期被剥夺或脱离语言环境,也可以导致语言发育障碍,如狼孩。在儿童发育的关键时期,特别是 1~3 岁,处于多语混杂的语言环境中不利小儿母语的获得。

(六)构音器官的异常

构音器官异常是指以脑性瘫痪为代表的运动性疾病以及腭裂为代表的器质性病变等。这些疾病会阻碍语言的表达,引起语言发育迟缓。

二、语言发育迟缓的临床特征

语言发育迟缓的儿童如果有精神发育及对周围人反应发育的障碍,临床上可出现语言学习障碍。

(一)表达障碍

表现为过了说话的年龄仍不会说话,说话晚或很晚;或只能说单词,言语不连贯;虽然会说话,但是语言技能较低,回答问题时出现鹦鹉学舌等语言表达障碍。

(二)理解障碍

有语言理解困难、遵循指令困难等语言理解障碍的表现。

(三)交流障碍

除了上述语言障碍问题,多数患儿还伴有其他问题,如不愿意与人交流,注意力不集中,回答问题反应差、交流技能低下等。

(四)行为障碍

如与别人缺少目光接触、烦躁、多动,注意力不集中,不与小朋友玩,自伤等行为方面的表现。

不同的病因可导致不同方面的语言障碍表现。听觉障碍、智力发育迟缓、发育性感觉性失语、语言环境的脱离等病因常导致儿童不同程度的语言理解和表达障碍;发育性运动性失语和构音器官的异常常导致表达障碍;自闭症儿童常伴有行为障碍,在语言方面出现鹦鹉学舌及与场合不符的自言自语,而影响与人交流。

第二节　语言发育迟缓的评定

语言发育迟缓评定方法很多,目前尚无统一的检查方法,且各种检查方法也各有利弊。在众多的检查方法中,有的检查方法是专门用来检查儿童语言发育水平的,如日本语言发育迟缓委员会编制的语言发育迟缓检查法、美国皮博迪图片词汇检查、美国伊利诺斯心理语言能力测验;有的检查方法是有关智力检查的,在智力检查中设定与智力密切相关的语言功能区,以此来测验语言发育水平,如韦氏学龄儿童智力检查量表、韦氏学龄前儿童智力量表等。

评定并不限于初诊时全部完成,可以在指导和训练过程中更全面地掌握患儿病情的情况下逐步完成全部评定。

一、评定目的

1. 了解语言发育迟缓的情况,确定有无语言发育迟缓,判断语言发育迟缓的类型,衡量语言发育迟缓的程度。

2. 根据评定结果制订康复治疗计划。

3. 根据再评定结果评价治疗效果,调整治疗方案,帮助判别预后。

二、评定程序

语言发育迟缓的评定涉及多学科多专业的知识,基本的评定程序如图 4-1 所示。

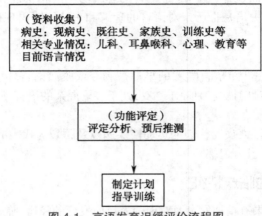

图 4-1　言语发育迟缓评价流程图

三、评定方法

(一) 评定内容

1. 病史采集　病史采集非常重要,主要通过问诊从家长或看护人员那里获得,在内容上主要了解与儿童语言发育迟缓相关的情况,包括主诉、现病史、既往史、家族史等。

(1)主诉:言语发育迟缓的主要症状及时间。

(2)现病史:要尽量详细询问患儿原发病的情况以及进展情况,病情程度,发病后对语言的影响和语言发展速度,是否接受过语言相关的检查、治疗、训练及其效果等。

(3)既往史:主要记录儿童出生时的有关情况,如是否足月出生、分娩方式、胎次、产次、出生时的体重、生后有无窒息和黄疸情况等,必要时还要详细询问母亲妊娠的情况。生长发育史方面要询问患儿的发育情况、重要发育指标,包括患儿抬头、坐、爬、叫爸爸和妈妈的月龄或年龄,还要询问儿童出生后由谁抚养以及关系等。此外,还应了解患儿的语言环境是否良好,生活习惯方面要询问儿童的生活是否规律,平时的兴趣和是否有特殊的爱好,某一阶段患儿的性格是否有较大的转变和表现等。

(4)家族史:主要询问家庭成员中是否有与患儿类似表现,父母及亲属是否有遗传病史,父母及看护者的文化程度以及与患儿的关系和语言环境情况。

(5)康复治疗及训练史:询问患儿来医院以前是否接受过针对性的康复治疗和训练,治疗或训练的情况如何及治疗时间和效果。

以上内容对于正确评定患儿的语言情况、推测预后以及采取哪种训练方式是很重要的。为了方便检查,可以将需要了解的主要内容制成表格,这样既省时间又不易遗漏重要资料。

2. 语言及相关专业情况检查　通过进行有关的评定,了解语言发育迟缓儿童的语言发育年龄与实际生活年龄的差距以及语言发育迟缓的现状与性质。另外,还要尽量了解相关专业和学科的情况,如儿童的整体发育情况、吞咽和咀嚼能力的发展、是否有吞咽困难等;听力情况要了解是否曾经检测听力及其结果;心理方面要注意儿童的性格特点、情绪变化、注意力、社会适应性能力发展、智力等。

（二）常用评定方法

1. 语言行为评定 大体上是从语法学、语义学、语用学三个方面来进行，即美国心理学家 Bruner 所说的：①语言的构造形式（form）；②辨别、记忆的产生、范畴化等的内容（content）；③交流关系的建立、维持、展开等使用（use）。在 S-S 语言发育迟缓检查法中，这些分别被称为语言行为的三个侧面（表 4-1），三方面之间的关系如图 4-2。

表 4-1 语言行为的三个侧面

语言行为的侧面	内容
语言行为的基础	辨别、记忆的产生（认知）
语言行为的构造性形式	符号形式 - 指示内容关系（构造、语法、意思）
语言行为的功能	交流态度

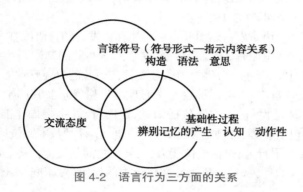

图 4-2 语言行为三方面的关系

2. 儿童语言发育迟缓评价法 该法是根据符号形式 - 指示内容关系（sign-significate relations，S-S），由日本音声言语医学会言语委员会语言发育迟缓委员会小寺富子等经过多年临床研究、观察、修订后制作而成。中国康复研究中心语言治疗科于 1990 年在原检查法的基础上，根据中国汉语体系制作成 CRRC 版检查法，与原检查法相比改动不大，经临床实践证明，在临床应用上是切实可行、方便可靠的检查法。

3. 其他相关检查

（1）听力检查：儿童对声音反应很差时，必须鉴别是听力障碍还是注意力的问题。因此，对每个语言发育迟缓儿童都要进行听力检查，有条件的先进行 500~4 000Hz 频率的筛查，如发现听力问题，再进行进一步听力检查。根据儿童年龄和发育情况选择检测方法，可选择听觉行为反应检查（BOA）、配景听力检查（PS）、游戏听力检查（PA）、听力计检查、听觉诱发脑干反应检查（ABR）等。

（2）体格检查：一般体格检查和构音检查。构音检查包括构音器官检查和构音功能评定等。

（3）行为观察：观察小儿在生活尤其是游戏中的技巧、眼手协调、大运动、注意力、自发语言和沟通技能等，了解儿童认知水平及言语语言能力。

（4）皮博迪图片词汇检查（Peabody picture vocabulary test，PPVT）：此检查应用较普遍，共有 150 张黑白图片，每张图片有 4 个图，其中还有 150 个分别与每张图片内一个图词义相符的词，测验图片按从易到难的顺序排列。测验时，测试者拿出一张图并说出一个词，要求被试者指出图片上的 4 个图哪一个是最与词意相符的，记录下被试者的反应结果。每答对一词记 1 分，连续 8 个词中错 6 个则停止测试。最后根据被试者的成绩转化成智龄、离差智商或百分位等级，即可比较该被试者与同龄正常儿童之间的语言水平发育情况。整个测验要求 10~15min 内完成。该检查适用年龄为 2.5~18 岁。

PPVT 优点是快速、简便，能在短时间内得出结果，有充分的内部一致性和再测稳定性，可用于大样本的筛查；同时，手册中列出标准误差表，与智能量表有一定的相关，可用于各种障碍的儿童。但因为 PPVT 只考虑到词汇的理解而不涉及语言的表达，所以对儿童语言发育水平很难作出系统完整的评定。

（5）伊利诺斯心理语言能力测验（Illinois test of psycholinguistic abilities，ITPA）：美国 1968 年第一次发表，以检查能力为主，并且从儿童交往活动的侧面来观察儿童的智力活动情况。整个测验由 5 大部分、10 个分测验构成，分别是：理解能力（①言语的理解、②图画理解）；综合能力（③言语推理、④图画类推）；表达能力（⑤言语表达、⑥动作表达）；构成能力（⑦作文、⑧构图）；记忆能力（⑨数字的记忆、⑩图形记忆）。适用年龄为 3~8 岁 11 个月。ITPA 对于检查精神发育迟滞儿童、语言发育迟缓儿童语言心理的个别差异特别有效。

（6）韦氏学龄儿童智力检查修订版（WISC-R）：美国 1949 年制订 WISC，1974 年修订为 WISC-R，中国 1982 年引进 WISC-R。该检查为智力检查，分为语言测验和操作测验两个部分，共 12 个分测验。每个分测验完成后都可换算成标准分（量表分），可以与正常儿童的水平相对照，同时各个分测验之间也可以进行对照。每一项分测验的成绩相加即为总量表分，由总量表分可以查出该儿童的离差智商，全面掌握儿童的智力发展情况。适用年龄为 6~16 岁。

（7）韦氏学龄前儿童智力量表（WPPSI）：美国 1963 年制订。该测验分成语言测验和操作测验两部分，每部分又分成若干分测验。结果统计与 WISC-R 基本一致，也用离差智商表示，同时还可评定儿童整体智力发育的情况。适用年龄为 4~6.5 岁。

（8）构音障碍检查：在部分语言发育迟缓儿童中可能存在发音和言语困难，因此需要判断患儿的哪些音不能发，发哪些音时出现歪曲音、置换音等，并要掌握其问题的基础是否为运动障碍（特别是口、舌的运动功能障碍）、发声时间、音量、音调的变化，还要评定患儿的口腔感觉能力等。

（9）格塞尔（Gesell）发育量表：由美国耶鲁大学心理学家格塞尔及其同事 1940 年编制，测试儿童行为发育的 5 个方面：①适应性行为，主要包括知觉、定向行动、手指操作能力、注意、智力等发育；②大肌群运动行为，主要包括姿势、移动运动等；③小肌群运动行为，主要包括抓握与放开、手指精细操作、手眼协调运动等；④言语行为，包括模仿能力、人与人之间的交流能力、相互理解沟通能力；⑤个体和社会行为，包括对他人的反应，对所属民族文化压力的反应，对家庭、集团、社会习惯等的反应及态度等。

四、汉语儿童语言发育迟缓评价法

汉语儿童语言发育迟缓检查法又称 S-S 语言发育迟缓检查法（S-S 法）。

（一）原理

从认知研究的角度，一般将语言行为分为语法、语义、语言应用三方面。S-S 法依照此理论对语言发育迟缓儿童进行评定，对符号形式与指示内容关系、促进学习有关的基础性过程和交流态度三方面进行评定，并对其语言障碍进行诊断、评定、分类和针对性的治疗。

（二）适应证

S-S 法适用于各种原因引起的语言发育迟缓，原则上适合 1~6.5 岁语言发育迟缓儿童，有些儿童的年龄已超出此年龄段，但如果其语言发展的现状未超出此年龄段水平，也可应用该法。不适用病因为听力障碍的语言障碍。

（三）评定内容

对符号形式与指示内容关系、基础性过程、交流态度三个方面进行综合评定，但以言语符号与指示内容的关系评定为核心。比较标准分为 5 个阶段（表4-2）。将评定结果与正常儿童年龄水平相比较，即可判断儿童是否为语言发育迟缓。

表 4-2　符号形式与指示内容关系的阶段

阶段	内容
阶段 1	事物、事物状态理解困难
阶段 2	事物的基础概念
2-1	功能性操作
2-2	匹配

续表

阶段	内容
2-3	选择
阶段 3	对事物用符号理解表达阶段
3-1	手势符号（象征性符号）
3-2	言语符号：幼儿语（象征性符号）、成人语（任意性符号）
阶段 4	词句，主要句子成分
4-1	两词句
4-2	三词句
阶段 5	语句，语法规则
5-1	语序
5-2	被动语态

1. 阶段 1　事物、事物状态理解困难阶段。

此阶段儿童对语言尚未掌握，并且对事物、事物状态尚处于未分化阶段。儿童对物品的抓捏、舔咬、摇动、敲打一般无目的性，属于自娱性质。例如，拿起勺子不是为了吃饭或能与饭碗、饭桌联系起来，而是放到桌上敲打，在床边玩，放到嘴里啃咬，甚至扔到地上等。儿童对于自己的需求也不能用某种手段来表现和实现，在日常生活中常可见到他们毫无目的地玩、摇晃、唱歌（哼自己的歌），或玩耍中毫无缘由地拍手笑，或突然哭、闹、扔东西等反复的自我刺激行为。

2. 阶段 2　事物的基础概念阶段。

此阶段儿童也处于语言尚未获得阶段。但与阶段 1 不同的是，阶段 2 的儿童对事物开始概念化。例如，能根据常用物品的功能大致进行操作，对事物的状况也开始能够理解，并且能将人领到物品的面前，利用呈现物品的行动来表达自己的要求。虽然都是阶段 2 的儿童，但其发育水平存在高低不同，因此根据儿童的发育水平又分出 3 个亚阶段，即事物的功能性操作（阶段 2-1）、匹配（阶段 2-2）、选择（阶段 2-3）。其中，匹配与选择都是利用示范项进行操作，因为检查顺序不同，对儿童来说意义也不同，所以分为两项。

（1）阶段 2-1：事物的功能性操作。此阶段儿童开始能进行对事物的功能性操作。例如，由原来拿起勺子就乱敲乱打发展到能手握勺柄盛食物往嘴边送，原来拿起电话就乱拨乱打发展到能将电话听筒放到耳朵上做打电话状等。儿童在日常生活中经过帮助与促进，对事物的功能性操作是可以完成的。检查分三项进行，分别为实物、配对实物、镶嵌板（见检查用具）。

（2）阶段 2-2：匹配。此阶段儿童对成对事物能够辨别出事物 A 与事物 B 之间的差别，能在规定范围之内进行比较匹配成对事物，如电话 - 听筒、茶壶 - 茶杯、鞋子 - 袜子等。与阶段 2-1 不同的是，阶段 2-1 的儿童对各种事物只能进行单一操作，尚不能进行辨别，如同时给予事物 A 与事物 B，那么只能对一方作出反应；而阶段 2-2 的儿童能同时辨别两个以上成对事物，并能完成辨别、比较、匹配等操作。平时在日常生活中也能够观察到"匹配行动"的表现，如能够将糖果、饼干放到糖果盒或者饼干盒内，能够将积木、娃娃等玩具放到玩具柜或玩具箱子里，这些行动就是"匹配行动"。检查也分三项进行，分别为三种实物、三种成对实物、三种镶嵌板。

（3）阶段 2-3：选择。此阶段儿童能够根据他人给予的示范项，从几个选择项中将与示范项有关的成对事物选择出来。与阶段 2-3 不同的是，匹配是儿童拿物品去匹配示范项，而选择是在几种选项中选出一个与示范项成对的事物。例如，检查者出示帽子、鞋、牙刷，然后拍拍玩具娃娃的脚，看儿童能否选择出相关联的事物"鞋"。选择检查时，儿童与展示的示范项之间要有一定的空间距离，也就是说，使儿童抓不到物品为好。另外，如果儿童的视线不转向示范项的话，示范项就起不到作用，发育水平低的儿童视线转移很困难，因此选择行动很难成立。检查用具同"匹配"。

3. 阶段 3 事物的符号阶段。

此阶段的符号形式与指示内容关系开始分化。语言符号大致分为两个阶段,即受事物特征限定的象征性符号——手势符号、幼儿语阶段,与事物的特征关联极少的任意性符号——成人语阶段。

S-S 法将手势符号、幼儿语、成人语全部包括在第三阶段里。但又分别做了具体的亚项分类:

(1)阶段 3-1:手势符号。此阶段儿童开始学习运用手势符号来理解与表达事物,可以通过他人的手势理解意思,还能够用手势向他人表达自己的要求,如摆摆手表示再见,伸出两手向前表示要抱抱等。

手势语与幼儿语都是象征性符号,但不是同一层次的符号体系。从神经感觉回路来看,手势符号为视觉 - 运动回路,而幼儿语则为听觉 - 言语回路。视觉 - 运动回路无论从感觉还是运动,与指示内容的关系都是直接的、鲜明的、"一目了然"的。而听觉 - 言语回路较视觉 - 运动回路反应复杂,难以掌握,所以在此检查法中将此两项分为阶段 3-1(手势符号)和阶段 3-2(言语符号)。

(2)阶段 3-2:言语符号。此阶段儿童能将言语符号与事物相联系。言语符号分为四种:①能用手势语、幼儿语、成人语三种言语符号表达,如"剪刀"用示指与中指同时伸开做剪刀剪物状(手势语),手势语和"咔嚓、咔嚓"声同时(幼儿语),"剪刀"一词(成人语)。②无幼儿语,只能用手势语及成人语表达(如"眼镜")。③只能用幼儿语及成人语表达(如"公鸡")。④仅能用成人语表达(如"爱")。从语言发展的角度来看,理论上儿童是按①→②→③→④顺序来获得言语符号的。

在检查中,阶段 3-2 共选食物、动物、交通工具和生活用品方面 16 个词,身体部位 6 个词,动词 5 个词,表示属性的 2 个种类的词。阶段 3-1 手势符号的检查词汇中,使用的是阶段 2 中用的词汇以及阶段 3-2 中的手势语。

4. 阶段 4 组句(语言规则)阶段。

此阶段儿童能将事物及事物状态用 2~3 个词连成句子。根据句子的长短及语法关系,将此阶段分为两词句和三词句两个阶段。

(1)阶段 4-1:两词句。此阶段儿童开始学习用两个词组合起来表现事物和事物状态。儿童在此阶段能够理解和表达的两词句多种多样,在本检查法中列举了四种形式:①属性(大、小)+ 事物,如大苹果;②属性(颜色)+ 事物,如红鞋子;③主语 + 谓语,如妈妈吃;④谓语 + 宾语,如切面包。

在日常生活中如不设定一定的场面,检查是很困难的。另外,注意选择项图片不宜太多,否则进行起来很困难。

(2)阶段 4-2:三词句。此阶段儿童能够理解和表达三词句,但句子的表现形式及语法关系是多种多样的。在此检查法中仅限定了具有代表性的两种形式:①属性(大、小)+ 属性(颜色)+ 事物,如大红眼镜、小黄帽子等;②主语 + 谓语 + 宾语,如妈妈吃香蕉等。

在阶段 4 中,要求句子为非可逆态,只要儿童能够理解句子的构成成分是不能互相颠倒的即可(主语与宾语)。例如,"弟弟吃面包"不能为"面包吃弟弟"。

5. 阶段 5 语句(语法规则)阶段。

此阶段儿童能够用三词句理解与表达事物状态。但与阶段 4-2 不同的是,此阶段的句子为可逆状态。例如,"小鸡追小猫"可逆为"小猫追小鸡",但句子的意思却完全不同。这种类型的句子比非可逆句复杂,对儿童来说难度较大。语言发育阶段达不到阶段 5 的儿童常常将主语与宾语互相颠倒而致句意改变。阶段 5-1 为主动语态。阶段 5-2 又加进了更为复杂的"被"字结构,组成被动句。例如,"小鸡追小猫"等同于"小猫被小鸡追",要求儿童能理解事情与语法规则的关系。

(四)评定用具

1. 检查用具(表 4-3)。

S-S 法语言
发育迟缓
检 查 量 表
(CRRC 版)

表 4-3 检查用具及图片目录

检查用具及图片		数量
实物	A. 帽子、鞋、牙刷、玩具娃娃	4
	B. 电话 - 听筒、鼓 - 鼓槌、茶壶 - 茶杯	3
镶嵌板	鞋、剪刀、牙刷	3

续表

检查用具及图片		数量
操作性课题用品	小毛巾、小玩具、小球、积木 6 块、装小球容器 1 个、3 种图形镶嵌板、6 种图形镶嵌板、10 种拼图	
图片	日常用品 鞋、帽子、眼镜、手表、剪刀、电话	6
	动物 象、猫、狗	3
	食物 面包、香蕉、苹果、米饭	4
	交通工具 飞机、火车、汽车	3
	身体部位 眼、嘴、手、鼻、耳、脚	6
	动词 睡觉、洗、吃、哭、切	5
	大小 帽子(大、小)	2
	颜色 红、黄、绿、蓝	4
	词句 (妈、弟)+(吃、洗)+(香蕉、苹果)	8
	大小+颜色+事物 (大、小)+(红、黄、绿、蓝)+(鞋、帽)	8
	语言规则 (小鸡、乌龟、猫)+(小鸡、乌龟、猫)+追	6

2. 检查顺序 一般水平较差的患儿应从头开始进行全部的检查。对年龄较大或水平较高的患儿，为了节省时间，没有必要进行全部的检查，可按以下顺序：①不可用图片检查的患儿：可用实物进行阶段 1 至阶段 2 检查；②可用图片检查的患儿：在阶段 3-2 以上，用图片检查单词、词句。③发育年龄在 3 岁以上、能进行日常会话者：进行阶段 4 至阶段 5 检查，以词句检查为主。

（五）评定结果分析

1. 评定总结 将 S-S 法检查结果显示的阶段与实际年龄语言水平阶段进行比较，如低于相应阶段，可诊断为语言发育迟缓。各阶段与年龄的关系见表 4-4、表 4-5。

表 4-4 符号形式 - 指示内容的关系及各年龄可通过阶段

年龄	1.5~2.0 岁	2.0~2.5 岁	2.5~3.5 岁	3.5~5.0 岁	5.0~6.5 岁
阶段	3-2	4-1	4-2	5-1	5-2
言语特征	言语符号	主谓+动宾	主谓宾	语序规则	被动语态

表 4-5 基础性过程检查结果与年龄阶段对照表

年龄	镶嵌图形	积木	描画	投入小球及延续性
5 岁以上			◇	
3 岁 6 个月 ~4 岁 11 个月			△、□	
3 岁 ~3 岁 5 个月	10 种图形 10/10（+）		+、○	
2 岁 ~2 岁 5 个月	10 种图形 7/10（+）	隧道		
1 岁 9 个月 ~1 岁 11 个月	6 种图形 3/6-4/6（+）	排列	∣、—	
1 岁 6 个月 ~1 岁 11 个月	3 种图形 3/3（+）	堆积		+
1 岁 ~1 岁 5 个月				部分儿童 +

2. 分群

（1）按交流态度分为两群：Ⅰ群，交流态度良好；Ⅱ群，交流态度不良。

(2)按言语符号与指示内容的关系分群:原则上适用于实际年龄 3 岁以上儿童,分为 A、B、C 三个主群(图 4-3)。但这种分群不是固定不变的,随着语言的发展,有的儿童会从某一症状群向其他症状群过渡。

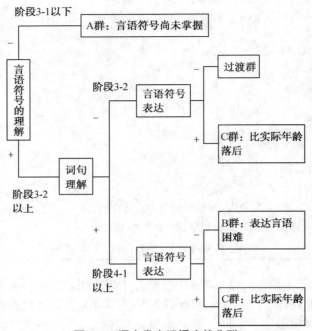

图 4-3 语言发育迟缓症状分群

根据言语符号与指示内容的相关检查和操作性课题(基础性过程)的完成情况相进行比较,A 群和 C 群又分为 6 个亚群:

A 群:言语符号尚未掌握,符号与指示内容关系的检查在阶段 3-1 以下,不能理解口语中的名词。

A 群 a:操作性课题与符号形式与指示内容的相关检查均落后于实际年龄。

A 群 b:操作性课题好于符号形式与指示内容的相关检查。

B 群:无亚群,但应具备以下条件和言语表达困难。条件:①实足年龄在 4 岁以上;②词句理解在阶段 4-1 以上;③一般可以用数词表达;④言语模仿不可,或有波动性;⑤上述②～④的状态持续 1 年以上;⑥无明显的运动功能障碍。

C 群:语言发育落后于实际年龄,言语符号与指示内容相关检查在阶段 3-2 以上。

C 群 a:操作性课题=言语符号的理解=表达。

C 群 b:操作性课题＞言语符号的理解=表达。

C 群 c:操作性课题=言语符号的理解＞表达。

C 群 d:言语符号表达尚可,但理解不好。此亚群多见于孤独症或有孤独倾向的儿童。

第三节 语言发育迟缓的训练

一、训练原则

(一) 以儿童语言发育达到的阶段为训练的出发点

根据患儿语言发育迟缓评定的结果显示其语言处于哪个阶段水平,训练者就把此阶段定为开始训练的出发点,设定训练目标、方法和内容。

(二) 横向扩展与纵向提高相结合

训练时要注意同时朝两个方向努力。①在同一阶段内横向扩展:如患儿可以理解事物的名称(名词理解），则在词汇训练时要进一步向动词、形容词等扩展；例如，患儿语言发育阶段在阶段 3-1（即手势符号阶段），如果能对"喝"这一声音做出正确的手势，则可把其他动作如"吃""睡觉""洗"的手势表达作为新的学习内容。②向下一阶段纵向提高：如果横向扩展训练已达到目标，则训练以转向下一阶段的纵向提高为目标。例如，阶段 3-1 的手势符号训练达到目标后，则提高到阶段 3-2 的内容学习，以幼儿语来理解和表达事物，如用"汪汪""喵喵"分别表达狗和猫，把学会的"吃"这一手势提高到"吃香蕉""吃葡萄"等手势表达。使儿童语言发育由单词水平逐步向两词句、三词句乃至多词句水平提高。

（三）专业训练与家庭训练相结合

训练不能仅限在治疗室或教室内进行，只要有人际互动时，任何人、时间、地点均可进行，否则训练效果就会局限在训练场所。父母在儿童语言训练过程中是主要的参与者，应指导父母把儿童的语言训练结合到日常生活中加以应用，这样训练的效果就可以得到保持。

（四）语言训练与病因治疗相结合

目前没有一套方法适合所有儿童，因此应针对不同病因的患儿，除开展语言训练之外，还要注意病因治疗。尤其对自闭症患儿，目前治疗方法主要集中在应用行为分析、感觉统合训练、艺术治疗、音乐治疗和现代行为心理学等几个主流方向。

二、训练目标

（一）A 群（言语符号尚未掌握）

以获得言语符号（理解）与建立初步的交流关系为目的，先建立符号的理解后再形成基础概念，重点是首先导入手势语、幼儿语等象征性较高的符号。

（二）B 群（言语表达困难）

训练目标为掌握与理解水平相一致的言语表达能力。此时的训练并不是单一进行表达方面的训练，而是与理解性课题共同进行。重点是将手势语、言语作为有意义的符号实际应用，在表达基础形成的同时从手势符号向言语符号过渡，以达到拟定的目标。

（三）C 群（发育水平低于实际年龄）

训练目标是扩大理解和表达范围。在进行提高理解方面训练的同时，进行表达、基础性过程等各个侧面的平衡性训练，也要导入符合水平的文字、数量词学习、提问与回答方面的训练。

（四）过渡群（语言符号理解但不能说话）

训练目标为获得词句水平的理解，全面扩大表达范围。在提高理解水平的同时也要提高表达方面的能力。与 C 群相同，不能单一进行表达方面的训练而忽略其他方面的训练。首先可以导入用手势符号进行表达的训练。

（五）Ⅱ 群（交流态度不良）

根据语言符号的发育阶段进行以上的训练。对于交流态度不良的儿童的训练，要进行以改善交流态度为目的的训练。

三、训练方式

训练方式一般包括直接训练和间接训练。

（一）直接训练

直接训练是以治疗师为主，计划并执行训练；通常也会与患儿父母或其他专业人员合作制订训练计划，选择训练场所、训练频率、个别或集体等。

1. 训练场所　包括治疗室、户外或家中，根据训练课题选择合适的地方。进行一对一的训练时，训练室应安静、宽敞，充满儿童喜爱的气氛；集体训练可在训练室和户外进行；家中的训练要注意去除不利因素，如训练场所应避免摆放太多物品或玩具，以免影响儿童的注意力。

2. 训练频率　根据患儿的语言发育阶段和训练计划、训练场所的状况决定。一般来说，次数多、时间长、项目少的训练效果大。时间尽量安排在上午，儿童注意力相对集中；每次以 0.5~1.0h 为宜，每次课题设定以 2~3 个为宜。

（二）间接训练

间接训练是指治疗师指导患儿父母或其照顾者,执行治疗工作。当治疗师通过评估认为父母或其照顾者是改变儿童行为的最佳人选时,可采用此方法。治疗师协助,与父母共同制订训练计划,并根据儿童的训练反应修订治疗计划。

一般来说,当语言发育异常儿童需建立新的行为时,直接训练最为恰当;而在横向扩展及其所学的沟通行为形成习惯时,可采用间接训练,指导父母让儿童在日常生活中使用及巩固新近建立的行为。直接训练和间接训练可以单独或并行使用,使儿童语言学习得到快速、有效的提高。

四、训练方法

训练方法可根据不同阶段、不同语言能力水平和家庭环境等制订不同的治疗方法及操作。

（一）未学会言语符号儿童的训练

1. 训练对象 适用对象为按符号形式与指示内容关系分群中的 A 群,即阶段 3-1 以下的儿童。这些儿童尚不能理解言语符号,行动范围狭窄而未确定,如不注视人与物品,不去拿展示给他们的物品,或仅拿着物品而不进行操作、在中途停止、转而去注意其他的人及物品而陷入自我刺激的行为等。

2. 训练方法

（1）阶段 1（事物、事态的概念尚未分化阶段）:此阶段儿童对外界刺激尚不能充分理解,训练时要利用各种方法、玩具等吸引其注意,使其充分认识到外界事物和人的存在,并能进行主动交往,再逐渐过渡到能进行事物的功能性操作。

1）注意力的训练:选择儿童感兴趣的玩具或物品吸引其注意。如喜欢动物,则教其模仿动物的叫声、动物的动作;喜欢吃,则让其咬、切、摘水果等;喜欢车,则教其推车、模仿车声;喜欢球,则教其拍球、扔球、滚球;喜欢搭积木,则教其摆放不同的形状。采用这些刺激,可促进患儿对事物的注视及随着活动的事物持续进行追视的训练。

2）对事物的持续记忆训练:让儿童注意到眼前存在的物品后,把物品用手遮住或藏在盒子中,虽然物品从视野中消失了,但只要把手拿开或打开盒子就会发现物品仍存在。使儿童理解这一点,即理解事物永远存在的性质。最初仅隐藏物品的一部分,用儿童兴趣大的物品（如苹果、饼干等）来进行较为容易。

3）促进主动交往的训练:对于不太注视人及物的儿童和物品操作未成熟的儿童,可导入使其因触觉及身体感觉变化而感到快乐的游戏,如哄抱、背背、举高、转圈、追赶等不需器具的、仅有身体接触的游戏,荡秋千、治疗球等使用大型游戏用具的游戏等。通过这些游戏,可增加儿童对人的注视,促进意识传递方法的学习。训练时应注意细心观察儿童的反应,找到训练的切入点,尽快与其取得沟通。游戏一段时间后还可暂停,等待儿童"还想玩"的要求行动出现,从而促进其主动交往的能力。

4）事物的操作训练:学习对外界的事物进行某种操作而引起变化,在此过程中充分进行视觉刺激与听觉刺激的灵活应用。从触摸、抓握、晃动、敲击、拉等单一操作,发展到用一物品敲打另一物品（如敲鼓）,再发展到物品的拿出、放入等复杂操作。由于许多患儿开始难以引出所希望的反应,最初可使用帮助,以逐渐引出适合事物用途的操作,如通过不断帮助使其理解在头上戴帽子、在脚上穿鞋等事物的功能性操作。

（2）阶段 2（事物的基本概念阶段）:此阶段儿童已能意识到外界事物与人的存在,主要训练其对日常事物的基本理解,具有事物的匹配、选择能力,并能听懂事物的名称和要求。

1）事物的功能性操作训练:通过模仿学习,使儿童懂得身边日常事物（电话、碗筷、衣服、玩具等）的用途,并能扩大操作场所,即在治疗室、家庭、幼儿园等场所都能进行操作。这就需要治疗室训练与家庭指导同时进行。

2）多个事物的辨别训练:①以外部特征为基础的操作性课题,训练儿童将多种事物按颜色、大小、形状等不同属性进行分类,认识事物的外部特征;②以内部特征（功能）为基础的操作性课题,训练儿童将多种事物按用途进行分类,建立事物的类别概念。训练方法有匹配和选择两种,如将混放的人物、水果的图片分开。

3. 训练注意事项

(1)家庭指导:对处于尚不能理解语言、行动差的儿童尤为重要。对这类儿童,家长往往不知怎么办才好,因而放任自流或进行不适当的帮助。因此,对家长应尽可能提供包括有关语言发育、基本养育等方面的具体指导。许多儿童仅靠治疗师的指导还不理想,必须向家长教授借助的方法。

(2)交流的指导:训练时应注意设定以形成交流为目的的课题。在实施以概念形成及符号理解为目的的课题时,不是机械地实施,应考虑到交流行为顺利进行,故应通过目光接触、奖励(抚摩、鼓掌等)来促进患儿交流的主动性。

(二)手势符号训练

手势符号是利用人的手势作为一定意义的示意符号。可以通过手势符号表示意愿,也可以用来与他人进行非语言的交流。对于儿童来说,手势符号比言语符号更容易理解、掌握和操作,也更容易引起兴趣。掌握手势符号是掌握言语符号及文字符号的基础,因此在训练手势符号的同时也要给予言语符号作为刺激。当儿童通过手势符号获得某种程度语言能力时,再逐渐向获得言语符号方向过渡。手势符号又可以说是获得言语符号及文字符号的媒介,在此之前,手势符号可代替言语符号及文字符号与他人进行交流。

1. 适用对象 适用于训练中度到重度语言发育迟缓、言语符号的理解与表达尚未掌握的儿童,或言语符号理解尚可但不能表达的儿童,另外也适用于与动作性课题相比言语方面理解与表达均迟缓的儿童(B群儿童)。

2. 训练方法与顺序

(1)状况依存手势符号训练:训练手势符号时,应先训练状况依存的手势符号(如"再见""给我"等)。此训练方法主要在日常生活场景及训练时的游戏场面中进行促进,如儿童要喜欢的物品(如玩具)时,必须让其看着"给我"的手势(两手放在一起拍打),然后令其模仿。从手势模仿渐渐进入到自发产生的阶段。如果在手势模仿不能的情况下,可以进行适当的借助。此阶段的训练重点在于培养儿童能够注意手势符号的存在。

(2)表示事物的手势符号训练:适于言语符号尚未掌握的儿童,进行选择性课题的同时进行手势符号的训练,力求手势符号与指示内容相结合。开始时要利用一定的道具(如玩具娃娃、镶嵌板母板等)进行选择,逐渐过渡到单纯用手势符号进行选择,从而促进对手势符号的理解。

一般先采用选择性课题最容易完成的教材,从实物→镶嵌板→图片,由抽象水平低到抽象水平高的教材进展。但有的儿童对镶嵌板比实物更先掌握,因此教材及课题的选择还必须根据儿童的具体情况而定。

为了促使儿童对手势符号的注意,在进行理解课题的时候一定要让儿童进行手势符号的模仿。例如,利用玩具娃娃(示范项)训练事物的对应关系,在儿童面前放着能穿戴在玩具娃娃身上的三种物品,如帽子、鞋、手套(选择项)等,训练者拍打玩具娃娃相应的部位(手势符号)给予提示,促使儿童进行选择,如拍打玩具娃娃的头部后再拍打训练者自身的头部,然后说"帽帽",促使儿童选择帽子。儿童对利用示范项选择容易些。但是有些儿童只注意玩具娃娃而忽略了手势符号的存在,因此训练时必须让儿童充分注意手势符号的存在并模仿动作。然后逐渐拿开玩具娃娃,让儿童单纯依据训练者的手势符号进行选择。如果开始将示范项(玩具娃娃)拿开,儿童选择有困难时,可以将玩具娃娃用板遮住,儿童如果选择正确,要给予玩具娃娃相应部位的实际操作(穿鞋、戴帽等)进行正反馈予以强化,再进一步促进手势模仿。错误反应时要拍打玩具娃娃的相应部位,促使儿童进行修正。

(3)利用手势符号进行动词及短句训练:在日常生活场景中要根据儿童的行为及要求,训练者在给予言语刺激的同时给予一定的手势符号,并让儿童模仿手势符号,逐渐将动作固定下来作为此行为及要求的手势符号。例如,儿童困了要睡觉,训练者将儿童领到床边说"睡觉",边将儿童的双手合起来放在训练者的两手之间,共同放到儿童一侧头部,做睡觉的体态符号,反复训练直至此手势符号成为以后儿童日常生活中的示意符号,并可用此手势符号引起儿童的相应反应。手势符号宜选用简单易行的动作及表情,将学会的手势符号运用在每天的日常生活当中予以强化。

在进一步进行组句训练时,以手势符号为媒介将句子的语序固定化。例如,训练儿童掌握"小白兔吃萝卜"语句时,训练者拿着小白兔吃萝卜的图片,先做"小白兔"的动作,再做"吃"的体态符号,然后再做"萝卜"的手势符号,并让儿童模仿。顺序固定下来,持之以恒,以后在学习言语符号及文字符号时儿童会自然地正确组句。

(三) 词汇训练

1. 适用对象 当儿童能够通过动作(手势符号)来理解事物时,则可开始训练其通过听口语来理解事物,进行词汇训练。

2. 训练方法

(1)名词训练:适于理解方面及言语符号未获得,正在学习事物名称及建立概念,形成体态语符号的患儿。

初期导入的词汇以日常的、接触机会多的、患儿十分感兴趣的事物词汇为主。开始主要扩大词汇量(事物名称),逐渐向同范畴的词汇扩展,如"狗""猫""猴","苹果""香蕉""橘子",从而促进词汇范畴内分化。

训练方法举例:①儿童要吃橘子时,训练者往其口中放入一瓣橘子同时说"橘子",要求儿童模仿;②训练者对儿童说"吃橘子",儿童将面前的橘子放入口中;③儿童再要吃时,训练者询问"你要吃什么啊?",鼓励儿童用言语表达需求。如儿童理解名词困难,可先用幼儿语如"橘橘"。

(2)动词训练:适于名词的词汇已扩大且可以理解范畴词语的患儿。用图片和实际的简单动作游戏一起训练。

例如,学习"吃":①儿童吃苹果时,训练者做体态语符号(用手拿且放入口中)同时说"吃",让儿童模仿;②训练者做"吃"的体态语同时说"吃",儿童将面前的苹果放入口中;③训练者说"吃",训练儿童用体态语来表达;④训练者做"吃"的体态语,并询问"我在做什么啊?",鼓励儿童用言语表达;⑤反复训练,鼓励儿童在日常生活中用言语来表达需求。

(3)形容词训练:适于可理解事物的名称和多数动词但两词句少的患儿。儿童最早使用的形容词一般为描述物体特征的形容词,其中颜色词出现较早,因此训练可以先选择容易掌握的红、黑、白、绿、黄、蓝等;然后再进行描述味觉、触觉和机体觉等形容词的训练,如甜、咸、苦、烫、热、冷、痛、饱、饿、痒等;最后才是对空间维度形容词的训练,如大小、长短、高低等形容词。

训练方法以图片形式为主。如大小的训练,在两张图片上分别画一个大圆圈和一个小圆圈,让患儿分辨其大小,掌握大小的概念,其后再配以大小不同的事物如玩具、食物等进行训练。通过反复强化,鼓励儿童在日常生活中加以运用。

(四) 语法训练

儿童各类结构的词句出现次序及发展趋势大致为:不完整句→简单句(主谓句、主谓宾句、主谓补句等)→复杂句(主谓双宾句、连动句、联合结构等),语法训练时应按照以上顺序。训练形式以图片为主,训练图片组合则根据患儿具体的实际水平选择。先进行言语理解训练,然后进行言语表达训练。

1. 简单句训练

(1)两词句训练:句型是主谓结构。训练程序:确定构成两词句的各词是否理解→能理解表示两词句的图→两词句的理解→两词句的表达。例如,"宝宝吃饭"训练方法:①出示一张宝宝吃饭的图片,提问"这是谁啊?",让儿童回答;②继续提问"他在干什么呢?",儿童可用体态语回答;③训练者提问"肚肚饿了,怎么办呢?",让儿童自发回答。

(2)三词句训练:句型是主谓宾结构(动作主语+动作+对象)。适用对象:可以理解两词句"动作主+动作"以及"动作+对象"的患儿。训练程序:确定构成三词句的各词是否理解→能理解表示三词句的图→三词句的理解→三词句的表达。训练方法同上。

2. 复杂句训练

(1)可逆句训练:适用对象为可以理解不可逆句的句型如"妈妈吃苹果"等,但对于理解不同词序对应不同指示内容的句型困难的儿童。训练程序:明确显示句子的内容→排列句子成分的位置→表达句子。

例如,学习"宝宝亲妈妈"句子。训练程序:①出示一张"宝宝亲妈妈"的大图片,让儿童注意观察其中的动作主语;②训练者从小图卡中选择按"宝宝+亲亲+妈妈"的顺序从左到右排列好,这时动作主语的位置要被患儿注意到;③让儿童练习排列小图卡的顺序,要把动作主语排在第一个位置;④儿童模仿、自发说出句子。

(2) 被动句训练:适用对象为可以理解可逆句语句形式的患儿。

例如,学习"妈妈被宝宝亲"句子。训练程序与可逆句训练相同,当儿童出现利用词序与可逆句一样的方法去理解、排列小图卡时,要及时给予提示,改正错误的图序。可以通过游戏方式来使儿童理解不同词序代表不同的句意。反复训练,直至儿童能自己理解、排列、说出被动句式。

(五) 表达训练

1. 适用对象　训练的适用对象为能理解语言符号、口语困难或很少的儿童,大多数语言发育迟缓儿童均适合。根据语言理解阶段不同,口语表达的训练课题也不同,重要的是口语表达要与理解水平相适应。基本上语言理解先行于口语表达,言语符号理解的建立是口语表达训练的前提。

2. 手势符号表达训练　不能接受或发出言语符号的患儿,或者即使能模仿言语符号而不能自发发出有意义言语符号的患儿,必须从手势符号表达训练开始。训练方法:如一边给患儿看鞋、帽子等实物或图片,一边做出相应的手势符号,促进患儿对手势符号的模仿,此时训练者一定要加以言语符号刺激。不能模仿时,应拿着患儿的手帮助模仿。然后促进患儿对实物及图片主动做出相应的手势符号。在不能做出相应的手势符号时,做一下鞋或帽子的样子,同时给予言语符号,稍后按着患儿的手,帮助患儿将实物或卡片拿到相应部位,逐渐达到能主动用手势符号表达。

3. 口语表达训练　对能模仿言语的患儿,应促进其主动口语表达。在训练早期患儿可能仅能模仿词头或词尾等词语的一部分,或有构音的错误,只要在儿童水平能模仿(如仅能模仿词尾或仅能模仿语调等),即可容许其做。应促进有意义符号的主动发出,这样发出信号行为才能固定。早期引入词汇以小儿可接受的信号即小儿可理解词汇为大前提。最初从事物名称开始引入,动词、形容词要按照接受信号的情况引入。

在由手势符号向言语符号过渡期,用手势符号可发出信号的词、伴有手势符号可由言语符号发出信号的词、仅由言语符号发出信号的词三者不断混合存在,逐渐使仅由言语符号发出信号的词不断增加。

早期多可见患儿用句中仅一个句子单位发出信号。对不完整的句子,可由提问(如对"吃苹果"的图,小儿回答"苹果"时,再提问"做什么呢?")来促进词句的模仿。对句子成分不能全部用成人语表达的患儿,可用手势符号+成人语,如"吃"的手势符号+苹果(成人语);幼儿语+成人语,如啊呜啊呜(幼儿语)+苹果(成人语)等组合训练。早期可允许存在,以后以多个句子成分发出信号为第一目标。

语言沟通不能离开情境,语言表达训练最好在情境中进行。例如,儿童喜欢吃饼干,可利用饼干做强化物,训练其说"要""吃""饼干"等词;儿童进门时挡在其前面不让他进,训练其说"让我进去",数次后儿童遇此场景就能自发表达自己的要求。

(六) 文字训练

正常儿童的文字学习是在全面掌握了口语的基础上再进行文字学习的。但语言发育迟缓儿童语言学习困难时,将文字符号作为语言行动形成的媒介是一种很有效的学习方法,文字符号还可以作为口语的代用手段。因此,文字训练的导入必须根据具体情况、具体病例在语言学习过程中进行。

1. 适用对象

(1) 音声语言的理解与表达发育均迟缓的儿童,应以文字作为媒介,促进言语符号的理解与表达。

(2) 音声语言的理解好而表达困难的儿童,应先使其获得文字语言,以文字作为表达媒介来促进音声语言的表达。此外,文字还可作为交流困难时的辅助手段或代偿手段。

(3) 轻度或临界全面发育迟缓,学龄前到低年级的病例,考虑到在学校的适应问题,所以有必要进行文字学习指导,在文字符号获得的同时进行音节分解、词汇、句子等语言学习。

(4) 既有上述原因又伴有构音障碍、说话清晰度全面低下的患儿,在文字学习的同时应利用文字进行音节构造的分解与合成训练。

2. 训练程序和方法

(1) 字形的辨别训练:为了掌握文字符号,必须能够辨别字形。作为基础学习,必须先能够辨别各种几何图形(10种以上)。另外,作为写字的基础学习,预先必须进行位置辨别、方向构成及图形构成等课题的训练。

（2）从文字符号与意义的结合开始进行学习,使文字符号与音韵结合,最终达到文字符号-意义-音韵的构造对应成立。也就是说,并不单纯要求会写、会念,而在训练早期重要的是必须将文字符号与意义相对应。

（3）语言学中有许多音比较相似,单纯靠口形无法辨别,很多字的发音动作是在口腔内部完成的。另外,同一个字不同的人说,也可能会有不同的口形,因此用文字作为提示达到音、形、义的统一是合适的。

（4）在儿童学习词汇的过程中,使用文字有助于加强其对概念的理解和记忆。

（5）在学习句子时,利用文字帮助患儿掌握简单的句式,补足句子成分,调整词句中字词的顺序。

（七）交流训练

1. 适用对象　交流训练适用于全部的患儿,特别是发育水平低和交流态度有障碍的未学习语言的儿童,及有语言理解和表达发育不平衡的儿童。

2. 训练方法　在考虑交流训练的计划时,为了形成学习语言符号和使用语言符号的交流态度,获得理解和表达的能力等,要扩大患儿交流的对象(从大人到孩子)以及在生活场面使用已掌握的语言。对象可以是训练者或家人等。训练场所不限于训练室,在家庭、社会中应随时随地诱导儿童主动与人交流。

（1）从初期的抚爱行为到要求行动的形成:促进视线的接触,抚爱行为即儿童对母亲或训练者之间能够认知,有互相接触、亲近的行为。例如,当母亲或训练者走近孩子并发出笑、哭或其他声音时,儿童会对母亲或训练者所处的方向做出寻找、追视、紧紧抱住的反应。

训练者可以利用快乐反应进行抚爱行为形成的训练。可利用儿童喜欢的大运动的玩法如举高和团团转,小运动的玩法如挠痒痒、吹气等,只要是儿童表现快乐反应的游戏法和玩法都可以。在这样的游戏中,训练者要努力与儿童的视线对视。当做举高的游戏时,训练者要做出向上举的夸大动作,然后当儿童要求做举高的游戏时,让其做出举手或向上的姿势再做。在做挠痒痒的游戏时,先要儿童大笑,反复做几次,这时儿童就会用目光追视,注意训练者的位置,随时提防再一次挠痒痒使其发笑。反复进行这样的游戏,儿童就可以学到用目光注意人,用姿势作为传达意思的手段、方法。以上的交流训练适于语言前阶段水平的语言发育延迟儿童。

（2）从事物的操作到交换游戏:利用事物进行操作训练时,最好是容易引起儿童兴趣的用具,并且一击就能发声或振动等,这样可使儿童很快理解其操作和结果,如用鼓槌敲鼓发出鼓声,摁琴键发出琴声等。

进行交换游戏,即当两个儿童与训练者一起做游戏的时候,改变双方的条件,如互相交换原来所拥有的物品,或交换原来所处的位置。这样做也就改变了发出信号者和接受信号者的地位,从而在进行事物交换的操作训练中让儿童学会"请给我"的动作和将事物传递给训练者或对方的传递行为。要注意训练儿童能够保持持续的交流态度,不管是长距离的状态下或长时间的状态下都能完成所要求完成的动作。以上的交流训练适于只有单词水平的语言发育延迟儿童。

（3）交换使用语言符号:当做交换游戏时,发出信号者可以利用身体动作或音声符号来传达自己的意志,如要求他人传递玩具狗时,可发出"汪汪汪"的声音来表明自己所要的物品。

在制订交流领域的训练计划时,要比语言结构以符号形式与指示内容为中心的计划略迟。进行交流训练一般要从五个方面考虑:①交流的对象;②发出信号者、接受信号者的作用;③功能的分化,如请求、汇报、提问-应答等;④各种符号体系,包括音声语言、文字语言、手势等;⑤状况。另外,还要考虑其他构成交流的重要因素。

（八）家庭康复训练

1. 对家人的指导

（1）随时随地有耐心地与孩子对话,不管自己有多忙,话题尽量与孩子的生活经验或兴趣相结合,尽量与孩子谈生活中、身边能见到的事情。

（2）每天尽量抽时间给孩子讲童话故事,应选择孩子喜欢的童话或故事,如孩子要求反复讲相同的童话与故事,应尽量地满足。

（3）每天最好有固定的时间训练孩子说话,尽量选择气氛较轻松的时间,以免孩子太紧张,每次时间不一定很长,但应每天都坚持。

(4) 与孩子相处时,家人尽量避免仅用手势或表情与孩子交流,要用明确的语言表达自己的要求或观点,可以配合丰富的表情和夸张的语气语调。

(5) 应仔细倾听儿童所说的话,不能有丝毫的不耐烦。语言发展迟缓儿童往往需要鼓足勇气才会说话,因此不管孩子说什么、怎么难以理解,家人都应表现出极大的兴趣仔细倾听。

(6) 教孩子如何表达自己的想法、与其他小朋友相处。孩子有时可能不知道如何表达自己的想法,因此家长可教给孩子一些实用的交往技巧。

(7) 不断扩展孩子的生活范围或经验,可以常带孩子去各种公共场所,以增加其感官经验。孩子没见过的东西是很难理解的,更不用说让他说出来。

(8) 当发现孩子存在语言发育迟缓,家长应该及时带孩子去医院就诊,寻找语言发育迟缓的原因。

2. 家庭环境调整

(1) 家庭环境对儿童学习语言的重要性:儿童学习语言的过程与儿童的生活环境是分不开的。如果脱离了后天的语言环境,儿童学习语言就会受到很大影响,甚至无法掌握语言。另外,儿童学习语言、掌握语言还与他们的性格、智力、爱好、兴趣有关。有些环境对某一类儿童适合,但对另一类儿童可能就不太适合,所以语言环境调整的根本目的在于改变不适合儿童学习语言的不良环境,使之适合于儿童,从而改善儿童的语言学习状况。

(2) 语言发育迟缓儿童对环境的特殊要求:语言训练的目的在于促进儿童的语言发展,儿童的语言发展最终是在生活环境和学习环境中得以实现的。在不同的年龄段对语言学习也有不同的要求,大部分语言发育迟缓儿童在学习语言时还表现出许多幼儿的特征,所以家长要考虑适应他们的训练方法,调整相应的语言环境。

(3) 如何改善和调整儿童的语言环境

1) 改善家庭内外的人际关系,给儿童创造一个和谐、温暖、健康的家庭生活环境。

2) 培养儿童健康的性格、良好的兴趣和良好的交往态度。

3) 改善对儿童的教育方法。家长在发现儿童语言发育落后时,应及时就诊和治疗,使儿童的语言训练和家庭的养育环境真正做到从儿童的语言发育年龄和特点出发,适合儿童,而不是让儿童去适应家庭的养育环境。

4) 帮助儿童改善交流态度和社会关系,让他们在团结、和谐、友好的氛围中尽快地、更好地发展语言和其他各方面的能力。

(九) 治疗师对儿童反应的处理技巧

在训练过程中治疗师运用各种技巧引发儿童的适当反应是训练的关键。对于儿童的反应,治疗师要有适当的处理技巧才能有效促进儿童的能力及学习动机。处理技巧包括以下几个方面:

1. 示范与提示　儿童若缺乏反应或反应不当时,应予以示范,帮助其达到治疗的要求;若儿童仍反应不正确,可予以口语或手势的提示,降低难度,提高反应的正确率,以维持该项训练的兴趣;若多次示范提示均不正确时,治疗师应思考自己所采用的方法是否适用于该儿童,尽早修改治疗方案,以减轻双方的挫折感,增加儿童的学习兴趣。

2. 扩展与延伸　扩展是在儿童讲话的同时,治疗师予以语言回应,保留儿童讲话的主要内容,将儿童不足的话语补充完整。例如,儿童说"吃饭",治疗师可以说"对,弟弟吃饭"。儿童往往会自然而然地部分或完整地重复治疗师的话。扩展的同时,治疗师也可就儿童说话的主题延伸其内容。如前例,治疗师可说"对,弟弟累了"。也就是说,除了对儿童的口语给予适当的赞同外,还应让其注意到两句话的关联,则更有效地增进其能力。

3. 说明　当儿童正在进行一活动的同时,治疗师可时时予以相关的说明。如儿童在玩玩具,可问"你在做什么?",儿童答"车车",可予以扩展说"对,你在玩车车",进而说"车车跑得很快,很好玩对不对?"。对尚无口语的儿童,亦可常从旁解释其正在进行的事情,使其理解语言的用途,因为儿童的行为若常得到他人的说明,就能增进语言的表达。

4. 鼓励　鼓励可使儿童乐于学习,勤于学习。鼓励儿童的行为大致分两种方式:①物质鼓励,即对儿童的反应给予物质上的鼓励,如吃东西、玩玩具等。② 精神鼓励,即对儿童的反应给予精神上的鼓励,如口头的称赞、贴星星或大人愉悦的表情等。一般视儿童的个性喜好选择适当的鼓励方式,两者可同时应用。但在治疗中使用过分吸引儿童的玩具或食物作为增强物,反易造成干扰而中断治疗,应避免。如能在治疗结束时才呈现,则可有良好的效果。因此,增强物呈现的方式及呈现的时间均应有周全的考虑。

(十)增进互动沟通的技能

语言治疗促进儿童认知、理解与表达能力,最重要的是使儿童成为有效的沟通者,达到学以致用的目标。一般策略如下:

1. 详细记录分析儿童日常的作息、喜恶与能力,了解其在何时何地可能会有某些常规活动与反应,其他人有计划地说话及行动,以便影响其反应或引出预期的行为。

2. 安排儿童在较自然的情境中使用已学得的语句。例如,儿童在治疗中学到的词汇可安排在家中练习,甚至自然应用出来。

3. 随时注意儿童,取得儿童的注意再说话,常与儿童保持眼神接触,并注意其开始沟通的表现。例如,可将物品置于儿童手不可及处,指导儿童表达需求,当儿童出现口语或非口语的沟通行为时,立即予以回应,同时可问简单问题,如问"你是不是要拿汽车?",或给予说明,如说:"明明拿到汽车了!"

4. 与儿童谈此时此地的事情,问儿童有意义的问题,使儿童较能意会而维系沟通行为,并容许有停顿时间,让儿童有模仿或思索的机会。

5. 时时自然地给予儿童说明、描述,并常以不同的方式示范新的语汇或词句,并要求其模仿练习。

6. 儿童使用新的语汇或词句时应予以鼓励赞许,并可适当地扩展,使其能进步到较高的语言阶段。

7. 儿童以非口语行为沟通时也要立即反应,并用词句来说明解释,使其了解语言沟通并乐于沟通。

8. 多利用系列性图片看图说话、复述故事,开展故事接龙、角色扮演等活动,练习眼神接触、轮流发言、回答、说明、维持话题等技巧。

9. 以鼓励代替矫正,可以使孩子有时间自己进行矫正,同时增强孩子自尊心、自信心和成就感,对训练更加有兴趣。

五、现代技术的应用

现代技术的训练让语言训练进入一个新的时代,增加了治疗的趣味性,丰富了治疗手段,扩大了训练内容的涵盖面。

(一)口部运动治疗技术的应用

口部运动治疗是指利用触觉和本体感觉刺激技术,遵循运动技能发育原理,促进口部的感知正常化,抑制口部异常运动模式,并建立正常的口部运动模式的过程。口部运动治疗包括口部感知觉障碍的治疗和口部运动障碍的治疗。

口部感知觉障碍治疗包括感知觉超敏治疗和感知觉弱敏治疗,对敏感性混合的患者,采用两种治疗方法促使其感知觉正常化。常用的触觉刺激技术主要有冷刺激、热刺激、触摸法、食物刺激法、视觉的反馈法以及刷皮肤法。这些方法的目的是促进患者口部触觉感知正常化以及对触觉反应正常化。将超敏的部分降低敏感度,将弱敏的部分提高敏感度,最终使敏感性达到正常水平。另外,口部探索游戏治疗法也有助于口部触觉敏感性的正常化,还能帮助患者重新建立婴幼儿期的口部运动模式,并且有助于患者习得新的口部运动技能。

口部运动障碍治疗包括下颌运动治疗、唇运动治疗和舌运动治疗。

(1)下颌运动治疗:主要针对下颌运动受限、下颌运动过度、下颌分级控制和下颌转换运动障碍等进行的治疗,常采用下颌抵抗法、下颌控制法、下颌分级控制和下颌自主运动治疗来解决下颌的运动障碍问题。

(2)唇运动治疗:主要针对唇肌张力过高和过低造成圆唇运动、展唇运动、圆展交替、唇齿接触等出现运动不足或缺乏导致双唇音或唇齿音构音不清而进行的治疗,主要采用肌张力过高治疗法、肌张力过低治疗法、促进唇运动的自主控制、自主训练治疗法。

(3)舌运动治疗:主要针对舌前后运动范围受限、舌精细分化运动发育迟缓、舌尖运动发育不良、舌两侧运动发育不良、舌肌张力低下、舌肌张力过高、口部触觉敏感性障碍、器质性问题、口习惯问题等进行治疗,促进舌的感知觉正常化,扩大舌的运动范围,促进舌基本运动模式的形成,提高舌运动的灵活性和稳定性,从而为准确构音奠定较好的生理基础。适用于伴有口面肌肉功能障碍、构音技能障碍等问题的语言发育迟缓儿童。

(二)听觉统合训练

听觉统合训练是一种特殊的感觉统合训练形式。听觉统合训练是通过一组经过过滤和调制的音乐滤除过度敏感的频率,促进对所有频率的正常知觉,减少对听觉信号的歪曲;训练和强化中耳的肌肉,使肌张力正常,促进声音有效的传导;使鼓膜张肌和镫骨肌协同工作,完成听觉反射,从而达到矫正听觉系统对声音处理的失调现象;并刺激大脑皮质,改善行为紊乱和情绪失调。大脑的高级功能不只限于新皮质,大脑的边缘系统对新皮质有支撑作用,听觉统合训练为一种特殊的音乐治疗,除了有利于大脑皮质发育外,还刺激边缘系统分泌激素,对中枢神经系统功能产生广泛影响,从而促进记忆力提高;其音乐的韵律有助于改善注意力。适用于伴有情绪障碍、行为异常、听觉整合能力异常、注意力不集中的语言发育迟缓儿童。

(三)认知系统 / 软件的应用

1. COGNI 言语认知康复系统 该系统利用多媒体电脑提供声音和影像,通过生动有趣的游戏和练习,刺激引发兴趣,提高注意力、参与能力,增进学习效率,从而达到训练言语认知功能的目的。如言语训练评估系统的言语训练模式,患者在训练评估时的言语回答和响应均由麦克风录入计算机并判断对错,极大地提高了训练评估效率。

2. 语言博士 - 言语语言综合训练仪 该训练仪包括语言障碍评估、语言障碍干预两大部分。①语言障碍评估:包含前语言能力的评估,词、词组、句、短文理解能力的评估,语言韵律能力的测量。②语言障碍干预:包含非语言沟通能力的训练,前语言阶段的辅助沟通能力训练,词语、词组、句子、短文理解与表达能力的训练,言语 - 语言综合训练。该训练仪可根据语言及韵律功能评估标准提供个性化康复建议,采用单一被试技术对言语康复效果进行全程监控。

3. Talkit 语言训练软件 主要功能:① 500 张图片,囊括了在不同语音环境中普通话 25 个字首辅音和字尾辅音;②为患有语音语言迟缓或障碍的儿童精心挑选的语音治疗词;③以活泼可爱的卡通怪兽为主题的图片,设计精美,充满童趣;④图片配有中英文对照并标有汉语拼音,活泼可爱的主题设计可以让儿童在句子的层面扩展练习目标语音字词;⑤红绿灯按钮的设置,具有评估、收集储存数据和跟踪进度的功能;⑥内置的语音录音,为言语治疗和模拟练习提供标准的语音发音。

案例分析

本章小结

语言发育迟缓是儿童语言障碍中常见的一种类型,通过本章内容学习,应重点掌握语言发育迟缓的概念、临床表现以及 S-S 语言发育迟缓检查法。通过临床实践,能根据儿童语言发育的阶段,遵循语言发育顺序,设计具有个体针对性的训练方案。

思考题

1. 根据符号形式 - 指示内容的关系,儿童语言发育可分为哪些阶段?
2. 简述儿童语言发育迟缓康复训练的原则。

扫一扫,测一测

思考题及思路解析

(智娟)

第五章 口 吃

05章PPT

学习目标

1. 掌握口吃的定义、口吃的症状分类和表现。
2. 熟悉口吃的评定方法。
3. 了解口吃的治疗方法。
4. 具有口吃评定和治疗的能力。
5. 能够指导口吃患者的康复训练。

第一节 口 吃 概 述

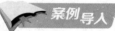

案例导入

患儿,男性,4岁。说话时出现发声或单词重复、停顿或发声延长,明显影响语言流畅性(自由游戏情境中交谈,每100个字中有5次以上说话中断),症状持续6个月以上,无智力低下、神经系统疾病。请问:

1. 患者的主要问题是什么?
2. 应该做哪些评定项目? 如何评定?

一、口吃的概念

口吃(stuttering)是一种常见的言语流畅性障碍,主要表现为个体在说话中出现言语间断、发音重复、音素或音节的延长、停顿,表达时产生困难。

根据言语障碍者在言语行为中表现出的突出特点,言语障碍可以分为四个基本类别,即构音障碍、流畅性障碍、声音障碍和语言障碍。虽然口吃也会有语音的歪曲,但是因为口吃的主要特点是话语的流畅性异常,所以将口吃归入流畅性障碍。通过大脑的支配,使喉及声带振动发出的元音,气流经过鼻咽腔、口腔、舌、齿、唇的协调动作构成辅音。元音和辅音的正确搭配就形成了语音。所以口头言语的组成受四个方面因素的影响:①语言的思维,包括词汇、语法和逻辑思维;②声音的构成,包括声带、口腔、鼻咽腔等;③发声的过程,包括音质、音量和声调;④流畅度,包括快和慢的节律以及连续性。在第一个过程中形成语言的概念和语言编码,在第二个过程中形成声音,在第三和第四过程中形成口语。上述运动技能组合安排中任何一环发生偏差,都将会构成明显的言语障碍。

在日常交流中,流畅的言语表现为需要较少的意志努力,可使言语流畅,速度较快,节奏正常,偶尔出现非流利情况。流畅性障碍是一种进行性的语流异常障碍,包括口吃和言语急促两种。言语急促障碍发病率较低,口吃是流畅性障碍的典型代表。个体在预期要说难发的音时,会把肌肉和心理调节到结巴状态,这是口吃产生的直接原因。即参与构音的肌肉运动不协调导致口吃,而个体意识到这种不协调时,会加剧口吃的严重程度。口吃一般在儿童早期发生,2~5 岁是口吃发生的高峰年龄。这一阶段的儿童处于"词汇爆炸期",其中 5 岁儿童口吃的发病率约为 2.4%,学龄期儿童为 1%,且男女比例为 3:1 或 4:1。青春期后口吃的发病率降低。75%~80% 口吃者会痊愈,约 1% 会持续而变成慢性口吃。

二、口吃的原因

(一) 遗传

持遗传说观点的学者认为口吃与遗传有关,有家族史的儿童与没有家族史的儿童相比患口吃的风险更大。

(二) 神经生理说

1. 脑功能分化障碍假说 大脑功能偏侧化异常:来自神经成像研究的证据显示,无论正常人还是口吃者,都依靠左半球进行语言和言语加工,但口吃者右半球在不适宜的时间以不适合的方式参与了这一过程,导致两大脑半球的竞争,使言语产生的时间顺序受到干扰,从而引发了口吃症状。口吃者的大脑左侧半球对言语活动的优势控制不足,其两侧大脑半球均发送各自的神经信号控制言语产生,使两侧肌肉出现非同步活动而导致口吃。

一般来说,大脑左右半球都参与语言处理过程,大脑左半球为语言优势区,起主导作用。口吃者由于缺乏左半球对右侧的控制优势,造成两侧大脑半球均可同时发送各自的神经支配信号,造成两侧与言语构音有关的肌肉发生非同步运动,从而导致口吃。支配情绪的大脑右半球活动过度,也会产生时间控制障碍。

2. 内部建构能力缺陷假说 人的神经通路包括感觉传入通路和运动输出通路。外界刺激通过传入神经到达大脑,大脑对刺激进行分析建构,发出的指令通过传出神经到达肌肉末端,产生相应运动。在言语产生的过程中,如果感觉 - 运动神经对信息处理出现障碍,则有可能引发流畅性障碍,即言语障碍与内部建构能力缺陷有关,具体表现为大脑内部构建和语言单位组合缺陷。

(三) 学习条件化及相关心理假说

学习条件化及相关心理假说认为,口吃是由于模仿、外界环境刺激、无法克服交流的恐惧心理而造成。主要包括以下观点。

1. 口吃是一种操作性行为 操作性行为是习得的,可以通过改变行为结果(正强化或负强化)改变行为。例如,在某些情境中儿童通过言语不畅吸引他人注意或得到想要的东西,当儿童最终达到目的时,口吃便被强化了。

口吃是一种由负面情绪引发的经典条件行为。这种观点认为,个体之所以发生口吃,是由于大脑建立了错误的条件反射。最初个体将无条件的言语不流畅与焦虑、紧张的情绪联系起来,经过一段时间的强化,在引起紧张焦虑的情境中就会出现口吃。口吃是条件反射的结果。

2. 错误诊断理论 如父母对儿童语言发展过程中出现的迟疑和重复现象过度关心或纠正,会使儿童处于"障碍"环境中,儿童想要避免这种挫折和环境,但越尽量避免口吃反而越紧张,使口吃现象更严重。

3. 口吃趋避理论 此理论认为,患者有说话和逃避压力两种欲望,当说话的欲望超过逃避的压力时,便说得很顺畅;如果两者的力量接近时,就会产生冲突,致使患者在说话时产生犹豫和重复。

4. 需求与能力理论 当言语难度超过语言转换能力时,会发生口吃。3~7 岁儿童易出现能力与要求不均衡,这一阶段儿童处于语言快速发展期,一方面由于词汇快速增加,同时又要学习使用成人的句型和词汇,因此这一时期的儿童易发生口吃。

5. 交流失败与预期困难斗争理论　　个体由于出现交流困难,使其对说话产生恐惧,并且对以后的交流困难产生预期,认为说话是困难的,从而发展为口吃。

(四)内在修正假说

该学说认为,在发音之前讲话者的言语监控机制对言语错误进行侦查,一旦发现错误,就会打断正在进行的言语活动来修正错误,而这种内在的修正干扰了言语的流畅性。口吃者产生正确语音计划的能力受损,需要在运动执行之前反复地修正自己的错误言语,因而发生口吃。研究表明,言语产生是理解口吃的本质和原因的基础,其中语言编码在口吃的发生和发展中起着非常重要的作用。语音计划错误是由于语音编码的延迟引起的,口吃是口吃者内在地修正言语错误时所产生的干扰性的副作用。

不同的理论基本上都认同言语产生的过程由五个部分组成,即概念准备、词条选择、音位编码、语音编码和发声。根据 Levelt 的言语产生模型,语音编码是将每一词条或单词的发音作为一个整体来提取或建立一个语音计划的过程,包括三个成分:①产生组成单词的音段;②整合音段与单词的结构;③指出适当的音节重音。这一过程是词汇加工与言语运动的相互作用。

口吃者知道自己想说的确切语言,却因为音节的不随意重复、拖长或停顿而不能及时说出。这种情况出现 6 个月以上,即诊断为口吃。

但就口吃而言,首先要明确,迄今为止科学研究还没有发现口吃者的结构性改变。口吃不是器质性病变,是可以矫正的。因为一般口吃只是一种由模仿或突发事件所引起的一种言语失误。在有这类言语障碍的人中,一般有 40% 的人在 3~5 岁时口吃自然消失,11 岁之前又有 40% 的人在家长、老师的正确引导下口吃消失,其余 20% 则一直延续到成年。言语失误是每个会说话的人难以避免的,只不过被口吃问题所困扰的朋友都有类似的性格上的弱点:敏感、自尊心过强、小心眼……。这可能在几次因无意间的言语失误而被家长或别人批评、指责、嘲笑后,自己惶惶不可终日、不断自责,长此以往,造成了不良的心理意象,再由心理的暗示导致身体的不协调甚至痉挛,每次说话前全身紧张、手心出汗、发凉直至呼吸完全紊乱,说话当然就很不流畅。

三、口吃的临床表现

口吃的症状是指说话困难及由说话困难所引起的一系列生理和心理反应,包括主要症状(核心行为)和伴随症状(次要行为)。口吃的主要症状表现为声音的重复、延长和阻塞,不适当的时机停顿拉长,经常或不适当的插入赘语,首语难发等。

重复是指相同的声音重复一次以上,包括词的部分重复、整词重复和短语重复。词的部分重复是指一个词中一个音节、几个音节的重复。整词重复是指整个词重复一次以上(可为单个或全部音节)。短语重复是指一个字以上的重复。

延长是指一个音或音节被拖得很长,或只有发音动作而不出声,包括有声延长和无声延长。有声延长是指发音时某些音或音节比一般言语时延长更长的时间。无声延长是指做好发音准备但并没有发音,只是延长了发音的动作。

阻塞是指在说话过程中突然卡住说不出话来,可能是由于呼气和发声中断或构音器官和喉肌肉软骨停止运动所致。

口吃的伴随症状是指由于重复、延长等主要症状,患者从周围人得到负反馈(如躲避、挫折等),这种持续的负反馈使其对口吃产生恐惧,最终形成了习惯性口吃。口吃的伴随症状包括逃避行为和回避行为。逃避行为是指当口吃出现时,患者无法中止口吃而有意转换到其他动作以使发音完成,具体表现为抽噎、呼吸中断、吸气时发声、用力闭眼、伸舌、跺脚、脖子向前后运动、头或手等身体部位抽搐。回避行为是指由于对口吃的恐惧,患者意识到自己在说某个词、语音或在某种情境中会口吃时,通过采取各种手段和活动避免口吃。例如,患者意识到自己想说的话中某个字难以发出时,用别的词代替或掺入不必要且没有意义的插入语,如"嗯""呃"等回避口吃。

次要行为则是像眨眼、跺脚、清喉咙、面部抽搐、咬手指以及说话故意停顿,或逃避某些容易使自己感到压力、说话结巴的场合,如替换字、沉默等为了逃避和摆脱口吃的核心行为所表现出的各种不正常动作和行为。

由于持续口吃,患者会产生消极情绪及与口吃相关的伴随性动作。消极情绪包括对口吃的焦虑和恐惧、对特定人物个体和特种情境的恐惧、想要努力交流而产生的挫败感以及因交谈情境较难而产生的羞愧感。与口吃相关的伴随动作包括面部肌张力过高、过多的面部动作、过多的肢体动作(如握拳、跺脚等)、眨眼、皱眉、撅嘴等快速的口部动作、掺入过多的插入语等。由于患者伴随动作的表现方式和严重程度不尽相同,所以不能据此对口吃进行诊断。但是当这些与口吃相关的伴随性动作较严重时,可以将其与经常出现的非流利的情况结合起来对口吃进行综合诊断。此外,对口吃进行综合诊断时还应考虑以下异常的呼吸方式,如吸气时发声、发声前屏住呼吸、呼气结束时仍继续发声、呼气与吸气运动不协调、吸气不足时发声、说话过程突然快速呼吸、口吃时呼气、日常呼吸紧张等。

第二节　口吃的评定

一、病史询问

对于儿童口吃,调查儿童的具体情况并进行单独谈话,但不使其意识到在调查口吃,个别患儿则可以进行家访。询问口吃儿童的父母,适用于年龄较小和不配合检查的儿童。

要了解从开始口吃到现在的发展经过,还必须详细了解其居住环境、家族史、语言环境、家庭环境及变迁情况。另外,随着口吃的进展,会出现心理方面的问题,如在觉察到有口吃的情况下和对由口吃造成的问题及不愉快自己是如何看待的。而且要了解患者如何自我评价。

初期的口吃个案在治疗或咨询前,需先找出儿童是否真有口吃,需要进行评估,包括言语不流畅的程度和说话中断的类型。总体上,如果在自由游戏的情境中,儿童每100字中有5次说话中断,就须加以注意,但仍须辨别出其是何种类型的中断,由此可知口吃的发展程度。口吃的发展有阶段和层次性的危险迹象,从有规律的重复、音调上升至逃避行为出现为止,各有明显特点。了解口吃者对问题的态度(对于儿童,应该了解其父母的态度)。也应该评估不流畅儿童的动作、言语发音技能、听觉技能和语言水平。在评估诊断中最重要的是与家长面谈,了解他们如何帮助儿童和儿童对家长的努力有什么反应等;其次可以观察亲子关系;了解儿童和矫治师之间的关系;从幼儿园或小学老师那里收集信息。在多数情况下,口吃的早期诊断是通过收集矫治师、家人和在儿童生活中有的重要影响的其他人的意见来进行诊断的。

需要知道在什么时候对口吃者进行言语治疗,这一点至关重要。通常如果一个孩子在4年内口吃超过3个月,并表现出口吃时的紧张或挣扎行为,就需要对儿童进行治疗。在言语不流畅儿童中,心理和情绪问题应引起注意。口吃者常受到同伴的嘲弄,他们可能不能充分参加学校的活动,特别是需要当众讲话的活动。当他们申请进入大学时可能受到歧视,他们在发展人际关系和选择职业时会遇到更多的困难,口吃儿童随着年龄的增长可能有不良的自我形象、失败感和面对生活情境的被动方式。口吃开始后不久,早期干预将保护儿童免受不良条件的影响。其基本原理是,使儿童避免慢性口吃引起的苦恼、焦虑、社会适应不良、学业受挫。及时注意到这些问题,并在必要时提供支持和共情。

二、症状与评定

(一) 症状和类型

口吃的症状是指说话困难或预感说话困难时所引起的一系列的反应。从语言、运动、情绪方面来考虑,又分别以言语症状、伴随症状、情绪性反应、努力性等亚项来进行具体总结。具体病例不同,这些症状有的是同时出现,有的是先后出现,症状的不同性质也不同。因此,在检查和评价时应全面分析。

1. 言语症状　口吃症状可分为五群:

A群:①音、音节的重复;②词的部分重复;③辅音延长;④元音延长;⑤在不自然的位置当中出现重音或爆发式发音;⑥歪曲或紧张(努力发声结果出现歪曲音,或由于器官的过紧张而出现的紧张性发音);⑦中断(构音运动停止)。

B 群:①准备(在说话前构音器官的准备性运动);②异常呼吸(在说话前的急速呼吸)。

C 群:①词句的重复;②说错话(语言上的失误,包括朗读错误);③自我修正(包括语法、句子成分等的修正、反复);④插入(在整个句子中插入意义上不需要的语音、词、短句等);⑤中止(在词、词组或句子未完时停止);⑥暂停(词句中不自然的停顿)。

D 群:①速度变化(说话速度突然变化);②声音大小、高低、音质的变化(由于紧张,在说话中突然变化);③用残留的呼气说话(用残留的呼气继续发音)。

E 群:其他症状。

2. 伴随症状 为了克服口吃而产生的身体某一部位或全身的紧张或不必要的运动(表 5-1)。

表 5-1 口吃的伴随症状

部位	表现
构音器官、呼吸系统	喘气、嘴歪、张嘴、下颌开合、伸舌、弹舌
颜面部位	鼓腮、张大眼睛、眨眼、闭眼、抽噎、张着鼻孔
头颈	颈部向前、后、侧面等乱动
四肢	四肢僵硬、手舞足蹈、用手拍打脸或身体、用脚踢地、握拳
躯干	前屈、后仰、坐不稳

3. 努力性表现 口吃者为努力避免口吃或从口吃状态中解脱出来,常有以下表现。①解除反应:出现口吃时努力从口吃中解脱出来,如用力、加进拍子、再试试等。②助跑现象:口吃者为了不口吃,想办法用助跑的方式,即在插入、速度、韵律等出现问题时,重复前面说过的部分词语,目的是能说出想要说的而又说不出的词。③延长:想办法将难发的音延长,最终目的是将目的音发出来,前面有婉转表现,或貌似思考,空出间隔。④回避:尽量避开该发的音,尽量不发目的音,放弃说话或用别的词代替,或用不知道回答,使用语言以外的方法如手势语等。

4. 情绪性反应 可在预感口吃时、口吃时或口吃后出现(表 5-2)。

表 5-2 情绪方面的表现

表现方面	具体表现
态度	故作镇静,虚张声势,攻击态度,做鬼脸,害羞样,心神不定
表情	脸红,表情紧张,表情为难
视线	视线转移,视线不定,偷看对方,睁大眼睛,盯着对方
说话方式	开始很急,语量急剧变化,语言单调,声音变小,欲言又止
行为	羞涩的笑,手脚乱动,焦躁,假咳嗽,抽动样

(1)波动:口吃初期流畅期与非流畅期常常交替出现,在此称为波动。多种原因都可能造成口吃的波动,尤其在儿童的生活明显不规律如在假期、环境明显改变后、生病时等情况下会出现这种情况,但随着年龄的增长及口吃的进展,其流畅期越来越短。

(2)适应性、一致性:适应性是指在反复朗读同一篇文章中时口吃频率会降低,口吃越重这种适应性就越低。一致性是指在反复朗读同一篇文章时,在同一位置、同一音节中出现口吃表现,这种表现在谈话中也常可见到。重度口吃患者一致性都很高。

(二)评估内容及诊断标准

标准化的口吃评定包括听力筛查、口部运动评估、病历信息咨询、口吃测量、相关行为信息(伴随性动作及负面情绪)检查等。矫治师在评估中应综合考虑多种因素,不仅对口吃类型与频次进行评价,还要对口吃的可变性(诱发情境)、相关伴随行为、回避行为、说话速度、消极情绪等进行评价。

1. 口吃类型与频次评价　对患者和矫治师或家人的谈话进行录音;在患者阅读时进行录音,阅读材料应该与其年龄、兴趣及民族文化背景相关。

2. 口吃可变性评价　由患者照料人记录其口吃出现的时间及诱发情境;矫治师对患者在不同场合出现口吃的谈话内容进行录音,以便进行口吃等级分析;矫治师对患者在治疗中心和其他场合出现口吃的频次进行比较,如果两者结果差异过大,则应再次进行评测。

3. 相关伴随运动行为评价　记录患者在评定过程中出现的相关伴随行为。

4. 回避行为评价　记录患者谈话过程中回避的声音和词语;要求患者列出说话时感觉难发的音和词以及口吃发生的交谈对象和情境。如患者年龄较小,则由其照料者记录。

5. 说话速度与构音速度评价

(1)说话速度评价:从患者连续谈话内容中选择 2/3 内容,计算其 1min 谈话中包含的词和音节个数。

(2)构音速度评价:计算患者谈话过程中的音节个数,不包括停顿或中断超过 2s 的音节。

6. 消极情绪评价　记录患者谈话中产生的消极情绪及口吃时产生消极情绪的对象和情境;矫治师向患者家人或朋友询问其口吃出现的情境。消极情绪的评估量表包括 S-Scale 和行为评估量表(behavior assessment battery)。

根据研究,口吃易在某些类型的声音、句子中特定位置的词或某种类型的词中发生,如辅音、首音或首字位置、短语或句子中的位置靠前的词、发音较长的词、使用频次较低的词。成人在实词(名词、动词、形容词)上发生口吃的概率更高,学龄前儿童则在功能词(尤其是代词、连词、介词)上易发生口吃。

三、口吃评定的记录与分级

(一) 常用量表

目前常用的口吃评定工具是儿童及成人口吃严重程度分级量表第三版(stuttering severity instrument for children and adults-third edition, SSI-3),是一种适用于成人与儿童的标准化评估工具。SSI-3 主要包括口吃的频次(frequency)、阻塞的时长(duration)和伴随症状(physical concomitants)三大评估项目。具体评分细则如下:

(1)口吃频次的百分比计算。

(2)阻塞/阻塞时长的计算:从患者阻断/阻塞的时刻中选取阻塞/阻断时间最长的 3 次,计算其平均值。

(3)口吃伴随症状的评定:分 6 个级别,分别为 0~5。伴随症状包括说话时加入插入语、面部肌肉活动过度、头向前后频繁运动、肢体运动过多。

没有识字能力的成人和儿童可通过描述图片的方式进行评价。

在临床实践中矫治师除了利用 SSI-3 进行评估外,还应对患者口吃时的说话速度和肌肉紧张度(包括舌、面、唇、喉部的肌肉)进行评价。虽然目前缺乏这两项评估内容的参考标准,但这对口吃评定也是非常重要的。矫治师只能依靠经验对患者口吃时的说话速度和肌肉紧张度进行主观评价。此外,矫治师对患者的情绪、态度等也要进行评价,可采用行为评估量表和埃里克森沟通态度修订量表(modified Erickson scale of communication attitudes, S-24)等。

(二) 口吃的发展性和获得性

口吃可分为发展性口吃和获得性口吃。儿童期出现的口吃称为发展性口吃,发生率约为 5%。获得性口吃主要是由药物、精神创伤或脑损伤等因素引起。由于发展性口吃对儿童的认知、情感、自我概念和社会性发展都有明显影响,因此已成为教育学、心理学、认知神经科学和行为遗传学等多学科共同关注的研究课题。

(三) 口吃检查记录表

口吃检查、评价与结果记录表

检查日期：_____年_____月_____日　　　　检查者姓名：_____

1. 基本情况

　　姓名：_____　　　　　　　　　　性别：_____

　　出生年月日：_____　　　　　　　年龄：_____

　　职业或学校：_____　　　　　　　幼儿园或托儿所：_____

　　住址：_____　　　　　　　　　　家庭成员：_____

　　近亲中是否有类似疾病：_____

2. 主诉

3. 口吃以外的障碍

　　(1)_____ 发病年龄：_____

　　(2)_____ 发病年龄：_____

　　(3)_____ 发病年龄：_____

　　(4)_____ 发病年龄：_____

4. 生长史、口吃史、现病史

(1)生长史(包括发育方面、环境方面、既往史)：_____

(2)口吃史的总结：_____

(3)现在口吃状态以及对口吃的态度：_____

(4)其他专科检查结果：_____

5. 检查及观察小结

(1)交流态度：_____

(2)语言行为：_____

(3)非语言行为(游戏、非语言行为中智力发育情况,日常生活行为等)：_____

(4)运动发育(身体发育、粗大运动、精细运动发育等)：_____

(5)发育说话器官的形态及功能(发声、持续呼气、舌运动等)：_____

(6)口吃症状的评价及小结：_____

(7)口吃特征：

1)言语症状：_____

2)伴随症状：_____

3)努力性：_____

4)情绪性反应：_____

(8)引起口吃的场面：_____

(9)是否有可变性：

1)一贯性：_____

2)适应性：_____

(10)预感口吃发生的自我判断：_____

(11)促进口吃的原因：

1)本人方面的条件：_____

2)环境方面的条件：_____

第三节　口吃的治疗

一、儿童口吃的治疗

　　及时尽早对口吃儿童进行言语治疗至关重要。通常如果儿童口吃超过 3 个月并表现出口吃时的紧张或挣扎行为,就需要进行治疗。在言语不流畅的儿童中,心理和情绪问题应引起注意。口吃儿童常受到同伴的嘲弄、歧视,不能充分参加群体活动,特别是需要当众讲话的活动。随着年龄的增

笔记

长,口吃儿童可能有不良的自我形象、失败感和面对生活情境的被动方式。早期干预可以保护口吃儿童免受不良条件的影响,使儿童避免慢性口吃引起的苦恼、焦虑、社会适应不良、学业受挫。对于早期儿童口吃,虽然口吃的自然康复率达到 80%,但父母或矫治师的早期干预很重要。应提醒其减慢语速,不能批评或呵斥,允许用自己的节奏说话。睡前阅读可让父母示范慢速、流利表达,同时培养与儿童的亲密感。尽量降低口吃儿童的受挫体验。治疗的目的是提高儿童的自信心,改善自我形象,适应和调整人际环境,以降低其恐惧、挫折和压力感。对于比较严重的口吃,应专业的语言矫治。

(一) 呼吸训练

患儿口吃时往往要憋气,所以应训练患儿运用胸腹式联合呼吸,吸气慢而长,但要适量,呼气要缓慢、均匀、平稳,以呼尽为度。每天做几次深呼吸练习。说话时要呼吸自如、自然,放松呼吸肌和喉肌。口吃严重时,嘱患儿深呼吸,可以缓解。

(二) 语言矫治训练

首先,让患儿说话的节奏、速度一定要放慢。每天安排一定时间对患儿进行语言训练,内容包括:

1. 做咬字吐字、拼音及四声的训练　在放松呼吸的基础上,先轻轻发声母音,再连续圆滑地过渡到韵母音,以后逐渐加快过渡。

2. 进行普通话朗读训练　朗读诗词、儿歌、文章等,要慢读,注意语句连贯,不使中断,发音要清楚流畅。

3. 同患儿进行慢速的对话交谈　尽量让患儿多说,让其尽可能完整地表达自己的意思,启发其多说愉快的事情。实践证明,患儿在轻松气氛中诉说愉快的事情,口吃情况要少得多。鼓励患儿主动练习,养成不急不躁、从容不迫的发音习惯;让患儿敢于讲话,因为越不敢讲话,越缺乏锻炼机会,其矫治就越慢。

(三) 听觉反馈仪器训练

听觉反馈仪器训练是目前治疗儿童口吃的主流方法。多在言语矫治师的指导下,患儿轻柔、缓慢地说话,或运用节拍器、延迟听觉反馈(运用录音记录装置通过耳塞在一定时间内重现说话的声音,通常延迟 0~220ms)或变频反馈减慢说话的速度。为了防止变声反馈,口吃者必须放慢语速。对年长儿童,教其"定时距的音节言语",鼓励其按音节讲话,每个音节均匀地重读,用一种均匀节奏说话,一个音节与下一个音节等时距分开。还有其他言语训练方法,如跟读方法,即口吃者跟着读出矫治师说出的词。不管是慢发音还是均匀节拍训练,都能增强说话的流畅性,但往往失去自然言语本身的韵律和情感成分,并且需要进行言语自然状态的恢复过程。近年来有学者试图克服"发音法"(主要特点是慢、拖音)的不足,以正常人说话的自然语速和韵律来矫正口吃,取得了很好的效果。

在儿童少年时期口吃的矫治往往能取得较好疗效。如该期口吃未能获得有效矫治,到了成年期矫治将会困难得多。

(四) 心理矫治疗法

患儿口吃时绝对不能对其加以斥责、嘲笑、打骂,否则会使患儿情绪会更加紧张、害怕,或干脆不讲话,并产生逆反心理,从而加重口吃。可以表现出不在意,不要马上纠正;可让患儿深呼吸 1~2 次,或转移其注意力,将问题换一个说法,让其慢慢说,使其自然纠正。

二、成人口吃的治疗

(一) 呼吸训练

口吃者的呼吸器官、肺活量一般正常,但说话时常常呼吸紊乱、呼吸方式不当或呼吸和发音不协调,言语产生的发音和呼吸的动力机制出现问题。采用符合发音规律的呼吸疗法,如练习呼吸操,进行呼吸和发音的协调训练,结合言语训练和系统脱敏,可取得良好的效果。目前国内外口吃矫治比较普遍强调或进行呼吸训练。

(二) 言语训练

1. 控制语言节律与速度　对一些语速非常快的口吃者,可以用节拍器控制其语速。节拍器具有不同刻度,可以按要求设定速度,开始时可以从每分钟 40 节拍训练,之后逐渐提高速度。也可用口吃

知识拓展

训练仪器训练。

2. 韵律训练 可以利用韵律的方式治疗口吃。选用一些词,让患者将字与字之间用韵律连起来,熟练以后可以用同样的方法训练句子。另外,也可以让患者先用"哼"语的方法将词读出来,再用口语读出句子。

3. 齐读 即矫治师与口吃者同声朗读。它起效的原因是改变了说话者的听觉反馈,这种反馈包括了不同的成分。从关节、肌腱和肌肉感受器中获得构音器官运动和位置的反馈,即本体感受性反馈;从感受触觉和空气压力改变的感受器中获得构音器官如唇、牙槽和舌相互接触的反馈。听觉反馈包括两个成分,即通过气传导听他人说话和通过骨传导听自己说话。同声朗读时的听觉反馈与正常朗读不同,说话者同时听到别人和自己一起朗读,正是这种听觉反馈的改变对语言流利性产生了效果。

4. 听觉反馈仪器的训练 改变听觉反馈对提高口吃者语言流利性的作用已被越来越多的人所认识,尤其是延迟听觉反馈。

(三)心理治疗

1. 自我催眠疗法 催眠术被广泛应用于口吃的心理治疗。自我催眠后,口吃者普遍会感觉心情变得舒畅,甚至还会感到精力旺盛。研究证明,催眠能使人镇定并能消除口吃者的恐惧感等。

2. 肌肉放松疗法 利用放松肌肉的方法使患者全身放松,在放松的情况下说话,可合并运用齐读法,逐渐减少身体的放松部位然后说话,最后适应非放松条件下说话。

3. 认知疗法 通过与口吃者交谈,引导他们学会如何分辨口吃和正常的语言失误,了解口吃的病因、症状、发病规律,减轻心理负担,建立起健康的心理认知。

4. 系统脱敏疗法 在治疗前,划分出引起口吃不同程度的环境等级,让患者接触各种不同环境及与不同的人进行交谈,逐级消除紧张、恐惧、抑郁等情绪,养成平静、镇定的心态。另外,还可以鼓励患者参加演讲、朗诵等活动。

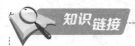

森田疗法是 20 世纪 20 年代由森田正马在日本创立的,主要用于神经症治疗,也可用于矫治口吃。其基本精神是不排斥口吃这一既定事实,带着口吃像正常人一样生活工作,表现出"顺应自然"的态度。森田疗法的指导思想就是不去注意心理的不安和痛苦,用行动转变情感,顺应自然,为所当为,由意志控制逐步做到习惯成自然,渐渐地丢掉过分注意口吃的心理,向痊愈迈进。这与传统疗法的指导思想很相似,但比传统方法时间短、见效快。

"不惧怕,不逃避,顺其自然,为所当为"的森田疗法在口吃矫治中疗效显著,明显改善了口吃者的焦虑、抑郁情绪,缓解了口吃者的心理压力,从而使口吃症状明显减轻或消失。

(四)药物治疗

苯二氮䓬类、吩噻嗪类、钙通道阻断剂、β-受体阻断剂以及各种抗焦虑药、抗抑郁药和抗痉挛药等都可用于口吃治疗。药源性口吃可能是几种神经递质单独或共同作用的结果,一些能够引发口吃的药物对其有效。但多数口吃者不愿意长期服药,因为多数药物都有不同程度的不良反应,也容易引起药物依赖。

三、口吃的治愈标准

根据 Silverman 标准,一个成功的口吃治疗需要符合以下三个条件:

1. 患者言语不流利的数量在正常范围内。

2. 患者的流利程度在正常范围内持续至少 5 年。

3. 患者不再认为自己有流利性障碍或再次发生此类问题。

案例分析

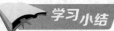

学习小结

　　口吃是一种语言的流畅性障碍,俗称"结巴"。主要表现为发音困难、呼吸紊乱、肌肉紧张、伴随动作增多,同时还伴随着许多不易观察到的消极情绪,以及处世态度和方式的改变。通过对口吃患者开展行为矫治、心理治疗、巩固和周期性随访,使患者从思想和心理上对口吃有一个正确的认识,并逐渐建立起新的语言习惯,使矫治成果得以稳定和提高,直至达到最佳的治疗效果。

思考题

如何对口吃患者的严重程度进行评定?

扫一扫,测一测

思考题及思路解析

（杨路华）

第六章　听障儿童的听力与言语障碍

学习目标

　　1. 掌握听力、听觉的定义；听力障碍的定义、分类及分级诊断；新生儿听力筛查技术；儿童助听器验配流程及助听效果评估；听障儿童听觉能力评定和言语能力评定；听障儿童听觉康复训练和言语康复训练。

　　2. 熟悉听力检查技术、助听器的构成及分类、人工耳蜗植入术前评估及术后调试；听障儿童听觉康复训练原则、言语康复训练原则。

　　3. 了解听力障碍的病因；助听器验配适应证及转诊指标；人工耳蜗的结构、工作原理及人工耳蜗植入的适应证及禁忌证。

　　4. 具有规范开展听障儿童听觉言语能力评定和康复训练的能力；具有为听障儿童家长进行家庭康复训练指导和示范的能力。

　　5. 能与相关医务人员进行专业交流与团队合作开展相关工作。

第一节　听障儿童的听力与言语障碍概述

　　人类在交流的过程中听力和听觉起着极其重要的作用。听力和听觉是两个不同的概念。听力是指人耳对声音的收集、感知的能力，主要依赖完好的听觉生理器官和完整的听觉传导通路。而听觉(或称为听觉能力)是指对听到的声音进行理解、记忆、选择听取后形成听觉概念的综合能力，需要协调运动多种感官功能及认知心理能力。听力是先天具有的，是靠正常的听觉器官外耳、中耳、内耳来完成的，没有听力就不能获得听觉能力。听力越好，听到的声音信息越多，语言能力的发育就越快；相反，听力差，收集到的声音信息少，失真，语言能力就会受到严重影响。常说的"十聋九哑"就是这个道理。

一、听力障碍的定义

　　听力障碍是指听觉系统中的传音、感音以及听觉中枢发生结构或功能异常，而导致不同程度的听力减退。听力轻度减退称为重听，重度听力障碍称为聋。

二、听力障碍的分类及病因

　　根据不同的标准，听力障碍的分类不同。按照听力受损的部位可分为传导性聋、感音神经性聋、混合性聋；按照听力受损的程度可分为听力残疾一级、二级、三级、四级；按照遗传与否可分为遗传性聋和非遗传性聋；按照听力损伤发生的时间分为先天性聋、后天性聋；按照与言语功能发育之间的关系分为语前聋、语后聋。临床上最常用的分类方法是按照听力受损的部位分类。

(一) 传导性聋

由于外耳、中耳的病变,使得经空气径路传导的声波受到阻碍,引起到达内耳声能的减退,从而导致不同程度的听力障碍,称为传导性聋。病因有:①炎症,如急慢性中耳炎(化脓性、外伤性)、外耳道炎、乳突炎、鼓膜炎等;②外伤,如外伤性鼓膜穿孔、颞骨骨折导致的鼓室积血、听骨链中断等;③异物,如耵聍栓塞、外耳道异物、中耳表皮样瘤等;④肿瘤,如外耳道肿瘤、颈静脉球瘤、中耳血管瘤、中耳癌等;⑤先天性异常,如先天性外耳道闭锁、听骨链畸形、窗膜发育不全等。

(二) 感音神经性聋

由于内耳毛细胞、血管纹、螺旋神经节、听神经及听觉中枢的器质性病变,导致声音信息的感知、传递和分析过程受到阻碍,由此引起的听力障碍称为感音神经性聋。感音神经性聋又包括以下几类:

1. 遗传性聋　是指基因或染色体异常等遗传缺陷引起的听觉器官发育缺陷而导致的听力障碍。病因有:①先天性遗传性聋,指出生时已存在听力障碍,如遗传性耳聋-色素性视网膜炎综合征、颅面骨发育不全等;②获得性先天性遗传性聋,指出生后某个时期开始出现听力障碍,如遗传性肾病等。

2. 非遗传性聋　是指母亲在怀孕期或围生期病毒感染、使用耳毒性药物、受到物理损伤(如射线、产伤、核黄疸等)、全身性因素(如在妊娠期间患有糖尿病、慢性肾炎、高血压、严重贫血、甲状腺功能低下、一氧化碳中毒、酒精中毒、重大精神创伤、严重营养不良等)等导致。病因有先天性耳蜗畸形、前庭水管综合征等。

3. 非遗传性获得性感音神经性聋　此类听力障碍在临床上发病率最高,病因有:①感染中毒性因素,常见的致聋性疾病有流行性腮腺炎、耳带状疱疹、流感、流脑、猩红热、风疹、麻疹、梅毒、疟疾、艾滋病;②药物性因素,常见的耳毒性药物有氨基糖苷类抗生素(如链霉素、庆大霉素、卡那霉素、新霉素、妥布霉素、林可霉素等)、多肽类抗生素(如万古霉素、多黏菌素等)、抗肿瘤药(如顺铂、氮芥、卡铂、长春新碱等)、利尿剂(如呋塞米、依他尼酸等)、水杨酸类(如阿司匹林、保泰松等),还有重金属盐(如铅、汞、砷等);③创伤、爆震、噪声因素,包括头颅外伤、耳气压伤、骤然发生的高强度声音刺激、长期暴露于噪声环境;④退行性变因素;⑤特发性突聋,原因不明,可能与劳累、精神紧张、病毒感染、膜迷路积水或膜窗破裂有关;⑥自身免疫缺陷性因素,如风湿热、肾小球肾炎、扁桃体炎等变态反应性疾病;⑦肿瘤和相关性疾病,听觉传导路及中枢的肿瘤如听神经瘤、脑干肿瘤等,全身系统的疾病如糖尿病、高血压、慢性肾炎、白血病等,还有一些常见的疾病如梅尼埃病等。

(三) 混合性耳聋

由于听觉传音系统和感音系统同时受累导致的耳聋称为混合性耳聋。常见于长期慢性中耳炎患者并发迷路炎,耳硬化症累及中耳及内耳,颅脑外伤及其他致聋创伤等。

第二节　听障儿童的诊断与干预

一、听力障碍的诊断

儿童听力障碍的诊断包括新生儿听力筛查、听力学检查、影像学检查及临床检查等。由于听障儿童大多为先天性遗传性聋,所以在诊断中新生儿听力筛查和听力学检查占主要的地位。

(一) 新生儿听力筛查

新生儿听力筛查包括目标人群筛查和全体人群筛查两种。目标人群筛查是指仅对具有高危因素的新生儿进行筛查。全体人群筛查也称新生儿普遍筛查,即对所有出生的新生儿进行筛查。由于目标人群筛查会对一些非高危因素新生儿的听力障碍漏诊,故目前我国提倡新生儿听力普遍筛查。新生儿听力普遍筛查包括筛查、确认、干预、跟踪随访和质量评估5个环节。新生儿听力普遍筛查技术主要包括耳声发射和听觉诱发电位,由于耳声发射具有简单、无创、方便、灵敏和易于操作等优点,因此临床上主要利用耳声发射测试技术对新生儿进行听力筛查。目前测试多使用瞬态诱发性耳声发射,也可使用畸变产物耳声发射。

新生儿听力筛查包括初次筛查(初筛)阶段和第二次筛查(复筛)阶段。初筛是指新生儿住院期间(生后 3~7 天)对其双耳进行 OAE 测试,通过人群编入 1~3 岁随访组,未通过初筛的新生儿要在生后 6 周进行复筛,复筛通过人群进入随访组,复筛未通过的要在出生 3~6 个月内开始相应的听力学 / 医学检查,从而对听力障碍作出医学诊断。

(二) 听力检查技术

幼儿的听力学检查一般以客观听力学检查结果为主,听觉行为测试为辅,根据儿童的实际年龄填写相应听觉发育表作为参考(表 6-1),综合各种检查结果,从而对听损伤的类型、程度等做出全面系统的评估诊断。

表 6-1　幼儿听觉发育表

月龄	观察项目
3 个月	大的声音能够惊醒 会寻找声源位置 哭闹时,一打招呼就会停止哭声 哄她 / 他时会笑 跟她 / 他说话时会发出"啊""呜"的声音
6 个月	寻找声源 喜欢发声玩具 能发出笑声 能分辨父母及熟悉人的声音 高兴时会发出咯咯的笑声 冲着人发出声音
9 个月	听到叫他自己名字时会回头 被批评时会停下动作或哭 冲着玩具发出声音 会发出"ma ma ma""da da da""ba ba ba""ka"等一串音符回应大人
12 个月	能理解"给我""睡觉""过来"等简单词的意思 对说"拜拜"等词有反应 会模仿大人说话 常常说一些无意义的话 能说 1 个或 2 个有意义的词 能模仿词的某个部分

出生至 6 个月的婴幼儿,其听力检查包括婴幼儿及其家庭病史,电生理学听力阈值测量(如听性脑干反应测试),听力学评估和诊断包括耳声发射、中耳声导抗测试、听觉行为测试(如行为观察测听),以及父母对其出现交往技能和听觉行为的报告;6~36 个月的婴幼儿和小龄儿童,听力检查包括儿童及其家庭病史、耳声发射、声导抗测试、听觉行为测试(如视觉强化测听)、言语认知评估、父母对视听觉行为的报告,以及交往中重大事件报告。

1. 客观测听技术

(1)声导抗测试:是临床上最常用的客观测听方法之一。测试包括鼓室声导抗、镫骨肌声反射。随外耳道压力由正压向负压连续变化,鼓膜先被压向内,然后逐渐恢复到自然位置,再向外突出,由此产生的声顺动态变化以压力声顺函数曲线形式记录下来,以反映鼓室内病变情况,称为鼓室声导抗图(或鼓室功能曲线)。Jerger(1980)将鼓室声导抗分为 A、B、C 三型。①鼓室声导抗 A 型:峰值出现在 0da Pa(正常范围 –100~+100da Pa),峰值的幅度在 0.3~1.6ml,多见于正常耳或感音神经性聋。②鼓室声导抗 B 型:鼓室图形态正常,峰值的幅度小于 0.3ml,多见于鼓室积液、耵聍栓塞。③鼓室声导抗 C 型:鼓室图形态正常,峰值超过 –100da Pa,峰值的幅度一般在正常范围,多见于咽鼓管功能异常、分泌性中耳炎等。声反射是一种保护性反射,是指声刺激在内耳转为听神经冲动后,经蜗神经传至脑干耳蜗腹侧核,经同侧或交叉后经对侧上橄榄核传向两侧面神经核,再经面神经引起所支配的镫骨肌收缩,鼓膜顺应性发生变化,由声导抗仪记录,称镫骨肌声反射。镫骨肌声反射的用途较广,目前主要有评估听敏度、鉴别传导性聋与感音性聋、鉴别蜗性和蜗后性聋、识别非器质性聋、对周围性面瘫做定位诊断和预后预测、对重症肌无力做辅助诊断及疗效评估等。还可以在植入人工耳蜗侧给声,了解人工耳蜗的刺激信号是否到达听神经。

(2)耳声发射检测(otoacoustic emission,OAE):声波引起耳蜗基底膜振动时,具有响应频率特性的外毛细胞产生主动收缩运动反应,并由内耳向中耳、外耳道逆行传播振动波。其意义可能是增加基底膜对声刺激频率特征的机械反应,使相应部位最大程度地振动,形成有频率特性的行波运动。这种产生于耳蜗、经听骨链和鼓膜传导、释放到外耳道的音频能量称为耳声发射,反映耳蜗外毛细胞的功能状态。依据是否存在外界刺激声信号诱发以及由何种声刺激诱发,将耳声发射分为两大类:一类是自发性耳声发射,指耳蜗不需任何外来刺激,持续向外发射机械能量,形式极似纯音,其频谱表现为单频或多频的窄带谱峰;另一类是诱发性耳声发射,即通过外界不同的刺激声模式引起各种不同的耳蜗反应。诱发性耳声发射临床常用的是瞬态诱发性耳声发射和畸变产物耳声发射。瞬态诱发性耳声发射以单个短声或短音等短时程声信号为刺激声,刺激后经过一定潜伏期,以一定形式释放出的音频能量,因此也被称为延迟性耳声发射,并且它能重复刺激声内容,类似回声,也称"Kemp 回声"。畸变产物耳声发射是用两个不同频率但相互间有一定频比关系的长时程纯音为刺激源,由于基底膜的非线性调制作用而产生的一系列畸变信号,经听骨链、鼓膜传入外耳道并被记录到的音频能量。耳声发射具有客观、简便、省时、无创、灵敏等优点,是婴幼儿听力筛选的首选。未通过耳声发射筛选的要进行听觉脑干反应等检测。耳声发射检测正常而听觉脑干反应异常的耳聋提示听神经通路疾病,如听神经病、听神经瘤早期。

(3)听觉诱发电位测试:是用于检测声波经耳蜗毛细胞换能、听神经和听觉通路到听觉皮质传递过程中产生的各种生物电位的客观测听法。临床上常用的是听性脑干反应(auditory brainstem response,ABR)、40Hz 听觉相关电位、多频稳态诱发电位(ASSR)。

ABR 是利用声刺激诱发潜伏期在 10ms 以内的脑干电反应,检测听觉系统与脑干功能的客观检查使用的是 20~30 次/s 的短声刺激。由于短声的声学特性,该反应主要用于评价高频的听功能状态。ABR 具有客观、无创、不需要受试者的主动配合、不受镇静剂的影响等优点,适用于新生儿、婴幼儿、测试困难者的听力检测和评估。

40Hz 听觉相关电位是以 40 次/s 刺激率的短声或短音,诱发类似 40Hz 的正弦波电反应,每 25ms 出现 1 次,属于中潜伏期反应的一种衍生的诱发电位测试法。

ASSR 是采用经过调制的多频调幅音诱发的大脑稳态电反应,可以分频率测试 200~8 000Hz 的听觉反应,具有频率特异性、最大声输出强度高、不受睡眠和镇静药物影响、实施快速简便等特点。可以应用于不能或不愿意配合行为测听人群,如婴幼儿、情感或认知功能障碍者、昏迷或麻醉患者以及不愿意配合测听者。

2. 主观测听技术 小儿行为听力测试是重要的主观听力测试技术之一。检查者通过小儿的行为表现出对声音产生的反应,如将头转向声源或作出某种动作,以判断其听敏感度(听阈)。根据受试者不同的年龄阶段,小儿行为听力测试方法分为行为观察测听法(behavioral observation audiometry,BOA)、视觉强化测听法(visual reinforcement audiometry,VRA)以及游戏测听法(play audiometry,PA)。

(1)行为观察测听法:是在给一个刺激声后觉察婴幼儿的听觉行为反应。临床常用于评估 6 个月以内婴幼儿的听力状况。

测试过程:取小儿已进食、进水,精神状态较好的时机进行测试。询问病史,同时观察小儿对声音的反应和生长发育情况。置小儿于舒适的卧位或扶坐于母亲腿上,观察者在小儿的前面用简单的玩具吸引其注意力,让小儿目视前方并处于相对安静状态,并给测试者提示给声时机。测试者选用不同的发声物给出刺激声,给声持续时间约为 3~5s,每次刺激的间隔时间至少持续 10s,用声级计监控给声的强度,如用便携式听力评估仪给刺激声。则按照仪器要求的距离、位置给声并观察小儿听到声音后的反应,如实做好记录。婴幼儿正常听性反应包括转头、凝视、睁大眼睛、眉毛活动、停止活动或发出声音、四肢运动、眨眼、听眼睑反射、惊跳反射。

(2)视觉强化测听法:是通过建立婴幼儿对声源刺激的条件反射,即当给予测试声音时,及时以声光玩具作为奖励,从而获得小儿的听觉对刺激声反应的信息。临床常用于 7 个月 ~2.5 岁的小儿听力测试。VRA 的提出是基于"4~6 个月龄发展健全的婴幼儿开始具有寻找声源的能力"的生理现象。

测试过程:主试者给出刺激声,刺激声一般为啭音,强度为阈上 15~20dB SPL,在给出测试音的同时给出奖励玩具,主试者吸引儿童转头看奖励玩具。反复训练 2~3 次后,测试者先给测试音,主试者同时观察儿童是否有听觉反应。如果有听觉反应,表明条件化反射建立成功。如果儿童无听觉反应,增加测试音强度(10dB)继续建立条件化反射,直到条件化反射完全建立。在成功建立条件化反射的基础上开始正式测试,测试者以能够引起条件化反射的测试音强度开始,依次测出 1kHz、2kHz、3kHz、4kHz、0.5kHz、0.25kHz 等各频率的阈值。正式测试与建立条件化反射中声光的给出时机有所不同,测试者先给测试音,主试者同时观察小儿有无转头看奖励玩具,当发现小儿有看奖励玩具的反应时迅速告知测试者给出奖励玩具,并积极对患儿给予肯定和鼓励。由于婴幼儿能够集中精力配合测试的时间有限,一般为进入测听室内 10~20min,因此尽可能在短时间内确定各主频的阈值。

(3)游戏测听法:是指让婴幼儿参与一个与其年龄适宜的简单有趣的游戏,教会孩子听到刺激声音后做出明确、可靠的动作,完成听力测试的一种方法。常用于 2.5~5 岁的儿童。

测试过程:测试人员首先要给受试儿做一示范,如听到声音将玻璃球放入小篮筐,成功建立条件反应后再开始测试。给声的初始强度可根据已知的听力结果或通过行为观察的结果确定,一般为阈上 15~20dB SPL。测试者依次测出 1kHz、2kHz、3kHz、4kHz、0.5kHz、0.25kHz 共六个频率的听力阈值。在结果分析中,测试者要注意鉴别假阳性,即儿童并没有听到声音但做出了游戏反应。因儿童注意力集中持续性较差,故测试时间应以 10min 为宜,在测试过程中要帮助他们自然放松地参加游戏测听活动。

(三)听力障碍的分级诊断

根据《残疾人残疾分类和分级》,3 岁以上人群的听力残疾分为四级(表 6-2)。

表 6-2 听力残疾分级

级别	听觉系统的结构和功能	较好耳平均听力损失	理解和交流等活动
一级	极重度障碍	>90dB HL	不能依靠听觉进行言语交流,理解和交流等活动极重度受限
二级	重度障碍	81~90dB HL	理解和交流等活动重度受限
三级	中重度障碍	61~80dB HL	理解和交流等活动中度受限
四级	中度障碍	41~60dB HL	理解和交流等活动轻度受限

注:此标准以 0.5kHz、1.0kHz、2.0kHz、4.0kHz 为听力测试频率,数值为听力损失分贝数的平均值。

3 岁以内儿童进行听力残疾评定,采用 1kHz、2kHz、4kHz 三个频率听力损失分贝数的平均值。依据幼儿听觉行为发育的特点,对 6~18 个月儿童只评一级、二级听力残疾;对 19~36 个月儿童只评一级、二级、三级听力残疾(表 6-3)。

表 6-3 低龄儿童听力残疾评定参考标准

年龄/月	级别	测试音(啭音)/kHz	平均听力损失(相对好耳听力)/dB HL
6~18	一级	1、2、4	>90
	二级	1、2、4	81~90
19~36	一级	1、2、4	>90
	二级	1、2、4	81~90
	三级	1、2、4	61~80

二、听力障碍的干预

对于确诊的儿童听力障碍,首选药物、手术治疗。对于确诊为不可治愈的听力障碍,应尽早进行干预。目前对儿童听力障碍的干预方法主要为助听器验配和人工耳蜗植入两种,其次还有听觉脑干植入等。

(一)助听器验配

1. 助听器的构成及类型　助听器是提高声音强度的装置,是声音的放大器。

(1)助听器的构成:任何一款助听器都主要由四部分组成,即传声器、放大器、接收器、电池。传声器即麦克风,作用是将声波转换成电信号,并传送至放大器。放大器把接收到的电信号进行放大、滤波后,传送给接收器。接收器将放大了的电信号再转换回声波,输出至耳道。电池是维持助听器工作的能量来源,类型多样,目前使用较多的是助听器专用锌 - 空气电池,电量足,价格适中,且对环境无污染。

(2)助听器的分类:①根据助听器的使用范围可分为集体助听器和个体助听器;②根据信号输出方式不同可分为气导助听器和骨导助听器;③根据外观及佩戴位置不同,气导助听器可分为盒式(体佩式)、耳背式和耳内式;④依据芯片中信号处理技术的不同分为电脑编程模拟助听器和全数字式助听器;⑤根据输出功率不同分为小、中小、中、大、特大功率五类。

2. 验配的适应证　学龄前儿童处于言语发育的关键期,一经确诊应尽早验配助听器进行听觉言语训练。

(1)听力损失在 81dB HL 以上的重度听力障碍者,在验配助听器效果甚微或无效时可考虑人工耳蜗植入,如不具备条件,可选配特大功率的助听器,以保证能够接受声音刺激,提高听觉敏感性。

(2)双耳听力障碍者,原则上需双耳验配助听器,如不具备条件,也可单耳验配,但应向患者指出单、双耳验配的优缺点。

(3)单耳验配助听器者,一般双耳听力损失均 <61dB HL,选择听力较差的一侧验配;双耳听力损失均 >61dB HL,选择听力较好的一侧验配;双耳听力损失相差不多,选择听力曲线较平坦的一侧;应选择日常生活中习惯使用的"优势耳"一侧。

听神经病儿童不是助听器验配的最佳适应证,但目前没有其他更好的康复手段,通过向家长解释病情,在家长理解并抱有合理期望值的情况下可以验配助听器。

3. 转诊指标　当遇到以下情况时,应立即介绍听障儿童到临床相关科室就诊,然后再决定是否进行助听器验配:①短期内发生的进行性听力下降,尤其是半年以内;②波动性听力下降;③不明原因的单侧或双侧明显不对称的听力损失;④传导性听力损失;⑤伴有耳痛、眩晕、头痛者;⑥外耳道有耵聍栓塞、异物、外耳畸形;⑦疑有脑瘫、智力低下、多动症、交往障碍、发育迟缓等疾患的小龄听障儿童。

4. 验配流程　选配前首先由儿科医生对患儿进行医学评估,排除助听器验配禁忌证。选配基本步骤如下:

(1)综合听力学评估:主要内容为询问病史、耳科常规检查、听力测试、耳聋诊断与鉴别诊断。

(2)助听器验配:按照患儿对助听器的需求程度,参考对价格、外观及其操作的要求等,结合听力测试结果,经助听器分析仪测试和验配公式计算,确定助听器所需的增益、输出和频响等主要指标,选择合适的助听器后,初步确定助听器的功能旋钮的位置,进行耳模制作,同时进行助听器的适应性训练,以及通过声场助听器听阈测定或语言听辨等助听效果评估方法,判断助听器验配是否完全适合。

(3)定期随访评估:在助听器的使用过程中儿童的听力状况会发生变化,因此应定期进行评估、调试。一般在佩戴助听器的第 1 年内每 3 个月复查一次,以后每半年复查一次。

5. 助听效果评估　验配助听器后应对听力补偿效果进行评估,评估方法有听觉能力数量评估和听觉功能评估两类。对无言语能力的听障儿童,采用啭音、窄带噪声及滤波复合音为测试音,测试听障儿童的助听听阈,尽可能使其达到较为理想的音频补偿;对有一定言语能力的听障儿童,可通过语音识别或言语识别进行听觉功能评估。目前这两种方法均用于助听器验配临床效果量化评估,助听效果的满意度调查问卷也是临床评价的重要参考依据。

(二) 人工耳蜗植入

人工耳蜗 (cochlear implantation, CI) 是一种特殊的永久植入到耳蜗中的声-电转换装置,功能是替代内耳毛细胞直接电刺激听神经而产生听觉,帮助极重度及全聋患者获得或恢复部分听觉。人工耳蜗植入全过程包括术前评估、植入手术以及术后训练与语言康复,需患者、手术医师、听力言语学家和患者家属的长期通力合作。

1. 人工耳蜗的结构和工作原理　人工耳蜗是一种替代人耳内耳毛细胞感受声音的生物电子装置,主要由耳蜗内植入部分及体外部分组成。植入部分由电极组和接收-刺激器组成。体外部分由言语处理器、麦克风、传输线圈及连接导线组成。麦克风接收声信号,将声信号转换成电信号传送到言语处理器;言语处理器将电信号进行分析、编码,通过传送线圈输入到体内接收-刺激器;接收-刺激器对传进来的编码信号进行解码,转换成相应的电刺激,传入埋值于耳蜗内的电极;电极处产生电流,作用于螺旋神经节细胞,产生神经动作电位,经听神经传入脑干的耳蜗核,并经中枢听觉通路传入听觉皮质,产生听觉。

2. 人工耳蜗植入适应证及禁忌证　适应证是双耳重度或极重度听力障碍,不能受益于特大功率助听器,并且病变位于耳蜗的听力障碍患者。《人工耳蜗植入工作指南 (2013)》对人工耳蜗植入的适应证和禁忌证做了明确叙述。

(1) 人工耳蜗植入适应证:

1) 语前聋者:双耳重度或极重度感音神经性聋;最佳年龄为 12 个月~6 岁,大于 6 岁的儿童或青少年需要有一定的听力语言基础;佩戴合适的助听器,经过听力康复训练 3~6 个月后听觉语言能力无明显改善,即在最好助听环境下开放短句识别率 ≤ 30% 或双字词识别率 ≤ 70%;无手术禁忌证;家庭或植入者本人对人工耳蜗有正确认识和适当的期望值;有听力语言康复教育的条件。

2) 语后聋者:各年龄段的语后聋患者;双耳重度或极重度感音神经性聋;助听器无效或效果很差,开放短句识别率 ≤ 30%;无手术禁忌证;有良好的心理素质和主观能动性,对人工耳蜗有正确认识和适当的期望值;有家庭的支持。

(2) 人工耳蜗植入禁忌证:

1) 绝对禁忌证:内耳严重畸形,如 Micheal 畸形、无耳蜗畸形等;听神经缺如;严重智力障碍;无法配合语言训练;严重的精神疾病;中耳乳突有急慢性炎症尚未清除。

2) 相对禁忌证:全身一般状况差;不能控制的癫痫;没有可靠的康复训练条件。

3. 人工耳蜗术前评估　术前评估的目的是通过听力学和医学的综合评价以判定患者是否适合实施人工耳蜗植入手术。所需要进行的术前评估包括以下内容:

(1) 医学评估:主要检查患者的总体身体健康状况,听力损失的病史、病因,以及耳蜗和外耳、中耳的发展状况,为选择合适的方案和手术侧别提供依据。对病因和耳部检查主要通过影像学技术,包括对耳蜗进行计算机辅助断层成像 (CT) 和磁共振成像 (MRI),以了解是否发生耳蜗缺失或畸形。

(2) 听力学评估:①听觉行为测试 (多用于 6 岁以下听障儿童);②声导抗测试;③听性脑干反应、多频稳态诱发电位;④耳声发射;⑤言语测听,包括言语测试词表和小儿言语测试词表;⑥助听效果评估;⑦前庭功能检查 (有眩晕病史者)。

(3) 其他评估:主要包括影像学评估,语言能力评估,心理、智力及学习能力评估,儿科学或内科学评估,患者家庭生活状况,家庭支持体系。

4. 人工耳蜗植入后调试　调机是通过电脑及专门的设备由听力师调节每一个装置中的参数,为听障儿童提供最舒适、最有效的刺激,帮助听障儿童舒适地听到各种声音的过程。人工耳蜗装置中的参数储存在一起形成一个程序 (map),每个程序中储存的主要参数为言语编码策略、刺激模式、所使用的通道、通道过滤输出的频率分配、每个通道的 T 值和 C 值。一般在人工耳蜗植入后 1 个月左右即可开机编程,建议开机后的 1 个月内每周调试一次,1 个月后可改为每 2 周或每个月调试一次,随后为每 3 个月调试一次,最后每半年至 1 年到专业机构随诊一次。如果儿童出现对大声感到不舒服或拒绝佩戴言语处理器、言语感知能力下降 (对自己的名字无反应) 等现象,则需要重新进行编程调试。

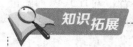

听觉脑干植入

目前除了人工耳蜗,还有其他类型的听觉植入装置,如骨锚式助听器、振动声桥、听觉脑干植入等。对于听神经缺失或严重损伤的听障者,人工耳蜗植入是无效的,为了能对这一部分听障者提供有效的听力重建的方法,科学家们尝试开展脑干和大脑皮质的听觉植入。听觉脑干植入的工作原理与人工耳蜗类似,都是由电极序列构成,不同的是人工耳蜗通过刺激耳蜗内的听神经纤维而获得听觉,而听觉脑干植入是将电极植入到第四脑室外侧隐窝内,越过耳蜗和听神经直接刺激脑干耳蜗核复合体的听神经元产生听觉。目前,将听觉脑干植入用于耳蜗和耳蜗神经畸形、耳蜗神经缺失、耳蜗骨化以及耳蜗植入手术失败的听障者,已获得较好的效果。

第三节　听障儿童的听觉言语的评定

一、听觉能力的评定

听觉能力是指人们通过后天学习获得的感知声音的能力。听觉能力评估是对患者听觉察知能力、听觉分辨能力、听觉识别能力、听觉理解能力的评估,其目的在于考察患者利用残余听力的水平或听力重建的效果,从而为制订合理的听觉能力训练方案提供参考。听觉能力评估是以听觉功能发展的四个阶段为主体框架来实施的,由易到难分别为察知、分辨、识别、理解。

(一)听觉察知能力

1. 评定目的　听觉察知能力评定目的在于考察听障儿童有意识地判断声音有和没有的能力。

2. 评定内容及工具　听觉察知能力的评定主要是对无意注意和有意注意两个阶段的考察。

(1)无意注意是指事先没有目的、也不需要任何意志努力的注意,是聆听意识形成的前期阶段,目标是让患者无意识地形成对声音的关注。可采用主频明确的滤波复合音(如鼓、双响筒、锣等)、环境声、林氏六音(包括[m]、[u]、[a]、[i]、[sh]、[s])。评定方法是在安静环境中由治疗师在患儿不经意时给声,并观察患儿的反应。

(2)有意注意是指有预定目的、需要一定意志努力的注意,目标是让患者有意识地形成对声音的关注。评估方法是在患者理解听到声音举手或放积木的情况下治疗师给声。指导语:"小朋友,如果听到声音,请把你放在耳边的积木放下"。

(二)听觉分辨能力

1. 评定目的　听觉分辨能力评定目的在于考察听障儿童分辨声音相同与不同的能力。

2. 评定内容及工具　该阶段是真正认识声音的开始,包括无意义音节的分辨和有意义音节的分辨两部分,每一部分评估内容均包括时长、强度、语速和频率四个方面。可采用纸版式评估卡片,也可采用计算机软件。

3. 评定方法　首先分辨差异较大的无意义音节,然后再分辨差异较小的有意义音节。在安静环境中让患者指出两个声音相同还是不同。指导语:"小朋友,如果老师说的是一样的,就指这个(两个相同的圆形图片),如果老师说的是不一样的,就指这个(一个正方形图片和一个圆形图片)"。结果记录:得分(%)=(3x-n)/3x(x 为测试题数,n 为错误次数)。结果分析:总分 <80%,需要立即干预;错误项目分析错一次,需要进行巩固;错两次,需要对听障儿童进行强化训练;如果全错,则需要对听障儿童进行感知训练及多感官结合训练。

(三)听觉识别能力

1. 评定目的　听觉识别能力评估目的在于考察患者把握音段、音位多种特性,从而将声音识别出来的能力。

2. 评定内容及工具　听觉识别能力评估主要包括语音均衡式识别和最小音位对比式识别两部分。语音均衡是指某语音出现在评估训练内容中的概率与日常生活中出现的概率相一致,评估时使用孙喜斌教授的《儿童语音均衡式识别能力评估》词表。最小音位对比识别是根据汉语语音中仅有一个维度差异的原则编制的音位对比识别材料,评估时使用《儿童音位对比式识别能力评估》词表,包括韵母识别和声母识别两部分。由于韵母比声母更容易识别,因此评估时先评估韵母识别再评估声母识别。

3. 评定方法

(1)语音均衡式识别:在安静环境中先出示一组 3 张测试图片,出示图片的同时发音,提示患者注意听,然后发出目标音,让患者选择。指导语:"小朋友,找一找老师说的是哪个词"。测试材料包括韵母 25 组,声母 25 组。结果记录:按词表给词,正确的记为"1",错误的记为"0",得分(%)= 正确数 / 测试题数。

(2)最小音位对比识别:在安静环境中出示一对测试图片,出示图片的同时发音,提示患者注意听,然后发出目标音,让患者选择。指导语:"小朋友,先跟我一起说图片的名字,然后我说哪一个你就指哪一个,好吗"。测试材料中,韵母识别可分为 4 组进行共 92 对,声母识别可分为 6 组进行共 87 对。结果记录:得分(%)$=(3x-n)/3x(x$ 为测试题数,n 为错误次数)。计算结果可与儿童音位对比式识别能力测试参考标准相比较,判断该患者是否需要进行听觉干预。

(四)听觉理解能力

1. 评定目的　听觉理解能力评估是考察患者将音和义结合的能力,以明确患者是否真正懂得声音的意义。

2. 评定内容及工具　主要包括词语理解和短文理解两部分。词语理解评定采用《儿童听觉理解能力评估词表》,包括单条件词语、双条件词语和三条件词语三方面内容。短文理解目前还没有统一的评估材料和标准,主要采用主题对话或自由对话的方式,采集语言样本进行分析。

3. 评定方法　在安静环境中出示一组 4 张测试图片,让患者选择目标词。指导语:"仔细听,我说哪张图片的名字,你就指哪张图片"。测试材料:测试词表共 120 道题,包括单条件词语的一类至五类,每一类各 8 道,共 40 道;双条件词语的一类至五类,每一类各 8 道,共 40 道;三条件词语的一类至五类,每一类各 8 道,共 40 道。结果记录:按词表给词,正确的记为"1",错误的记为"0",得分(%)= 正确数 / 测试题数。

二、言语能力的评定

言语过程需要呼吸、发声、构音等系统协调工作,同时需要通过听觉、运动觉、触觉等内部反馈机制进行控制。听障儿童由于听不到或听不清,因此很难评价自己的发音并准确模仿发音,常表现出发音不清、音量不当、语调和声调不准、词汇量小、交往困难等,大大降低了听障儿童的交往积极性,进而更加妨碍其言语、语言的发展,形成恶性循环。及时开展言语能力评定可以为听障儿童的言语康复训练提供依据。

(一)言语能力评定目的

言语能力评定的目的是将听障儿童表现出来的言语症状与同性别同年龄段正常儿童比较,判断其言语障碍的性质及严重程度,制订针对性的言语障碍康复方案,监控听障儿童的言语康复效果。

(二)言语能力评定内容

言语能力评定是从呼吸、发声、共鸣、构音和语言五个方面进行的,主要采用主观评定与客观评定相结合的方式。其中主观评定主要包括临床观察与听觉感知评定,如呼吸功能评定时主观评估嗓音质量的方法是 GRBAS 评定法,口腔共鸣主观评估采用聚焦描述表等。而客观评定主要为言语声学参数测量,如呼吸功能评定的参数有最长声时、最大数数能力等;发声功能评定时,衡量响度的声学参数有平均强度、强度标准差等,衡量音调的声学参数有平均基频、基频标准差等,衡量音质的声学参数有基频微扰、振幅微扰等;共鸣功能评定的参数有第一共振峰、第二共振峰、鼻流量等;构音功能评定的参数有口腔轮替运动速率等;语言功能评定的参数有词汇量、句长等。

第四节　听障儿童的听觉言语康复训练

一、听障儿童的听觉康复训练

听觉训练是指根据听觉能力评估的结果,选择适合的训练内容,采用恰当的手段和方法实施听觉能力训练并进行监控的过程。主要目的是提高患者利用残余听力的水平,使其"听得明白"。

（一）听觉康复训练原则

1. 个性化原则　听觉训练应充分考虑听障儿童的兴趣爱好、性格特点、生活环境等个体差异,采取一对一个别化教学的形式,并选择恰当的训练目标和内容。应对儿童的听力状况、听觉发展水平进行定期评估,及时根据变化调整训练的目标、内容、方法。

2. 循序渐进原则　应根据不同听障儿童的听觉发展水平及时调整训练难度。听觉康复训练遵循听觉察知、听觉分辨、听觉识别再到听觉理解的高级阶段,具体训练难度体现在听觉训练形式、选择的范围、语音特性的相似度、关键词的数量、上下文或语境线索、聆听环境等多方面。

3. 营造丰富的听觉刺激环境原则　为听障儿童提供丰富多彩的声音,包括言语声、环境声、音乐声。应将听觉训练与言语训练密切结合,把言语交流作为听觉训练的主要内容。同时,应尽可能促进听障儿童及早融入普通学校或幼儿园,与同龄健听儿童共同生活学习,帮助听障儿童获得更好的听觉言语交流环境。

4. 鼓励指导家长参与原则　有针对性地指导和帮助家长积极参与到康复训练中,使家长了解和掌握在家庭中培养孩子听觉能力的基本方法,尽量将康复训练的内容在日常生活情境中复现,帮助听障儿童尽快掌握所学内容并能灵活运用。

（二）听觉康复训练的内容与方法

听觉康复训练的方式包括正式训练和非正式训练。正式训练计划性强,有细致的教学计划,采用一对一或集体授课的形式。非正式的训练活动在日常生活中进行,与日常生活中的听觉事件密切结合,一般由家人对患者进行训练。听觉康复训练的具体步骤包括听觉察知训练、听觉分辨训练、听觉识别训练、听觉理解训练。

1. 听觉察知训练　训练时培养听障儿童的聆听习惯,让他们学会"注意听",增强他们对环境声、音乐声以及言语声的敏感性和察觉能力,主要训练内容为音乐声、环境声、言语声(表6-4);其次,要帮助听障儿童建立察觉反应,教会他们听到声音后做出适当反应。

表 6-4　听觉察知训练的主要内容

目标	内容
音乐声	低频(250~750Hz):长号、大长笛、单簧管
	中频(1 000~2 000Hz):长笛、小提琴、圆号
	高频(3 000~4 000Hz):短号、双簧管
环境声	动物声:猫、狗、鸟叫声等
	自然环境声:流水声、下雨声、风声
	日常生活声:汽车笛声、电话声、敲门声
言语声	儿歌、童谣等
	林氏六音,其中[m]、[u]是低频音,[ɑ]、[i]是中频音,[sh]、[s]是高频音
	不同频率的韵母和声母

2. 听觉分辨训练　即听障儿童感受声音差异的能力,包括对环境声、音乐声、言语声的时长、强度、语速、频率的辨别。其中,感受言语声是训练的重点和难点。训练过程应由易到难。

（1）时长：辨听音节数量不同的词语，把音节数量不同的词语放在一组让听障儿童辨听。如西红柿、橘子、梨，它们的音节数量不同，时长存在明显差异，而时长的差异是最容易获取的，时长差异越大，分辨难度越低，难度由低到高依次是辨别三音节/单音节，辨别双音节/单音节，辨别三音节/双音节。

（2）强度：辨听响度不同的声音，如模仿大猫和小猫的叫声。强度相差可约15dB，也可以通过控制6个核心韵母[a]、[o]、[e]、[i]、[u]、[ü]的发音强度来进行。主要分三个层次：强/弱、中/弱、强/中。可参考大声、一般言语声、轻声说话时的强度进行区分。

（3）频率：拟声词在音长、频率等语音特性上差异较为显著，是辨听难度最低的，通常会作为最开始辨听的内容。常用的拟声词有"交通工具发出的声音"和"动物叫声"，模仿小猫用尖细的声音，猫爸爸用低沉的声音。还可以辨别不同熟悉的人的声音，分辨频率差异。

3. 听觉识别训练　当听力障碍儿童能听出各种声音之间的差异后，就要培养他们将声音和事物联系起来的能力。训练内容包括词语识别（表6-5）和音位识别（表6-6）两部分，音位识别需要听障儿童具备词语识别的基础，因此先进行词语识别训练。有以下两种训练方式：

表 6-5　词语识别训练内容

目标	组别	内容（举例）
最常用： b、d、zh、g、j、l、sh	三音节词	马铃薯、西红柿、面包师、办公室
	双音节词	爸爸、拉面、报纸、电视
	单音节词	读、找、包、梨
常用： h、x、q、m、t	三音节词	小汽车、青苹果、喝豆浆、好天气
	双音节词	妈妈、喝水、同学、汽车
	单音节词	鞋、兔、钱、河
次常用： z、s、c、k、r、ch、p、n、f	三音节词	早上好、开汽车、吃早饭
	双音节词	飞机、快餐、苹果、吃饭
	单音节词	车、盆、开

表 6-6　音位识别训练内容

目标	组别	内容（举例）
韵母识别	相同结构不同开口	容易和稍难：e/ü 鹅/鱼、饿/玉 较难：ia/ua 鸭/娃、鸦/蛙 很难：an/uan 寒/环、汉/换
	相同开口不同结构	容易和稍难：i/ia 鸡/家、挤/加 较难：ia/iao 家/脚、加/教 很难：uai/uan 怀/环、坏/换
	相同结构相同开口	容易和稍难：a/e 辣/乐、拉/乐 较难：ing/iong 轻/穷、晴/穷 很难：ang/eng 钢/耕、行/横
	前鼻音和后鼻音	容易和稍难：an/ang 蓝/狼、杆/钢 较难：ian/iang 线/香、掀/箱 很难：uen/ueng 温/翁、问/瓮
声母识别	擦音与无擦音	容易和稍难：h/无擦音河/鹅、喝/饿 较难：s/无擦音色/饿、思/医
	清辅音和浊辅音	容易和稍难：ch/r 愁/肉、绸/柔 较难：n/s 怒/素、弩/酥 很难：m/f 木/斧、母/父

续表

目标	组别	内容(举例)
声母识别	送气音和不送气音	容易和稍难:d/t 打/塔、稻/套 较难:z/ch 栽/柴、走/愁 很难:j/q 鸡/七、江/抢
	相同方式不同部位	容易和稍难:d/c 读/醋、打/擦 较难:z/sh 走/手、足/书 很难:t/c 图/醋、塔/擦
	相同部位不同方式	容易和稍难:sh/h 书/虎、蛇/河 较难:p/k 跑/烤、爬/卡 很难:f/s 父/酥、风/僧
	卷舌音与非卷舌音	很难:ch/c 翅/刺、池/瓷

（1）闭合式训练:将需要进行识别训练的声母或韵母放到有意义的词、句中进行。训练时事先给听力障碍儿童一定的选择范围,呈现声音刺激后要求儿童在该范围内选择对应的事物。按照由易到难的原则:①选择范围由小变大,开始训练时,只给出 3~4 个用于辨听训练的物品作为备选。随着听障儿童听觉水平的提高,可以逐渐增加选择物来提升难度。②词语的识别顺序由多音节词→单音节词→音素。③关键词数量由少到多:随着听障儿童听力和语言水平的提高,可以不断增加关键词的数量,促进听觉记忆能力的提高,有利于交流能力的发展。如"把茄子放在船上面"或"把鞋子放在床下面",如果听障儿童只拿对其中一部分,训练者要把整个句子再完整复述一遍,以强调练习完整听取的能力。如果三遍都错误,再缩短句子。

训练内容:①辨听音节数量相同但差异显著的词语,如爸爸、妈妈、爷爷、奶奶。②辨听发音较为接近、容易混淆的词语,如萝卜、菠萝。③识别韵母不同、声母和声调都相同的词语,如床、船。④识别声母不同、韵母和声调都相同的词语,如打、塔。⑤听儿歌找出相应的图画:给儿童分段配上相应内容的图画,让儿童反复熟悉后,放一段歌曲,让其指出是哪幅画。

（2）开放式训练:不提供任何选择范围,直接呈现声音刺激,然后要求儿童再现出来,再现的方式可以是复述。开放式识别训练的发展阶段可参照闭合式听觉训练的发展阶段。如听到"汽车"后,模仿说出"汽车",或者用手势模仿出"汽车"的样子。还可以学唱喜欢的歌曲,或与训练者合作接唱。

4. 听觉理解训练　听觉理解训练是提高听障儿童将音和义结合的能力,使其真正懂得声音的意义。训练内容包括词语理解和短文理解训练两部分。有以下两种训练方式:

（1）闭合式训练:训练时事先给听力障碍儿童一定的选择范围,呈现声音刺激后要求儿童在该范围内选择对应的事物。按照由易到难的原则:①选择范围由小变大。②词语的理解顺序由单条件词语→双条件词语→三条件词语。③关键词数量由少到多:开始训练时一个关键词即可,如问"苹果在哪呢?"。接下来增加关键词,如问"绿色的苹果在哪呢?"。在做两个关键词以上的训练中注意备选物品的搭配选择,如让听障儿童找出"绿色的苹果",就一定要搭配有其他颜色的苹果和绿色的其他物品形成干扰,真正达到多项听觉记忆的训练目的。闭合式词语理解训练具体内容如表 6-7。闭合式短文理解可以采用听觉描述的形式,如"听一听我在说什么?""它是白色的,它是用来喝水的",要求幼儿根据训练者的描述,从备选物品(小猫、杯子、飞机)中选出杯子。

表 6-7　词语理解训练内容

目标	组别	内容(举例)
单条件词语	名词	猪、羊、牛、鸭;苹果、香蕉、饼干
	动词	吃、喝、穿、看
	形容词	长长的、短短的、红色的、黄色的

续表

目标	组别	内容(举例)
双条件词语	主谓短语	小猫在钓鱼、小狗在钓鱼、小猫在吃鱼、小狗在吃鱼
	介宾短语	小猫在床上、小猫在床下、小猫在树上、小猫在树下
	偏正短语	蓝色的衣服、黑色的衣服、蓝色的鞋、黑色的鞋
	并列短语	鼻子和眼睛、围巾和帽子
	动宾短语	吃苹果、画汽车、擦皮鞋
三条件词语	主谓短语	小猫在河里钓鱼、小狗在河里钓鱼、小猫在河里吃鱼、小狗在河里吃鱼
	介宾短语	苹果在桌子的上面、苹果在桌子的下面
	偏正短语	一件粉色的衬衣、两件黄色的外套
	并列短语	橘子、苹果和香蕉,西瓜、草莓和葡萄
	动宾短语	洗黄色的衬衣、晒白色的毛巾

(2)开放式训练:不给出选择范围,在没有猜想线索的情况下对听障儿童实施的听觉理解训练。主要采用复述、问答、开放式对话交流等形式。

二、听障儿童的言语康复训练

言语训练应立足于儿童的言语、语言发展规律,在听觉训练的基础上通过有意义的互动交流,培养听障儿童自主进行言语交流的习惯和能力。主要目的是帮助听障儿童掌握正确的发音,理解并正确表达词汇、语句,掌握恰当的沟通技巧。

(一)言语康复训练原则

1. 遵循儿童言语语言发展规律原则　由听到说、理解先于表达是儿童言语语言发展的基本规律。言语发展应以聆听为基础,在充分的听觉积累和语言理解的基础上培养表达和交流能力。

2. 创设言语交流环境原则　言语交流是语言学习的最佳途径,多利用或创设沟通情境,培养听障儿童的言语交流能力,鼓励并引导他们表达与交流的意识,并给予正面反馈。

3. 个性化原则　根据每个儿童的听觉、言语和认知发展水平,分别选择恰当的训练目标及内容。训练目标的制订应注重听觉、言语能力,而不是只关心是否掌握了某些词汇或句式。如果能建立良好的听觉记忆能力,愿意与人交流,喜欢提问和思考,就会逐渐在生活中主动获取更丰富的语言。

4. 多种方式和场所相结合原则　学习方式的所占比例需要根据听障儿童个体状况而定。听力损失严重、补偿不理想或佩戴助听设备较晚(3岁以后)以及缺乏良好的语言环境或性格内向的听障儿童,需要更多的正式训练和教学;相反,听力补偿较好、听力干预和训练较早、有良好交往环境和意愿的听障儿童,可以更多地利用自然随机的非正式训练方式。在康复训练中除了培养听障儿童的听觉言语等能力外,还要指导家长掌握相应的训练方法,帮助其在家庭生活中拓展应用,确保听障儿童将所学内容应用于实际交流中。

(二)言语康复训练内容及方法

1. 呼吸训练　目的是帮助听障儿童个体在自然呼吸的基础上学会自主控制呼吸和言语呼吸的方法,养成正确的言语呼吸的习惯和能力。具体内容参见第二章呼吸训练部分。

2. 发音训练　是指在听力障碍儿童有了一定的认识后,对其进行发音的诱导,使其逐步掌握正确的发音部位和发音方法,能够基本正确地发音。发音训练的具体内容包括:①发音诱导准备训练,包括肩颈放松训练、构音器官放松训练、发音器官放松训练、口腔训练;②起声训练,包括自然起声训练、目标音起声感知训练;③发声功能训练;④构音功能训练;⑤语音能力训练。

举例:发目标音[o]的训练方法。①教师把小狗、小猫、公鸡的图片放在桌面上,示意动物在睡觉;②教师示意孩子听"什么在叫啊?""喔-喔-喔,起床啦",家长听到公鸡叫声后操作公鸡起床,并表达"我听到喔-喔-喔的叫声了";③家长示范当公鸡,模仿公鸡叫声后,让孩子叫睡觉的动物起床;

④孩子当公鸡,教师作出睡觉的姿势,当听到孩子模仿公鸡叫声后就起床,再以同样的方式叫醒家长起床。

3. 言语交际训练　在听障儿童听觉能力训练和言语能力训练的基础上训练其在听说过程中使用一些规则和技巧,如自主聆听、电话聆听、噪声环境下聆听等。目的是培养听障儿童的交流沟通意识,鼓励他们使用尽可能多的交流方式,并逐步掌握交流沟通的基本技能,在交流沟通中巩固和发展语言。

本章小结

　　听障儿童的听力与言语障碍是儿童语言障碍之一,及早在听力干预的基础上开展听障儿童的听觉、言语训练尤为重要。本章重点讲述了听力、听觉,听力障碍的定义、分类及分级诊断,新生儿听力筛查技术,儿童助听器验配流程及助听效果评估,听障儿童听觉能力和言语能力的评定及康复训练等临床常见障碍类型和治疗方法。通过学校实训课及临床实践学习,能独立完成听障儿童听觉能力和言语能力的评定,并制订出个性化训练计划。

思考题

1. 常见的测听技术有哪些?
2. 听障儿童听觉康复训练的内容。

扫一扫,测一测

思考题及思路解析

（李凌雁）

第七章 吞咽障碍

学习目标

1. 掌握吞咽障碍的定义；吞咽障碍的常见症状与体征；不同分期吞咽障碍的症状与体征；假性延髓麻痹与延髓麻痹导致吞咽障碍的鉴别；吞咽障碍的并发症；吞咽障碍的筛查、临床评估方法；吞咽障碍的呼吸训练、口面运动感觉训练、代偿方法、进食前后口腔和咽部清洁。

2. 熟悉正常吞咽器官与解剖特点；吞咽的生理过程与神经控制；吞咽障碍的分类；吞咽障碍与呼吸的关系；吞咽障碍评估的流程；吞咽造影检查的方法；吞咽障碍治疗计划的制订；吞咽障碍的电刺激治疗。

3. 了解吞咽障碍的常见病因；吞咽障碍与言语障碍的关系；纤维内镜吞咽功能检查、超声检查、放射性核素扫描、测压检查、表面肌电图、脉冲血氧定量检查方法；吞咽障碍的针灸治疗；球囊导管扩张术。

4. 具有康复治疗的思维与素养，能规范的开展吞咽障碍的评估与治疗活动。

5. 能与患者及家属进行沟通，开展吞咽障碍的健康教育。

第一节 正常吞咽

吞咽是人类最复杂的行为之一，是食物经咀嚼形成的食团经由口腔、咽、食管入胃的过程。它由**延髓吞咽中枢**控制，来自唇、颊、舌、腭、口腔底部、咽、喉、声带、会厌、食管等处的黏膜感觉经三叉神经、舌咽神经、迷走神经传入，在延髓吞咽中枢和皮质、皮质下中枢的控制下，经由三叉神经、面神经、迷走神经、副神经、舌下神经传出，从而控制口咽、喉部肌肉参与口咽部吞咽。咽期及食管期主要为非自主神经肌肉运动。整个吞咽的过程需要各个器官结构有序、运动协调。

一、吞咽器官与解剖特点

参与吞咽的器官主要包括唇、颊、舌、软腭、喉、食管等（图7-1）。

（一）唇

唇由口轮匝肌及覆盖在其上的黏膜皮肤构成。主要是在咀嚼和吞咽时封闭口腔前部，防止食物漏出，并可紧贴牙弓将食物从口腔前部挤入口腔内。

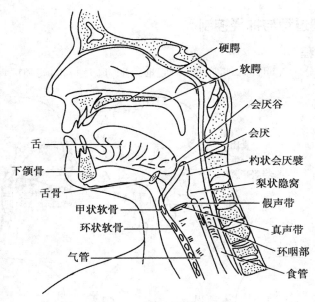

图 7-1 吞咽相关解剖标志

（二）颊

颊由黏膜、颊肌和皮肤构成。主要是帮助咀嚼和吸吮，咀嚼时配合舌的活动将食物放于上、下磨牙之间。

（三）舌

舌由舌内肌、舌外肌构成。主要是咀嚼时搅拌食物，使之与食物充分混合，并将食物送至磨牙之间，便于牙齿对食物的切割和研磨。当食物形成食团时，舌将其推送到咽部。

（四）软腭

软腭由腭部 6 对肌肉表面覆以黏膜形成，其后部斜向后下方称为腭帆，其后缘的咽腭弓和舌腭弓及腭垂（悬雍垂）构成腭帆的游离缘，与双侧的腭舌弓和舌根构成咽峡。软腭的作用是咀嚼时与舌形成舌腭连接，防止食物提前漏入咽部。准备吞咽时，软腭上抬，增厚隆起，与咽后壁接触，封闭鼻咽与口咽之间的通道，防止食物从鼻腔反流。

（五）咽

咽是上宽下窄、前后略扁的漏斗型肌性管道。顶壁位于颅底，下方与喉、食管分别相接。自上向下分别通入鼻腔、口腔和喉腔，故可分为鼻咽、口咽（食物和呼吸通道）和喉咽三部分。咽的主要作用是感受食物的刺激，感觉信息反馈回脑干的吞咽中枢和大脑皮质，从而引起和完成吞咽反射。

（六）喉

喉是以软骨为支架，借关节、韧带和喉肌连接而成。喉结构包括会厌、杓状软骨、真假声带、甲状软骨、环状软骨。当食团还在口腔内或刚刚进入咽部时，喉结构就已经发生变化。首先是杓状软骨尖端向前弯曲，抵在会厌的根部；然后会厌向后下返折，盖在杓状软骨上面；与此同时，喉结构提升过程中真假声带依次关闭，防止食物在吞咽时进入呼吸道；喉随咽上提且稍向前移，使食管上括约肌打开，食管入口开放。食物在咽期吞咽起始前或之后可进入或停留在会厌谷和梨状隐窝。

（七）食管

食管是与咽部相连的管腔。上端与环状软骨后部持平，由食管入口开始，下端位于食管裂口下部，与胃部相连。可分为颈部食管、胸部食管、腹部食管三个部分，并有各自狭窄的部分。食管上、下两端各有一个括约肌。上端为食管上段括约肌（UES）与咽相连，UES（由环咽肌、下咽缩肌远侧部和食管近端肌肉组成）的作用是使咽与食管分隔，在呼吸时防止气体进入消化道，防止食物由食管反流进入咽，保护呼吸道。

二、吞咽的生理过程与神经控制

(一) 吞咽的生理过程

正常人的吞咽过程分为五期,即口腔前期、口腔准备期、口腔期、咽期和食管期(图 7-2)。

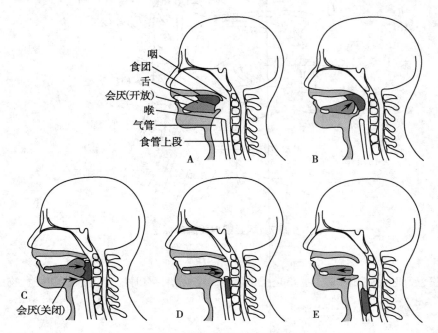

图 7-2 吞咽的生理过程分期
A. 口腔准备期;B. 口腔期;C、D. 咽期;E. 食管期。

1. 口腔前期 口腔前期是患者通过视觉和嗅觉感知食物,用餐具或手指将食物送至口的过程。

生理特点:看见或闻到食物,口腔开始分泌唾液。

2. 口腔准备期 口腔准备期是摄入食物并在口腔内咀嚼形成食团的过程。

生理特点:张口,食物进入口腔之后口唇闭合;舌感知食物的味道、温度和质地,与颊配合将食物放于上、下磨牙之间进行咀嚼,食物与唾液充分混合,最终形成食团;咀嚼过程中,颞下颌关节由肌肉牵拉产生上下前后的运动,完成对食物的充分研磨;口腔后部的软腭与舌根相接,阻止食物提前进入咽腔;咽与喉处于静止状态,呼吸道开放且呼吸存在。这一时期可以随意控制。

3. 口腔期 口腔期是食团向咽运送的过程。

生理特点:从食团被舌根推过腭咽弓即开始吞咽动作;舌根上抬,与硬腭接触面扩大的同时向后挤压食团进入咽部;与此同时,软腭上抬,增厚隆起,与咽后壁接触,封闭鼻咽与口咽的间隙,形成鼻咽腔闭锁。此期时间短,一般少于 1.0~1.5s。

4. 咽期 咽期是食团通过吞咽反射由咽部向食管运送的过程。

生理特点:软腭上抬和后缩,完全闭锁鼻咽腔,防止食物进入鼻腔;舌根下降和后缩,与咽后壁接触,关闭口咽腔,防止食物反流入口;舌根向后方压迫会厌,向下封闭喉口,喉随咽上提且稍向前移,使环咽肌开放,食管入口开放;咽缩肌规律地由上至下收缩,推动食团向下移动。咽期是吞咽的关键期,呼吸道必须闭合以防止食团进入呼吸系统,呼吸道闭合时间 0.3~0.5s。这一期为非自主性活动。

5. 食管期 食管期是指食团通过食管进入胃的过程。

生理特点:从环咽肌开放开始,食管肌肉顺序收缩,推动食团向下运动,食管下段括约肌放松,食团进入胃。

(二) 吞咽的神经控制

吞咽主要有 6 对脑神经(面神经、三叉神经、舌咽神经、迷走神经、舌下神经、副神经)和 3 对颈神经(C_1~C_3)参与,支配、控制参与吞咽动作的 26 对肌肉(表 7-1)。

表 7-1 吞咽的神经控制

吞咽过程	生理特点	主要相关肌肉	神经支配
口腔前期	感知食物,用工具摄取食物		
口腔准备期	闭合口唇	口轮匝肌、颊肌	面神经
	咀嚼运动	咀嚼肌	三叉神经
	搅拌食物	舌肌、颊肌	舌下神经、面神经
	保持食物在口腔内,并协助咀嚼	面肌、腭肌	舌咽神经、迷走神经、三叉神经、面神经
口腔期	推送食团,闭锁鼻咽腔	腭肌	三叉神经、舌咽神经、舌下神经、迷走神经
咽期	推动食物进入食管	咽肌	迷走神经、副神经
	封闭呼吸道	咽肌、喉肌	舌咽神经、迷走神经
食管期	肌肉蠕动输送食团		迷走神经、交感神经

第二节 吞咽障碍概述

吞咽障碍是一个总的症状名称,是指食物经口到胃的生理过程发生障碍。吞咽障碍的症状因发病的原因、部位、性质不同而有很大的差别,轻者仅感吞咽不畅,重者可引起营养不良、吸入性肺炎、脱水等不良后果。

一、吞咽障碍的分类与常见病因

(一) 吞咽障碍的分类

吞咽障碍的分类方法常见有两种,一种按有无解剖结构异常分为器质性吞咽障碍和功能性吞咽障碍,一种按解剖部位的不同分为口咽部吞咽障碍和食管部吞咽障碍。

(二) 吞咽障碍的常见病因

1. 器质性吞咽障碍的常见病因 包括:①口咽部器质性疾病,如舌炎、扁桃体炎、甲状腺炎等;②食管性器质性疾病,如食管肿瘤、食管内压性憩室、反流性食管炎、食管肌炎等。

2. 功能性吞咽障碍的常见病因 包括:①中枢神经系统疾病,如脑卒中、痴呆、帕金森病、脑外伤等;②脑神经疾病,如多发性硬化、运动神经元病等;③神经肌肉接头病,如重症肌无力、肉毒毒素中毒等;④肌肉疾病,如多发性肌炎、颈部肌张力障碍等;⑤食管动力性病变,如胃-食管反流病、食管-贲门失弛缓症、弥散性食管痉挛、环咽肌失弛缓症等;⑥心理因素,如癔症、焦虑、抑郁等。

3. 口咽部吞咽障碍的常见病因 多由口咽部器质性疾病、中枢神经系统疾病、脑神经疾病、神经肌肉接头及肌肉疾病等原因引起。

4. 食管部吞咽障碍的常见原因 多由食管器质性疾病、食管动力性病变、外源性纵隔疾病(肿瘤、感染)等原因引起。

二、吞咽障碍的症状与体征

(一) 吞咽障碍的常见症状与体征

患者常出现流涎、食物溢出,饮水呛咳,吞咽时或吞咽后咳嗽,鼻腔反流,食物残留或有哽噎感,进食后声音嘶哑或低沉,进食后突发呼吸困难,呼吸急促、严重时有发绀,进食时胸口有食物堵塞感等。长期可出现体重下降、食欲减退、营养不良、发热或吸入性肺炎等。

(二) 不同分期吞咽障碍的症状与体征

1. 口腔准备期与口腔期 影响流质和纤维素的食物吞咽,半流质和黏稠性食物较好,假性延髓麻痹多为此障碍。常见症状与体征:吞咽口水过多或不足,流涎、食物溢出,食团形成困难、食物无法被推送至咽部,面颊部食物残留、吞咽启动延迟或困难,口腔常含食物等。

2. 咽喉期 进食流质易引起呛咳或误吸,延髓麻痹多为此障碍。常见症状与体征:饮水呛咳,吞咽时或吞咽后咳嗽,鼻腔反流,食物残留在会厌谷、梨状窝或有哽噎感,进食后声音嘶哑或低沉,进食后突发呼吸困难,呼吸急促、严重时有发绀,声音嘶哑,环咽肌打开不充分或不能,呼吸急促、吞咽时无法屏住呼吸等。

3. 食管期 进食固体食物有卡住感觉,进流食无问题。常见症状与体征:对固体食物吞咽困难,食物易卡在食管、吞咽后感觉食物不易进入胃部,躺卧后食物逆流至口腔等。

假性延髓麻痹与延髓麻痹导致的吞咽障碍鉴别

两侧大脑半球病变引起吞咽障碍,呈假性延髓麻痹状态,即口腔准备期、口腔期障碍严重,咀嚼、食团形成、食团移送困难,但吞咽反射仍有一定程度的残留。脑干延髓吞咽中枢病变引起的吞咽障碍则呈现延髓麻痹状态,吞咽障碍主要发生在咽期,特征是吞咽反射极其微弱甚至消失,在口腔前期、口腔准备期甚至口腔期没有障碍或仅有轻微障碍。因此,延髓麻痹往往误咽情况严重,多数病例治疗困难。假性延髓麻痹与延髓麻痹导致的吞咽障碍鉴别见表 7-2。

表 7-2 延髓麻痹与假性延髓麻痹导致的吞咽障碍鉴别

鉴别要点	假性延髓麻痹	延髓麻痹
损伤部位	双侧上运动神经元损害	下运动神经元损害
精神状态	影响精神状态,出现精神错乱、痴呆、定向和定位力差	不影响精神状态
咽反射	存在	消失
情绪	情绪易变常见	情绪易变罕见
有无病理反射	有	一般无
影响阶段	口腔期	咽期

不同时期吞咽障碍的症状、体征及其发生机制思维导图

三、吞咽障碍与呼吸的关系

呼吸和吞咽都是维持生命的主要功能,两者之间有着密切的关系。正常吞咽时,口腔准备期咀嚼时用鼻呼吸,咽期食团刺激软腭部的感受器引起一系列肌肉的反射性收缩,尤其是声带内收,声门封闭,喉上抬并紧贴会厌,关闭喉入口,封闭咽与气管的通道,屏住呼吸,食物通过咽,随后重新恢复的呼吸过程由呼气开始。如果在咀嚼时用口呼吸、吞咽瞬间呼吸、咽期发生呼吸急速或任何使声门不能及时和恰当关闭的情况,都有可能使食物和液体进入呼吸道,引起误吸。正常人往往能通过咳嗽清除呼吸道误吸物,而吞咽障碍患者由于胸廓过度紧张或呼吸肌无力、咳嗽能力减弱等原因,无法完全咳出误吸物,易引起误吸性肺炎。

四、吞咽障碍与言语障碍的关系

口部运动是参与进食、吞咽及构音运动的基础。口部运动控制能力差可导致吞咽障碍、言语障碍,吞咽障碍患者可伴有言语上的障碍,言语障碍患者也可伴有吞咽的问题。

五、吞咽障碍的并发症

吞咽障碍的出现轻则影响生活质量,重则危及生命。常见的并发症有误吸和误吸性肺炎、营养不良、心理与社会交往障碍。

（一）误吸和误吸性肺炎

误吸是吞咽障碍最常见且需要优先处理的并发症。吞咽障碍患者由于吞咽生理机制受损,误吸比较常见和频繁,进而导致脱水、营养不良、肺部感染的发生率增高,同时进食之愉悦的良好心理状态也会受影响,从而降低日常生活质量。误吸性肺炎就是由于误吸及胃内容物反流所致肺部感染,严重者可出现窒息,危及生命。

（二）营养不良

因进食困难,机体所需的营养和液体得不到满足,出现水电解质紊乱、消瘦和体重下降。营养不良可以增加患者各种感染的发生率和病死率,是导致不良结局的重要原因。

（三）心理与社会交往障碍

因不能经口进食、佩戴鼻饲管,患者容易产生焦虑、抑郁、社交隔离等精神心理问题。对儿童来说,甚至可出现语言、交流技巧发育迟滞或障碍,影响社会交往。

第三节　吞咽障碍的评定

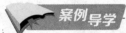

案例导学

患者,男性,54 岁。右侧肢体活动不利伴吞咽困难半个月,无明显体重下降及肺内感染症状。头颅 MRI 检查示:脑干梗死。言语治疗科评定结果:

吞咽功能评估:反复唾液吞咽 30s 内,吞咽次数 1 次。

口面功能评估:右侧唇闭合不全,力度减弱,咧唇、圆唇差,鼓腮差,咬肌力量减弱,伸舌向右偏斜,舌灵活度减弱,下颌闭合差,软腭上抬不充分,咳嗽反射、咽反射未引出。

问题:

1. 患者是否需做进一步评估? 如果需要,可采取何种方法进行评估?

2. 吞咽障碍评定应遵循的一般流程是什么?

3. 吞咽障碍评定的方法包括哪些?

一、吞咽障碍评定的流程

吞咽障碍的评定一般应遵循以下流程(图 7-3):首先进行症状性筛查,如诊断性筛查结果为阴性,可基本排除吞咽障碍,如筛查结果为阳性,需进一步进行临床评价(非进食时评估、进食评估)及仪器评价(影像学检查、非影像学检查),分析存在的问题。

二、吞咽障碍评定的方法

（一）吞咽障碍的筛查

1. 症状筛查　早期吞咽障碍的筛查可降低吸入性肺炎的风险,降低致死性并发症的发生率。通过询问和查体,观察患者的意识状况及姿势控制能力。如患者可以坐起,可进一步观察口腔卫生、唾液控制的情况。发现患者是否存在引起误吸风险的症状体征:饮水呛咳,吞咽时或后咳嗽,口、鼻反流,食物残留或有异物感,进食后声音嘶哑或低沉,进食后突发呼吸困难,呼吸急促、严重时有发绀,进食时胸口有食物堵塞感等,以及是否有体重下降、食欲减退、营养不良、发热或吸入性肺炎等症状。

2. 诊断性筛查

（1）反复唾液吞咽测试(repetitive saliva swallowing test,RSST):是观察引发随意性吞咽反射的一种简单方法。采用舒适体位,让患者尽量快速反复吞咽,观察在 30s 内患者吞咽的次数和动度。

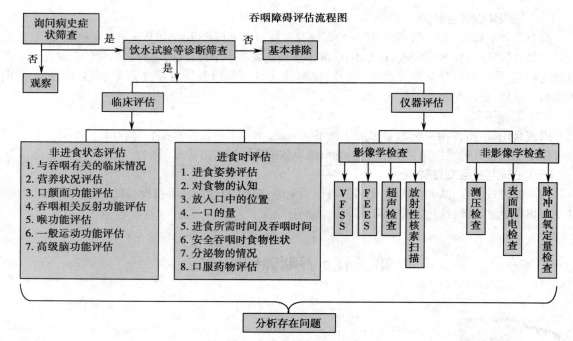

吞咽障碍评估流程图

图 7-3 吞咽障碍评定的流程图

具体过程:检查者将手指放在患者的喉结及舌骨处,让其喉结和舌骨随着吞咽运动越过手指,向前上方移动再复位,下降时刻即为吞咽完成时刻。当患者口腔干燥无法吞咽时,可在舌面上注入约1ml水后再让其吞咽。对因意识障碍或认知障碍不能听从指令的患者,反复唾液吞咽测试执行起来有一定的困难,这时可在口腔和咽部做冷按摩,观察吞咽的情况和吞咽启动所需要的时间。高龄患者30s内完成3次即可。

结果判断:30s内吞咽次数少于3次或喉上抬的幅度小于2cm为异常。

(2)饮水试验(water swallowing test,WST):主要通过饮水来筛查患者有无吞咽障碍及其程度。

具体过程:让患者像平常一样喝下30ml水,然后观察和记录饮水时间、有无呛咳、饮水状况等,并记录患者是否会出现啜饮、含饮、水从嘴唇流出、小心翼翼地喝等情况(表7-3)。

表 7-3 饮水试验结果分级及结果判断

分级	结果判断
Ⅰ级:可一次喝完,无呛咳	正常:Ⅰ级,在5s内完成
Ⅱ级:分两次以上喝完,无呛咳	可疑:Ⅰ级,在5s以上完成;Ⅱ级
Ⅲ级:能一次喝完,但有呛咳	异常:Ⅲ、Ⅳ、Ⅴ级
Ⅳ级:分两次以上喝完,有呛咳	
Ⅴ级:常常呛住,难以全部喝完	

(3)染色试验:针对气管切开或有误吸风险的患者,给予一定量的蓝色染料混合食物吞咽,观察是否有食物咳出或吸出。

结果判断:若从气管套有咳出或吸出蓝色染料食物,证明有误吸,应该进行进一步评估。

(4)吞咽筛查量表(eating assessment tool-10,EAT-10):吞咽筛查量表包括10项吞咽障碍相关问题,每项评分为4个等级:0分,无障碍;1分,轻度障碍;2分,中度障碍;3分,重度障碍;4分,严重障碍;3分以上视为吞咽功能异常。EAT-10有助于识别误吸的征兆和隐性误吸以及异常吞咽的体征,与饮水实验同用可提高筛查试验的敏感性和特异性(表7-4)。

表7-4 吞咽筛查量表

姓名_____ 年龄____ 性别____ 记录日期_____ 科室_____ 病床_____ 住院号_____

请回答您所经历的下列问题处于什么程度?

0 没有,1 轻度,2 中度,3 重度,4 严重

1. 我的吞咽问题已经使我的体重减轻	0	1	2	3	4
2. 我的吞咽问题影响到我在外就餐	0	1	2	3	4
3. 吞咽液体费力	0	1	2	3	4
4. 吞咽固体食物费力	0	1	2	3	4
5. 吞咽药片(丸)费力	0	1	2	3	4
6. 吞咽时有疼痛	0	1	2	3	4
7. 我的吞咽问题影响到我享用食物时的快感	0	1	2	3	4
8. 我吞咽时有食物卡在喉咙里的感觉	0	1	2	3	4
9. 我吃东西时会咳嗽	0	1	2	3	4
10. 我吞咽时感到紧张	0	1	2	3	4

得分:将各题的分数相加,将结果写在总分栏。

总分(最高40分)

结果与建议:如果EAT-10的每项评分超过3分,您可能在吞咽的效率和安全方面存在问题,建议作进一步的吞咽检查和治疗。

(二)吞咽障碍的临床评价

1. 非进食状态评价

(1)与吞咽相关的临床情况:主诉、病史、服药史等一般情况的评价。

(2)营养状况评价:患者的体重变化、体重指数、食物的摄入量、营养方式(经口进食、鼻饲或其他方式)的评估。

(3)口面功能评价:评估由外及里、由上至下,逐层对吞咽器官评估,包括结构、感觉、运动等功能。

1)直视观察:观察唇结构及黏膜有无破损,两颊黏膜有无破损,唇沟和颊沟是否正常,硬腭的结构,软腭和悬雍垂的体积,腭、舌咽弓的完整性,舌的外形及表面是否干燥,牙齿及口腔分泌物状况等。

2)唇、颊部的运动:静止状态唇部的位置,有无流涎,露齿时口角收缩的运动、闭唇鼓腮、交替重复发[u]和[i]音,观察说话时唇的动作。

3)颌的运动:静止状态下颌的位置,言语和咀嚼时颌的位置,是否能抗阻运动。

4)舌的运动:静止状态下舌的位置,伸舌运动、舌抬高运动、舌向双侧运动、舌的交替运动、言语时舌的运动及抗阻运动。舌的敏感程度,是否有感觉过敏及感觉消失。

5)软腭的运动:发[α]音观察软腭的上抬,言语时是否有鼻腔漏气;软腭上抬差的患者刺激腭弓是否有上抬。

(4)吞咽相关反射功能评价:主要包括吞咽反射、咽反射、呕吐反射、咳嗽反射。

1)吞咽反射:

评估方法:检查者把一手的示指放在患者的喉头下腭部,中指放在舌骨部,无名指放在甲状软骨上部,小指放在甲状软骨下部,然后让患者做吞咽动作。示指、中指触及舌肌、舌骨运动,用无名指、小指触知喉头上提运动,观察上提的速度、距离及力量。

结果判断:①正常,指令患者"开始吞咽"到实际上提的时间小于1s。②可疑为异常,指令患者"开始吞咽"到实际上提的时间超过1s。③异常,用拇指及示指的指腹压在甲状软骨加以阻力,观察喉头上举的力量强度,阻力很小也不能上提。④吞咽反射存在,喉不能自发上提,但拇指、示指将甲状软骨向上推,帮助上提,能引起吞咽动作。

2)咽反射:

评估方法:用棉棒或0号喉镜触碰硬腭与软腭的交界处或软腭和腭垂的下缘,通过被检查者的反应判断咽反射的强弱。

结果判断:咽反射消失或低下提示患者不能吞咽或保护气道,反映迷走、舌咽脑神经的功能和关闭喉的能力。①阳性:皱眉、痛苦表情、恶心。②稍减弱:痛苦表情、无恶心。③减弱:只有轻度痛苦表情。④消失:无痛苦表情、无恶心。

3)呕吐反射:是基本保护的反射,是软腭与悬雍垂和咽壁同时提起并呕吐的动作。欠缺呕吐反射并不表示患者无法进食。

评估方法:用棉棒刺激舌根部,或教患者说"啊",观察患者的反应、软腭提升程度。

结果判断:①过度反应,逃避、表情不悦,通常棉棒只触碰口腔前部患者就想呕吐。②反应消失或减弱,患者对棉棒刺激无反应、无呕吐。

4)咳嗽反射:咳嗽一种防止吸入异物的保护机制。

评估方法:观察患者自主咳嗽以及受刺激后的咳嗽反应。

结果判断:咳嗽无力或声音嘶哑,可能表示肺活量不足或声门闭合的能力不足。在吞咽时有咳嗽,提示声带关闭差。在咽喉吞咽1min后出现咳嗽,提示喉上提减低,咽喉蠕动差或食管括约肌有障碍。在吞咽后有咳嗽、流水声,感觉有憋气、呼吸紧张、咳嗽不能缓解,提示有吸入异物的可能。

(5)喉功能评价

1)音质/音量的变化:嘱患者发[ɑ]音,聆听其发音的变化。如声音沙哑且音量低,声带闭合差,在吞咽时呼吸道保护欠佳,容易误吸。

2)发音控制/范围:与患者谈话,观察其音调、节奏等变化。如声音震颤,节奏失控,为喉部肌群协调欠佳,吞咽的协调性会受到影响。

3)刻意的咳嗽/喉部的清理:嘱患者作咳嗽,观察其咳嗽力量变化。如咳嗽力量减弱,将影响喉部清除分泌物、残留食物的能力。

4)吞唾液时喉部的处理:观察患者有无流涎,询问家属患者是否经常"被口水呛到"。如果有,估计处理唾液能力下降,容易产生误吸。

5)喉上抬:观察空吞咽时喉上抬的运动。检查方法:治疗师将手放于患者下颏下方,手指张开,示指轻放于下颌骨下方的前部,中指放在舌骨,环指放于甲状软骨的上缘,小指放于甲状软骨下缘,嘱患者吞咽时环指的甲状软骨上缘能否接触到中指来判断上抬的能力。正常吞咽时,甲状软骨能碰及中指(2cm)。

(6)一般运动功能的评价:与吞咽相关的姿势保持、平衡能力、吞咽食物时相关的上肢功能、耐力等方面的评价。

(7)气道情况评价:是否有插管、气管套管、呼吸机使用等。

(8)高级脑功能评价:重点评估是否有吞咽失用、单侧空间忽略症,能否集中注意进食,能否理解指令并执行。

知识链接

吞咽失用的检查

吞咽失用的主要表现为没有给患者任何有关进食和吞咽的语言提示,给患者盛着食物的碗筷,患者能正常地进食,吞咽也没问题,但给予患者口头指示进食吞咽时,患者意识到需要吞咽的动作却无法启动,无法完成整个进食过程。有些患者会自行用勺子将食物送入口中,但不会闭唇、咀嚼,或舌头不会搅拌运送食物,不能启动吞咽,而无意识或检查中可观察到患者唇舌各种运动功能都正常。吞咽失用可能与认知功能有关。

2. 进食时评价

(1)进食姿势评价:正常的姿势是进食的前提条件,应观察患者采取何种姿势进食,是否可以坐位

进食,进食时躯干是否可以保持平衡,姿势的调整是否对进食产生影响。

(2)对食物的认知:观察患者是否有意识地进食。给患者看食物,观察有无反应。将食物触及其口唇,观察是否张口或有张口的意图。

(3)放入口的位置:观察患者能否将食物正常送入口中,张口是否正常,食物入口的流畅性,是否有食物溢出。

(4)一口量:评估患者一次安全性进食和吞咽食物的量,建议从 2~4ml 开始。

(5)进食所需时间及吞咽时间:评估患者一餐所需时间及一次吞咽的时间。

(6)呼吸情况:正常咀嚼时用鼻呼吸,吞咽瞬间需要呼吸暂停(0.3~0.5s)。如果患者在进食时过程中呼吸急促,咀嚼时用口呼吸,吞咽瞬间呼吸,易引起误吸。

(7)安全吞咽时的食物性状:评估食物的黏稠度、松散性等,重点评估患者适合什么样的食物,或者进食什么样的食物出现呛咳。观察时使用的食物包括:①流质,如水、清汤、茶等;②半流质,如稀粥、麦片饮料、加入增稠剂的水等;③糊状食物,如米糊、浓粥等,平滑而柔软,最容易吃;④半固体,如烂饭,需要中等咀嚼能力;⑤固体,如正常的米饭、面包等,需要较好的咀嚼力。开始时使用糊状食物,逐步使用流质、半流质,然后过渡到半固体、固体。

(8)分泌物的情况:重点观察唾液和痰液,唾液分泌是否正常,可否与食物充分混合形成食团;进食后痰液是否增多,咳出的痰液是否有食物。

(9)口服药物评价:观察患者是否可安全吞咽口服药物(药片、胶囊或药水),是否有导致误吸和窒息的风险,是否可直接吞下服用,是否可引起或加重吞咽障碍。中枢神经系统镇静剂如巴比妥等有抑制保护性咳嗽、吞咽反射的不良反应,可导致气道风险。

(三)吞咽障碍的仪器评价

1. 影像学检查

(1)吞咽造影检查(videofluoroscopic swallowing study,VFSS):适用于口腔、咽、食管期吞咽障碍患者,是目前公认最全面、可靠、有价值的吞咽功能检查方法,被认为是吞咽障碍评估的金标准,在判断隐性误吸方面具有决定作用。

VFSS 是在 X 线透视下观察患者吞咽不同黏稠度的由钡剂包裹的食团时对口、咽、喉、食管的吞咽运动所进行的特殊造影,通过录像动态记录所看到的影像并加以分析的一种检查方法。该方法通过观察正位和侧位成像,对吞咽的口腔准备期、口腔期、咽期、食管期进行详细的评估和分析,也可对舌、软腭、咽部及喉部的解剖结构和食团的运送经过进行观察。通过观察进食各种性状食物时的情况、吞咽的启动情况、是否有误吸以及清除能力,判断个体的解剖结构、生理功能是否存在异常,以发现吞咽障碍结构性或功能性异常的病因及部位、程度和代偿情况,从而选择有效的治疗措施。

1)准备工作:①检查设备,使用带有录像功能的 X 线机,记录吞咽从口腔准备期到食物进入胃的动态变化情况。②所需材料,造影剂一般为 20% 或 76% 泛影葡胺溶液或钡剂。造影检查时,将泛影葡胺与米粉混合,调制成不同性状的造影食物备用。其他物品包括水、杯、匙羹、吸管、量杯、压舌板、吸痰器等。

2)检查前:进行清洁口腔、排痰、适当的口腔内按摩、颈部旋转运动、发声、空吞咽等吞咽准备运动。如果可以,最好把鼻饲管拔出进行检查,因为鼻饲管会影响食物运送速度,影响观察。调制造影食物备用。将患者置于 X 线机床上,标准的操作是患者直立位进行,不能站立的患者用固定带固定。

3)检查时:进食显影食物,每口的食物量一般由 1ml 起,逐渐加量,原则上先液体后糊状和固体,从一匙开始,如无问题逐渐加量。观察并录像,一般选择正位和侧位观察,其中左前或右前30° 直立侧位,颈部较短者此位可更清晰地显示造影剂通过环咽肌时的开放情况。观察不同性状食物是否产生异常症状,发现障碍后用哪种补偿方法有效,补偿方法包括调节体位、改变食物形态、清除残留物等。

4)主要观察的信息:

正位像:观察会厌谷和单侧或双侧梨状窝是否有残留,以及辨别咽壁和声带功能是否不对称(图 7-4)。

侧位像:主要确定吞咽过程的器官结构与生理异常的变化,包括咀嚼食物、舌头搅拌和运送食物的情况、食物通过口腔的时间、舌骨和甲状软骨上抬的幅度、腭咽和喉部关闭情况、时序性、协调性、肌肉收缩力、会厌放置、环咽肌开放情况、食物通过咽腔的时间和食管蠕动运送食团的情况等。

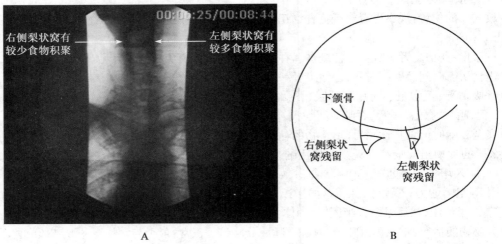

图 7-4 吞咽 X 线荧光透视
A. 吞咽 X 线荧光透视正位像;B. 吞咽 X 线荧光透视正位像图示。

观察是否有下列异常表现(图 7-5)。①滞留:吞咽前造影剂在会厌谷或梨状窝内积聚,数次吞咽后能及时排出。②残留:吞咽后造影剂仍留在会厌谷或梨状窝,多次吞咽后不能及时排出。③反流:造影剂从下咽腔向上反流入咽腔或口咽腔。④溢出:在会厌谷或梨状窝的造影剂积聚超过其容积而溢出来,通常情况下会溢入喉前庭。⑤渗漏:造影剂流向鼻咽腔、喉前庭、气管等处。溢出和渗漏往往同时发生。⑥误吸:造影剂进入气管、支气管及肺泡内。通常以声门为界,未通过声门仍在前庭者属于渗漏。

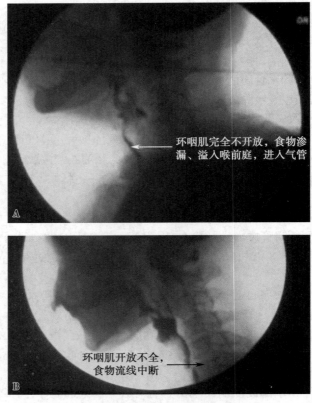

图 7-5 吞咽 X 线荧光透视侧位像异常表现
A. 环咽肌完全不开放,食物误吸入气管;B. 环咽肌开放不完全,食物残留于会厌谷,溢入喉前庭。

（2）纤维内镜吞咽功能检查(fiberoptic endoscopic evaluation of swallowing,FEES)：适用于口咽期吞咽障碍的患者，被认为是床旁吞咽障碍评估中安全、有效的检查方式。可在内镜直视下观察平静呼吸、用力呼吸、咳嗽、说话和吞咽过程中鼻、咽部、喉部、会厌、杓状软骨和声带等的功能状况，了解进食时食物积聚的位置及量，判断是否存在误吸。此项检查能精确反映杓会厌襞的感觉功能和口咽对食团的感知觉程度，但因吞咽时会厌翻转造成的"白屏"现象，在误吸的判断方面与VFSS相比并无明显优势。

（3）超声检查：适用于口咽期吞咽障碍的患者，是一种无创性检查，操作简单，可在床边完成。可对吞咽时舌的运动、舌骨和喉的提升、口腔软组织结构和动力、食团的运转情况、咽腔食物残留情况进行定性分析。

（4）放射性核素扫描：适用于口腔、咽、食管期吞咽障碍患者。相对传统的影像学检查手段，对吞咽器官的解剖结构有很好解析，能定量分析吞咽的有效性和误吸量，但对动态的食团和器官的运动解析不佳。放射性核素扫描以科研应用为主，临床使用较少。

2. 非影像学检查

（1）测压检查：适用于咽和食管期运动功能障碍的疑难病例和不典型病例。通过测定咽腔内压力，可对吞咽功能进行量化，测量从咽至食管内空间各点的压力。同时，还可通过显示食管上括约肌部分咽部的压力情况，间接反映咽部肌肉与食管上下括约肌的功能和协调性。另外，密集排列的测压通道还可反映食管节段性的功能异常。通过该检测，可精确测量从腭咽至食管长达30cm内的任一点的压力变化。VFSS在评估咽部肌肉收缩程度及食管括约肌开放幅度方面缺乏客观性，咽腔测压检查作为VFSS的补充，可与VFSS相结合同步进行，既可量化吞咽动力学变化，又可观察吞咽各期的生理功能变化。

（2）表面肌电图检查：适用于口咽神经肌肉疾病的患者。可无创记录静息状态下和吞咽运动时肌肉活动的生物电信号，通过吞咽不同体积水或黏稠度不等的食物，记录并分析各肌电活动的发生时序性、口咽吞下开始和持续的时间以及肌电图的波幅、形态等。针对不同肌肉的解剖位置，可根据需要选择贴片或针式电极。但针式电极对于操作人员要求高，患者依从性低，而贴片电极因非侵入性、简单快速性、低成本性以及易被患者接受的优点，使用较广泛。

（3）脉冲血氧定量检查：适用于误吸的患者，是一种无创、无放射性损失、可重复操作的方法。多数吞咽障碍患者出现误吸时血氧饱和度下降超过2%。

第四节　吞咽障碍的治疗

一、治疗计划的制订

（一）安全问题

这是训练计划实施的最基本问题，是与呼吸道保护密切联系的。当患者因误吸导致呼吸道感染危险增加或因吞咽固体食物导致呼吸道阻塞时，有关的评估和治疗将不再安全。

（二）个体化问题和目标的制订

每个患者吞咽障碍的侧重点不同，针对不同患者的治疗计划也应该不同。应在充分了解患者目前的状况及影响因素的基础上为患者制订应达到的短期目标和长期目标。

（三）临床适应证

任何疾病引起的吞咽障碍都要通过相应的评估方法，了解患者是否存在吞咽障碍及其程度。

（四）预期的风险与收益

在制订治疗计划时，需要清楚各项治疗的风险与收益并权衡利弊。如声门上吞咽训练对改善吞咽功能有良好的效果，但此法可产生咽鼓管充气效应，可能导致心脏猝死和心律失常，对有冠心病的脑卒中等神经损伤患者应禁做此训练。

（五）进食的途径

营养是首要问题，应确定患者进食的途径，是经口进食、经鼻管饲、经口管饲，还是需胃造瘘。患者如能经口进食,食物的性状要求、进食的心理等因素在治疗计划的制订中也应考虑。

(六) 功能性结局

在决定患者是否开始某些治疗计划时,需先确定患者可能达到的功能性结局。

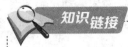

哪些吞咽障碍患者可以经口进食?

意识清醒、可遵从指令、肺功能稳定、无感染征兆、吞咽时会短暂闭气、吞咽后会接着呼气、有咳嗽反射、能自如控制口舌、有自主吞咽动作、经吞咽造影检查确认对代偿性喂食方法有良好反应、本人及家属愿意配合的患者可以经口进食。

二、治疗方法

(一) 吞咽功能恢复训练

1. 呼吸训练　正常吞咽时呼吸停止,而吞咽障碍患者在吞咽时有时会吸气而引起误吸。呼吸训练的目的:提高呼吸控制能力;学会随意咳嗽,及时排出误吸入气道的食物;强化声门闭锁。

(1)缩口呼吸:用鼻吸气,缩拢唇呼气,呼气控制越长越好。此方法可调节呼吸节奏,延长呼气时间,使呼气平稳。

(2)腹式呼吸:患者卧位屈膝,治疗师将手放在患者的上腹部,让患者用鼻吸气,用口呼气,并在呼气结束时在上腹部稍加压力,让患者以此状态吸气。单独练习时可在上腹部放 1kg 的沙袋,体会吸气时腹部膨胀、呼气时腹部凹陷的感觉。卧位腹式呼吸熟练掌握后可转为坐位练习,最后将腹式呼气转换为咳嗽动作。强化咳嗽力量的练习有利于去除残留在咽部的食物。

(3)强化声门闭锁:患者坐在椅子上,双手支撑椅面做推压运动和屏气,此时胸廓固定、声门紧闭。然后突然松手,声门打开,呼气发声。此运动不仅可以训练声门的闭锁功能、强化软腭的肌力,而且有助于除去残留在咽部的食物。

2. 口面运动感觉训练

(1)下颌的运动训练

1)下颌开合:把口张开至最大,维持 5s,然后放松;重复做 5 次。

2)下颌向左 / 右移动:把下颌移至左 / 右侧,维持 5s,然后放松;或做夸张的咀嚼动作;重复做 5 次。

3)张开口说"呀":动作要夸张,然后迅速合上;重复做 10 次。

4)下颌肌痉挛的训练方法:牵张方法,小心将软硬适中的物体插入患者切齿间令其咬住,逐渐牵张下颌关节使其张口,持续数分钟至数十分钟不等。轻柔地按摩咬肌,可降低肌紧张。

(2)唇的运动训练

1)张口闭唇:闭紧双唇,维持 5s,放松;重复做 5 次。

2)咧唇、圆唇:发"衣""乌"音,维持 5s,放松;或发"衣"声,随即发"乌"声,然后放松;快速重复 5~10 次。

3)咂唇:重复说"爸"或"妈"音,重复 10 次。

4)抗阻练习:双唇含着压舌板,或压舌板放嘴唇左 / 右面,用力闭紧及拉出压舌板,跟嘴唇抗力,维持 5s,放松;重复做 5 次。

5)吹气练习:吹气、吹肥皂泡、吹哨子等。

6)唇肌张力低下时的训练方法:用手指围绕口唇轻轻叩击;用冰块迅速敲击唇部 3 次;用压舌板刺激上唇中央;令患者在抗阻力下紧闭口唇。

(3)舌的运动训练

1)伸 / 缩舌:把舌头尽量伸出口外,维持 3s,然后缩回,放松;重复做 5 次。把舌头尽量贴近硬腭向后缩向口腔内,维持 3s,然后放松;重复做 5 次。再进一步用压舌板做抗阻练习。

2)向左 / 向右伸舌:舌尖伸向左唇角,维持 3s,放松;再转向右唇角,维持 3s,放松;重复做 5 次。

再进一步用压舌板做抗阻练习。

3)舌面/舌根抬高:重复说[da]、[ga]、[la]音,各5次。

4)环绕动作:用舌尖舔唇一周,重复做5次;用舌尖舔两腮内侧及牙龈,重复做5次。

5)抗阻训练:①伸舌抗阻训练,伸出舌头,用压舌板压向舌尖,与舌尖抗力,维持5s;重复做5~10次。②两侧抗阻训练,把舌尖伸向左/右唇角,与压舌板抗力,维持5s,然后放松;重复做5~10次。

(4)腭咽闭合的训练

1)让患者口含一根吸管(另一端封闭)做吸吮动作,以感觉腭弓有上提动作为佳。

2)两手在胸前交叉用力推压,同时发[ka]或[a]音;或按住墙壁或桌子同时发声,感觉腭弓有上提运动。

3)寒冷刺激:用冰棉棒刺激腭咽弓,同时发[a]音,每次20~30min,然后做一次空吞咽,如引出呕吐反射则应停止。此训练可起到以下作用:提高对食物知觉的敏感度;减少口腔过多的唾液分泌;通过刺激,给予脑皮质和脑干警戒性的感知刺激,提高对进食吞咽的注意力。

(5)吞咽辅助手法:是一组旨在增加患者口、舌、咽等结构本身运动范围,增强运动力度,增加患者对感觉和运动协调性的自主控制,避免误吸,保护呼吸道的徒手操作方法。该方法适合短期使用,患者恢复生理性吞咽后应停止练习,与代偿方法结合效果更好。

1)声门上吞咽法:方法是深吸气→屏气→进食→吞咽→呼气→咳嗽→空吞咽→正常呼吸。适用于吞咽反射触发迟缓及声门关闭功能下降的患者。

2)超声门上吞咽法:方法是吸气并且屏气,用力将气向下压,当吞咽时持续保持屏气,并且向下压,当吞咽结束时立即咳嗽。适用于呼吸道入口闭合不足的患者,特别适合喉声门上切除术的患者。

声门上吞咽法和超声门上吞咽法都是关闭声门、保护气管免于发生误吸现象的呼吸道保护技术,不同点是吞咽前用力屏气的程度,声门上吞咽法只需要用力屏气,而超声门上吞咽法需要用尽全力屏气,以确保声门闭合完全。

3)用力吞咽法:方法是吞咽时所有的咽喉肌肉一起用力挤压,减少吞咽后的食物残留,作用是帮助患者最大限度地吞咽。

4)门德尔松吞咽技术:喉部可上抬的患者,喉上抬时保持数秒并感受喉结上抬;喉部上抬无力的患者,治疗师助其喉上抬并保持。作用是改善整体吞咽的协调性。

5)Masake训练法(又称舌制动吞咽法):方法是吞咽时将舌尖稍后的小部分舌体固定于牙齿之间,或治疗师用手拉出一小部分舌体,然后让患者做吞咽运动,使患者咽壁向前收缩。适用于咽后壁向前运动较弱的吞咽障碍患者。不良影响是呼吸道闭合时间缩短,吞咽后食物残留增加,咽吞咽启动更加延迟,故此方法不能运用于直接进食食物的过程中。

6)Shaker训练法:方法是让患者仰卧于床上,尽量抬高头,但肩不能离开床面,眼睛看自己的足趾,重复数次。看自己的足趾抬头30次以上,肩部离开床面累计不应超过3次。作用是有助于增强上食管括约肌开放的肌肉力量,减少下咽腔食团内的压力,使食团通过UES入口时阻力较小,从而改善吞咽后食物残留和误吸。

(6)感觉促进训练:患者开始吞咽之前给予各种感觉刺激,使其能够触发吞咽。对于吞咽失用、食物感觉失认、口腔期吞咽延迟起始、口腔感觉降低或咽部期吞咽延迟启动的患者,通常采用在进食吞咽前增加口腔感觉训练。其方法包括:

1)压觉刺激:进食时用汤匙将食物送入口中,放在舌后部,同时增加汤匙下压舌部的力量。

2)味觉刺激:给患者酸的或有较强烈味道的食物,给舌以味觉刺激。

3)冰刺激:吞咽反射延迟或消失是吞咽障碍患者常见的症状,冰刺激可有效提高软腭和咽部的敏感度,使吞咽反射容易发生。方法:用冰棉签(用水浸湿棉签后,放在冰箱冷冻室备用)轻触患者软腭、腭弓、咽后壁及舌后部,慢慢移动棉签前端,左右交替;并让患者做一次空吞咽动作,促进吞咽反射启动;训练时棉签应大范围(上下、前后)、长时间接触需刺激的部位;每次时间20~30min。

3. 电刺激治疗　电刺激治疗作为吞咽障碍治疗的重要手段已广泛应用,目前临床上主要是应用神经肌肉低频电刺激治疗,如条件允许,可应用肌电生物反馈技术治疗。

（1）低频电刺激治疗：频率小于1 000Hz的电刺激称为低频电刺激。目前临床上最常用的是Vital Stim电刺激治疗仪，属于神经肌肉电刺激疗法，主要作用是强化肌力，帮助喉提升，增加咽肌收缩的力量和速度，增加感觉反馈和时序性。

（2）适应证：各种原因所致的神经性吞咽障碍患者是该治疗的首选，其次为头颈部肿瘤术后面、颈部肌肉功能障碍者。

（3）治疗参数：Vital Stim治疗参数已设定为双向方波，波宽700ms，输出强度0~15mA，频率30~80Hz可调。治疗师根据患者的感觉调节输出强度；根据患者功能障碍的部位有四种电极放置方式；每次治疗时间30~60min，每天1次，每周5次。

（4）电极放置方式（图7-6）

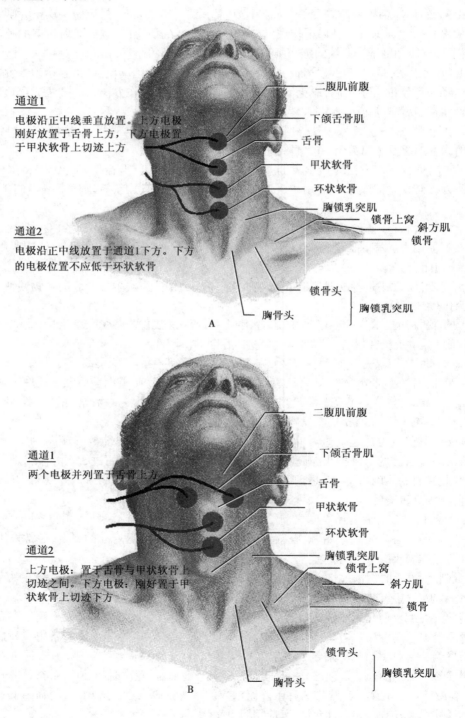

图7-6

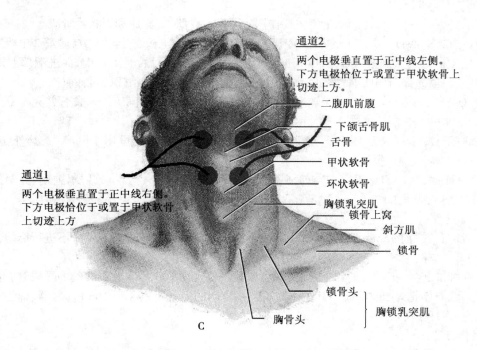

通道2

两个电极垂直置于正中线左侧。
下方电极恰位于或置于甲状软骨上
切迹上方。

二腹肌前腹
下颌舌骨肌
舌骨
甲状软骨
环状软骨
胸锁乳突肌
锁骨上窝
斜方肌
锁骨

通道1

两个电极垂直置于正中线右侧。
下方电极恰位于或置于甲状软骨
上切迹上方

锁骨头
胸骨头 } 胸锁乳突肌

C

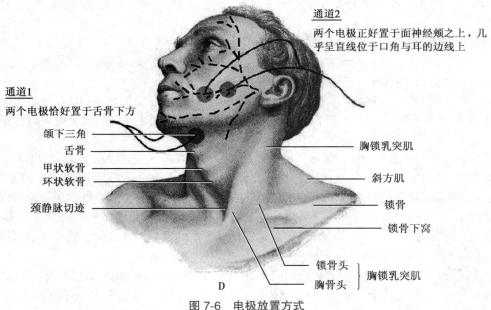

通道2

两个电极正好置于面神经颊之上，几
乎呈直线位于口角与耳的边线上

通道1

两个电极恰好置于舌骨下方

颌下三角
舌骨
甲状软骨
环状软骨

颈静脉切迹

胸锁乳突肌

斜方肌

锁骨

锁骨下窝

锁骨头
胸骨头 } 胸锁乳突肌

D

图 7-6 电极放置方式

A. 电极放置方式一;B. 电极放置方式二;C. 电极放置方式三;D. 电极放置方式四。

电极放置方式一:为最常用的方法,适合大多数患者。在严重吞咽困难时,此方式可影响多数肌群。具体方法:沿正中线垂直排列所有电极,将第一电极刚好放置于舌骨上方,第二电极紧挨第一电极下放置,置于甲状软骨上切迹上方,第三和第四电极按前两个电极之间的距离等距离放置,最下面的电极不应放置于环状软骨之下。通道 1 主要作用于舌骨上及舌骨下肌肉系统;通道 2 则作用于舌骨下肌肉系统。

电极放置方式二:对伴有原发性会厌谷滞留和喉部移动功能障碍的患者,考虑此放置方法。通道 1 紧位于舌骨上方,水平排列电极;通道 2 沿正中线排列电极,上方电极放置于甲状软骨上切迹上方,下方电极放置于甲状软骨上切迹下方。该放置方法上方的通道电流主要作用于会厌谷和舌基部周围肌肉系统,下方通道电流主要作用于舌骨下肌肉系统。

电极放置方式三:适用于大多数咽部及喉部运动缺陷者。在中线两侧垂直排列通道,下方电极恰位于或放置于甲状软骨上切迹上方,但应注意不要在旁侧过远放置电极,以免电流通过颈动脉窦。

该放置方法是方式一的替代方案,电流主要作用于下颌舌骨肌、二腹肌和甲状舌骨肌。

电极放置方式四:适用于口腔期吞咽困难患者。将通道 1 电极置于颏下方,通道 2 电极置于面神经颊支位置上。通道 1 刺激舌外附肌群和某些舌内附肌肉组织及舌骨上肌肉,促进咽部上抬;通道 2 刺激面神经,引发面部肌肉收缩;颊肌和口轮匝肌是口腔期吞咽困难治疗的目标肌肉。

4. **球囊导管扩张术** 用 12~14 号球囊导尿管经鼻孔插入食管,确定进入食管并完全穿过环咽肌后,用分级注水的方式向球囊内注水,持续扩张环咽肌,恢复其功能。

(1)适应证:脑干损伤后环咽肌不开放或开放不完全的患者,也可用于脑卒中、脑外伤、鼻咽癌患者。

(2)禁忌证:严重认知障碍者;严重心脏病、高血压、呼吸功能衰竭者;放射水肿期、鼻咽部黏膜破损、结构不完整或咽反射严重亢进者。

(3)治疗前准备

1)患者准备:提前 15min 麻痹鼻孔,但对于鼻咽部感觉减退或缺失的患者可不进行麻痹;卫生纸、垃圾袋、小碗、水杯。

2)治疗师准备:一把适宜的椅子(便于患者脚能踩实地面)、14 号双腔带导丝的导尿管、卫生纸、纱布、无菌纱布、石蜡棉球、麻醉药(5ml 盐水与 1 支丁卡因的混合物)、冰水、10ml 注射器、棉签、记号笔、橡胶手套、一次性手套。

(4)操作方法

1)治疗人员戴上一次性手套检查球囊导尿管的完整性,把导管放入带有水的小碗中,仔细观察导管是否漏气。

2)戴上橡胶手套从装有水的碗中拿出导管。

3)从鼻腔或口插管,一般从鼻腔下管,使球囊导管置于环咽肌下缘,令患者发"衣"音,发出的声音应与插管前保持一致,确保没有进入呼吸道而引起窒息。

4)向导管内缓慢打入 3~8ml 冰水,一般从 3ml 开始,每次逐渐增加 0.5~1.0ml,一手用无菌纱布缓慢向上牵拉导管至环咽肌处,一手触摸患者咽喉部,感受到球囊达到环咽肌处时可以用记号笔做标记。

5)球囊扩张有主动扩张和被动扩张两种形式。①主动扩张时,令患者做主动吞咽动作(若喉无力,治疗人员可以帮助推舌骨或甲状软骨),与此同时再轻轻缓慢向上牵拉导管,至球囊通过环咽肌狭窄处阻力减弱时,嘱助手迅速把球囊中的水抽出来。此法适用于脑干损失引起的环咽肌不开放或开放不完全的患者。②被动扩张时,患者不需要进行主动吞咽动作,全靠治疗人员轻轻缓慢向上牵拉导管,至球囊通过环咽肌狭窄处阻力减弱时,嘱助手迅速把球囊中的水抽出来。此法适合于鼻咽癌放疗术后引起的环咽肌良性狭窄和初次做球囊扩张术的患者。

6)助手记录扩张的次数和往导管内打入的水量、患者吐痰次数,以便观察球囊导管扩张术的疗效。

7)球囊扩张术后,可给予地塞米松 +α 糜蛋白酶 + 庆大霉素进行雾化吸入,每日 1 次,防止黏膜水肿,减少分泌物。

5. **针灸治疗** 中医理论认为,脑卒中的病机为气血亏虚,心肝肾三脏阴阳失调,加之忧思恼怒,起居失宜,以致脏腑功能失常,气机逆乱,气血上逆,夹痰夹火,流窜经络,蒙蔽清窍。

(1)针刺取穴:天突、廉泉、丰隆。

操作方法:天突穴在胸骨上窝正中直刺,后转向下方,沿胸骨后缘气管前缘向下进针,捻转泻法,使针感沿任脉下行至上腹部;廉泉穴向舌根斜刺;丰隆穴施提插捻转强刺激,使针感上行至下腹部。

(2)耳穴贴压取穴:神门、交感、皮质下、食管、贲门。

操作方法:取上述耳穴,每次贴压 1 耳,隔日 1 换,每日施行 1 次,10 次为 1 疗程。

(二)代偿方法

代偿方法的目的是减少误吸,增加食物的摄入量。

1. **姿势调整** 良好的进食姿势有利于食团向舌根运送,还可以减少向鼻腔逆流及误吸的危险。进食的基本姿势是能坐着不要躺着,能在餐桌上不在床边,不能坐位的患者至少取躯干 30° 仰卧位,头部前屈。可根据患者的不同情况改变进食的姿势,改善或消除吞咽误吸症状。

球囊导管扩张术

笔记

(1)头颈部旋转:适用于单侧咽部麻痹患者。方法为头颈部向患侧旋转,能关闭该侧梨状窝,使食物移向健侧。

(2)侧方吞咽:适用于一侧舌肌和咽肌麻痹患者。方法为头部向健侧侧倾吞咽,使食团由于重力的作用移向健侧,同时患侧梨状窝变窄挤出残留物。

(3)低头吞咽:适用于咽期吞咽启动迟缓患者。方法为颈部尽量前屈姿势吞咽,可使会厌、咽后壁后移,气管入口收窄,使食团后移避免入喉,有利于保护气道。

(4)从仰头到点头吞咽:适用于舌根部后推运动不足患者。颈部后伸会厌谷变狭小,残留食物可被挤出;接着颈部前屈,形似点头,同时作空吞咽动作,可改善舌运动能力不足以及会厌谷残留。

(5)头部后仰:适用于食团口内运送慢者。方法为头部后仰并吞咽,训练时要指导患者将食物咀嚼成食团后即可头部后仰并吞咽,使食团因重力向后到达舌根。

(6)空吞咽与交互吞咽:适用于咽收缩无力患者。方法为进食后空吞咽或饮少量的水,既能诱发吞咽反射,又能除去咽部残留物。

2. 食物调整　根据吞咽障碍的程度及阶段,按先易后难来选择,一般首选糊状食物。

3. 食团在口中的位置　最佳位置是健侧舌后部或健侧颊部。

4. 一口量及进食速度调整　根据患者情况,选用适当的速度和一口量。一般先以少量(流质1~4ml)试之,然后酌情增加。吞咽时可结合声门上吞咽法,吞咽后紧接着咳嗽以清除食物残留,减少误吸危险。

5. 进食时提醒　用语言、手势、身体姿势、文字示意等方法提醒患者吞咽,帮助患者减少误吸的危险。

(三) 进食前后口腔与咽部的清洁

进食前后口腔与咽部的清洁对于吞咽障碍患者预防吸入性肺炎是一项重要措施。口、咽癌症患者因放射性治疗而破坏唾液腺,导致唾液分泌不足、口干、口腔溃疡,因此患者用清水或漱口水漱口保持口腔湿润和清洁可以改善上述症状。对于分泌物异常增多患者,在进食前需清理分泌物,进食过程中如分泌物影响吞咽,也需清理,以保持进食过程的顺畅。

本章小结

吞咽是食物经咀嚼形成的食团经由口腔、咽、食管入胃的过程。吞咽障碍的症状因发病的原因、部位、性质不同而有很大的差别,轻者仅感吞咽不畅,重者可引起营养不良、吸入性肺炎等不良后果。因此,应对患者进行仔细筛查,分析存在的问题,判断吞咽障碍的程度。根据评估结果制定治疗计划,并对患者进行训练,促进吞咽功能的恢复,预防吸入性肺炎等并发症的发生。

思考题

1. 简述口腔准备期与口腔期、咽喉期、食管期吞咽障碍的症状与体征。
2. 吞咽障碍的筛查方法有哪些?反复唾液吞咽实验、饮水试验如何操作?
3. 口颜面运动感觉训练包括哪些?

扫一扫,测一测

思考题及思路解析

(马金)

实 训 指 导

实训一 运动性构音障碍的评定

【实训目的】

1. 掌握运动性构音障碍的评定方法。

2. 熟悉运动性构音障碍的记录方式。

3. 学会运动性构音障碍评定的注意事项。

【实训内容】

1. 构音器官的评定。

2. 构音检查。

【实训准备】

1. 物品 压舌板、手电筒、长棉棒、指套、秒表、叩诊锤、鼻息镜。单词检查用图卡50张、消毒纱布、吸管、纸巾等。

2. 器械 录音设备。

3. 环境 环境安静,无噪声,避免听觉干扰;治疗室内照明、温度适宜,通风好;减少室内人员走动,避免视觉干扰。

【实训学时】

2学时。

【实训方法与步骤】

(一)实训方法

1. 一对一评定,即两名学生为一组,一名学生模拟患者,另一名学生扮演治疗师,然后互换角色。

2. 教师巡回指导。

(二)实训步骤

1. 构音器官的评定

(1)呼吸检查:记录患者呼吸的模式、次数、快吸气慢呼气时长。

(2)喉功能检查:记录患者的音质、音调、音量及时长。

(3)面部检查:观察患者静止时面部两侧对称情况。

(4)口部肌肉检查:患者嘴唇的缩拢、咂唇、龇牙及抗阻动作。

(5)硬腭检查:硬腭色泽、质地及形态情况。

(6)腭咽检查:肌肉的活动及鼻漏气或口漏气现象。

(7)舌的检查:外伸、灵活度、舔唇左右侧。

(8)下颌(咀嚼肌)检查:下颌的运动情况。

(9)反射检查:角膜反射、下颌反射、眼轮匝肌反射、呕吐反射、缩舌反射、口轮匝肌反射的情况。

2. 构音检查

(1)会话检查:观察患者是否可以发声、讲话,音量、音调变化是否清晰,有无气息声、粗糙声、鼻音化、震颤等。

(2)单词表检查:准备单词检查用图卡50张,患者根据图片的意思命名,不能自述采用复述引出。

(3)音节复述检查:患者复述音节,确定发音机制。

(4)文章水平检查:选用一首儿歌,患者朗读,观察患者的音调、音量、韵律、呼吸运用。

(5)构音类型运动检查:患者模仿治疗师构音类似运动。

【注意事项】

1. 向患者说明构音障碍评定的目的和要求,取得其理解和配合。

2. 评定前尽量使患者放松,消除患者紧张的心理。

3. 评定前了解患者发病前后的生活能力、行为、言语等方面的情况,有明显痴呆患者慎用此检查。

4. 对家属进行针对性指导,以促进运动性构音的评价效果。

【实训结果】

1. 学生能较熟练掌握运动性构音障碍的评定方法。

2. 学生能灵活应用运动性构音障碍的评价记录方式。

3. 学生能正确依照运动性构音障碍的评价结果进行下一步训练方案制订。

【实训考核】

主要考核学生对运动性构音障碍评价操作的掌握程度,总分为100分。

1. 一名学生模拟运动性构音障碍患者的不同症状。

2. 另一名学生应用运动性构音障碍的评价方法对模拟患者进行评价。

3. 从以下四个方面进行考核

(1)学生是否按照运动性构音障碍的评定方法进行练习? (20分)

(2)学生设定的评价程序是否合理? (20分)

(3)学生对评价方法的选择是否正确? (30分)

(4)技术操作是否正确、熟练? 有无漏项? (30分)

实训二 构音器官运动训练

【实训目的】

1. 掌握不同类型构音障碍患者的训练课题选择和操作技术。

2. 熟悉构音器官运动训练的原理。

3. 学会根据构音器官运动的治疗原则设定治疗程序。

【实训内容】

1. 下颌运动训练。

2. 唇舌协调运动训练。

3. 软腭抬高训练。

【实训准备】

1. 物品　一次性手套、叩诊锤、压舌板、细毛刷、冰棉拭子、鼻息镜、消毒纱布、纸巾等。

2. 器械　不需要特殊的仪器和设备。

3. 环境　环境安静,无噪声,避免听觉干扰;治疗室内照明、温度适宜,通风好;减少室内人员走动,避免视觉干扰。

【实训学时】

2学时。

【实训方法与步骤】

(一) 实训方法

1. 一对一评定,即2名学生为一组,一名学生模拟患者,另一名学生扮演治疗师,然后互换角色。

2. 教师巡回指导。

(二) 实训步骤

1. 下颌运动训练

(1)患者尽可能大地张嘴,使下颌下降,然后闭口。

(2)患者下颌前伸,缓慢地由一侧向另一侧移动。

(3)患者出现口不能闭合时，治疗师左手放于患者颌下，右手持叩诊锤轻敲下颌，左手随反射协助下颌上抬，使双唇闭合。

2. 唇舌协调运动训练

(1)患者双唇噘起(发[u]音位置)，然后收拢展唇(发[i]音位置)。

(2)患者双唇紧闭夹住压舌板，治疗师外拉压舌板，患者抗阻防止拉出。

(3)患者鼓腮叩气。

(4)患者舌尽量向外伸出，然后缩回，向上向后卷起。

(5)患者舌面抬高至硬腭，舌尖可紧贴下齿。

(6)患者舌尖伸出，由一侧口角向另一侧移动，可用压舌板抗阻运动。

(7)患者舌尖沿上下齿龈做环形“清扫”动作。

3. 软腭抬高训练

(1)患者重复发[ɑ]音，每次发音后有 3~5s 休息。

(2)患者重复发爆破音与开元音[pɑ]、[dɑ]，重复发摩擦音与闭元音[si]、[shu]，重复发鼻音与元音[mɑ]、[ni]。

(3)用细毛刷直接刺激患者软腭。

(4)用冰棉拭子快速擦软腭，数秒后休息。

(5)发元音时，鼻息镜放于鼻孔下，观察是否有漏气。

【注意事项】

1. 向患者说明言语评定的目的和要求，取得其理解和配合。
2. 训练前尽量使患者放松，消除患者紧张的心理。
3. 训练前了解患者发病前后的生活能力、行为、言语等方面的情况，以排除明显痴呆患者。
4. 对家属进行针对性指导，以促进构音障碍训练的效果。

【实训结果】

1. 学生能较熟练掌握不同类型构音障碍的训练课题选择。
2. 学生能灵活应用构音器官运动训练的主要原则。
3. 学生能正确依照构音器官运动训练的原则设定治疗程序和治疗操作。

【实训考核】

主要考核学生对构音器官运动训练操作的掌握程度，总分为 100 分。

1. 一名学生模拟不同构音器官运动障碍患者。
2. 另一名学生应用构音器官运动训练方法对模拟患者进行操作。
3. 从以下四个方面进行考核

(1)学生是否按照构音器官运动的主要原则进行训练？(20 分)

(2)学生设定的训练程序是否合理？(20 分)

(3)学生对训练课题的选择是否正确？(30 分)

(4)技术操作是否正确、熟练？有无漏项？(30 分)

实训三　失语症 CRRCAE 评价

【实训目的】

1. 掌握失语症听觉理解、口语表达、阅读理解与书写的评价方法。
2. 熟悉失语症评定的记录方式。
3. 了解失语症评定的注意事项。

【实训内容】

失语症患者听觉理解、口语表达、阅读理解与书写能力的评价与操作。

【实训准备】

1. 物品　失语症检查量表(CRRCAE 表)、计算用纸、图片、词卡、录音笔、秒表、铅笔、橡皮、尺子、部分实物

（手帕、牙刷、硬币、梳子、钥匙、剪子、镜子等）。

2. 器械 失语症评价计算机辅助系统。

3. 环境 环境安静,无噪声,避免听觉干扰;治疗室内照明、温度适宜,通风好;减少室内人员走动,避免视觉干扰。

【实训学时】

2 学时。

【实训方法与步骤】

(一) 实训方法

1. 一对一评定,即两名学生为一组,一名学生模拟患者,另一名学生扮演治疗师,然后互换角色。

2. 教师巡回指导。

(二) 实训步骤

1. 听觉理解评价

(1)名词水平听觉理解评价方法:桌子上摆图片,检查者说出词,患者指出相应图片。测验内容可以为不同语义名词范畴的词。

(2)动词水平听觉理解评价方法:桌子上摆图片,检查者说出词,患者指出相应图片。测验内容可以为不同语义动词范畴的词。

(3)句子水平听觉理解评价方法:桌子上摆图片,检查者说句子,患者指出相应图片。

(4)执行口头命令评价方法:桌子上摆实物,患者执行检查者的言语指令或动作指令。

2. 口语表达评价

(1)复述的评价:治疗师说出名词、动词、句子,患者复述出相应的名词、动词、句子。

(2)命名的评价:治疗师摆出图片,患者命名该图片。

3. 阅读理解评价

(1)朗读评价:呈现一个字词,患者朗读。朗读中的词应该与听词辨认、命名测验的部分词汇相同,以便将听、说、读、写功能进行对照分析。

(2)阅读评价:呈现图片,检查者出示一个词,患者指相应的图片。

4. 书写评价

(1)听写评价:检查者朗读文字,患者书写。

(2)抄写评价:给患者看文字,要求患者书写。

(3)描写评价:给患者看图片,要求患者书写。

【注意事项】

1. 检查前应对患者或家属说明检查目的、要求及主要内容,以取得其同意及充分合作。

2. 检查环境,选择安静的房间,避免听觉及视觉的干扰。检查要在融洽的气氛中进行,检查中应注意观察患者的状态,如是否合作、是否疲劳等。

3. 需佩戴眼镜、助听器、义齿的患者,检查前应先佩戴好。

4. 检查中不要给予患者任何正确与错误的反馈。

5. 检查中不仅要记录患者反应的正误,还应记录患者的原始反应(包括各种错语、手势、体态语、书写表达等)。

6. 患者身体不佳、体力不支时,可间断测试或择日再测。

【实训结果】

1. 学生能较熟练地对失语症患者的听觉理解、口语表达、阅读理解与书写能力进行评价。

2. 学生能够正确掌握失语症评价结果的记录方式。

3. 学生能够严格遵循失语症评价过程中的注意事项。

【实训考核】

主要考核学生对失语症患者听觉理解、口语表达、阅读理解与书写能力评价的掌握程度,总分为 100 分。

1. 一名学生分别模拟听觉理解、口语表达、阅读理解与书写障碍的患者。

2. 另一名学生应用失语症评价方法对模拟患者进行评价。

3. 从以下四个方面进行考核

(1)学生采取的听觉理解、口语表达、阅读理解与书写的评价方法是否正确？（30分）

(2)学生对听觉理解、口语表达、阅读理解与书写的评价是否正确？（20分）

(3)学生对失语症评价的记录方式是否规范、正确？（30分）

(4)技术操作是否正确、熟练？有无漏项？（20分）

实训四　Schuell 刺激法

【实训目的】

1. 掌握不同语言模式、失语程度以及不同类型失语症患者的训练课题选择和操作技术。

2. 熟悉 Schuell 刺激法的主要治疗原则。

3. 学会根据 Schuell 刺激法的治疗原则设定治疗程序。

【实训内容】

1. Schuell 刺激法的主要原则。

2. 治疗课题的选择及治疗程序的设定。

3. 直接改善语言功能训练。

【实训准备】

1. 物品　图片、字卡、词卡、短语卡、短文卡、动作画卡、各种形状的物体,各种颜色的数字或字母图片、纸和笔等。

2. 器械　录音机、录音带、节拍器、电脑语言训练系统。

3. 环境　环境安静,无噪声,避免听觉干扰;治疗室内照明、温度适宜,通风好;减少室内人员走动,避免视觉干扰。

【实训学时】

2 学时。

【实训方法与步骤】

(一) 实训方法

1. 一对一评定,即两名学生为一组,一名学生模拟患者,另一名学生扮演治疗师,然后互换角色。

2. 教师巡回指导。

(二) 实训步骤

1. Schuell 刺激法的主要原则　每组给一个橘子及一个橘子图片,应用 Schuell 刺激法的主要原则,训练说出"橘子"一词。

(1)利用强的听觉刺激:甲同学在桌上摆放"橘子"和"鞋"图片,大声说"指一下哪个是橘子",乙同学指出。

(2)适当的语言刺激:乙同学假装不能指出,更换刺激,甲用橘子实物,令乙同学再次指出。

(3)多途径的语言刺激:甲同学请乙同学将橘子扒开,闻一下,并吃一口,甲同学再次拿出"橘子"和"鞋"的图片,令其"指一下哪个是橘子",乙同学指出。

(4)反复利用感觉刺激:可将上述步骤重复 5 遍。

(5)刺激应引出反应:乙同学假装不能完成上述反应,甲同学采取用"是、否反应"、手势、写字、读音、描述用途等令其完成反应。

(6)正确反应要强化以及矫正刺激:乙同学完成指出橘子图片反应,甲同学进行正强化,给予肯定,并重复答案,与鞋图片进行比较;乙同学假装不能指出橘子图片,可修正刺激方式或刺激不充分,增加刺激强度以及增加提示等。正确率在 60%~80%,刺激难度适中;低于 50%,提示难度可能过大,应降低难度;大于 90%,提示难度过小,应增加难度。

2. 治疗课题的选择及治疗程序的设定　每组准备一个典型失语症病例(可为失语症评定一节已评定的患者),请每组根据患者评定结果,判断失语症类型及其损害的语言模式,并判断严重程度。

(1)根据失语症类型选择治疗课题:请每组同学根据本组患者失语症类型选出适合的训练课题。课题选择参照第三章 Schuell 刺激法治疗课题选择部分内容。举例：Wernicke 失语症患者，以听觉理解、复述、会话为训练课题。

（2）根据失语症不同语言模式和严重程度选择治疗课题：在步骤（1）基础上，再按不同语言模式的严重程度选择训练课题。课题选择参照第三章 Schuell 刺激法治疗课题选择部分内容。举例：上述 Wernicke 失语患者听觉理解损害为重度，复述损害中度，会话损害中度。针对该患者，需要进行听觉理解的单词与画、文字匹配，做是或非反应训练，复述短文、读短文、命名、动作描述、情景画及漫画说明训练。

（3）治疗程序设定：请每组学生根据本组患者的实际情况，进行治疗程序的设定，即刺激条件、刺激提示、评价。设定具体项目应包括如下内容：

1）确定选用词的长度（音节、单词、短语、短句、长句、文章）。

2）选择词时图的摆放数量（采用几分之几的选择方法）。

3）选择词的常用性及非常用性、名词还是动词。

4）听觉刺激为主的刺激方式来完成治疗课题。在重症患者，常采取听觉、视觉和触觉相结合的方式，然后逐渐过渡到听觉刺激。

5）刺激的次数，有无辅助刺激。

6）患者个人兴趣爱好、背景选择，并考虑患者的日常生活交流的需要。

7）设定提示的时间、提示的项目。

8）治疗课题连续 3 次正答率大于 80% 以上时，可更换或升级治疗课题；连续无反应或误答且提示无效时，应降级治疗课题。注意反馈方式，同 Schuell 刺激法的主要原则。

举例：上述 Wernicke 失语患者进行听觉理解训练，通过程序设定，本节课进行名词的听觉理解，选择常用词（如电视、足球，患者喜欢看电视，爱看足球比赛），1/2 选择开始，逐渐增加到 1/6 选择，以听刺激为主，可加入视觉刺激、触觉刺激，让患者看电视，拿一足球让患者触摸。进行非语言提示，如画电视图、做踢足球的动作、写文字"电视""足球"。

3. 直接改善语言功能训练　每组均进行失语症口语表达训练、听觉理解训练、阅读理解训练、朗读训练、书写训练、计算训练。

（1）听觉理解训练：分别做语音辨识、词的听觉理解（听词指图、做是或非反应、听语记忆广度扩展、单词与文字匹配训练）、句子的听觉理解（做"是"或"非"反应、回答一些常识性问题、用情景画进行句子完成训练）、执行口头指令及文章的听觉理解训练。

（2）口语表达训练：分别做复述训练、命名训练、句子表达训练、失语法训练、文章表达训练。

（3）阅读理解训练：分别做词的辨识和理解（匹配作业、贴标签、词汇分类）、句子的辨识和理解（词与短语匹配作业、执行文字指令作业、找错、问句的理解、双重否定句的理解、给语句加标点符号、组句）、语段、篇章的理解训练、轻度阅读障碍的训练。

（4）朗读训练：可应用计算机辅助失读康复。

（5）书写训练：分别做临摹与抄写阶段训练（临摹、看图抄写、分类抄写、词义联系、词组和语句完形、回答问题）、提示书写阶段训练（随意书写、偏旁构成、字形完成、视觉记忆书写）、自发书写阶段训练（句法构成、语句完成、动词短语的产生、语句构成、文章书写）。

（6）计算训练：根据失语症计算能力损伤的程度选择适合的训练内容。

重度：数的概念、一位数的加减法（数木钉、数图画、填空、列算式）。

中度：增加位数及乘除计算。

轻度：应用题、计算题。

【注意事项】

1. 结合患者具体情况选择刺激强度，遵循由易到难、循序渐进的原则，根据语言评价结果，选择恰当的训练材料和难度。

2. 通常采用听觉刺激为主的刺激模式。

3. 刺激材料应结合患者日常交流需求及兴趣。

4. 根据患者的障碍程度及运动控制情况选择提示时机与数量。

5. 治疗过程中对患者的反应及时进行记录与评定，连续 3 次正答率 80% 以上时方可进入下一训练任务。

6. 训练过程中尽量避免负反馈。

7. 使患者家属充分了解其障碍情况和训练内容,取得家属的配合,使得治疗内容可在日常生活中得到练习。

【实训结果】

1. 学生能较熟练掌握不同语言模式和失语程度的训练课题选择、不同类型失语症的训练课题选择。

2. 学生能灵活应用 Schuell 刺激法的主要原则。

3. 学生能正确依照刺激法的原则设定治疗程序和治疗操作。

【实训考核】

主要考核学生对 Schuell 刺激法操作的掌握程度,总分为 100 分。

1. 一名学生模拟不同语言模式和失语程度或者不同类型的失语症患者。

2. 另一名学生应用 Schuell 刺激法对模拟患者进行操作。

3. 从以下四个方面进行考核

(1)学生是否按照 Schuell 刺激法的主要原则进行刺激? （20 分）

(2)学生设定的治疗程序是否合理? （20 分）

(3)学生对治疗课题的选择是否正确? （30 分）

(4)技术操作是否正确、熟练? 有无漏项? （30 分）

实训五　交流效果促进法

【实训目的】

1. 掌握交流效果促进法的训练方法以及具体代偿手段的训练方法。

2. 熟悉交流策略训练法。

【实训内容】

1. 交流效果促进法训练。

2. 具体代偿手段训练。

3. 交流策略训练法训练。

【实训准备】

1. 物品　图片、字卡、词卡、短语卡、短文卡、动作画卡、各种形状的物体、各种颜色的数字或字母图片、纸和笔等。

2. 器械　录音机、录音带、节拍器、电脑语言训练系统。

3. 环境　环境安静,无噪声,避免听觉干扰;治疗室内照明、温度适宜,通风好;减少室内人员走动,避免视觉干扰。

【实训学时】

2 学时。

【实训方法与步骤】

(一) 实训方法

1. 一对一评定,即两名学生为一组,一名学生模拟患者,另一名学生扮演治疗师,然后互换角色。

2. 教师巡回指导。

(二) 实训步骤

1. 交流效果促进法训练

(1)将一叠图片正面向下扣置于桌子上,治疗师与患者交替摸取,但不让对方看见图片的内容。

(2)患者和治疗师交替运用各种表达方式,包括各种代偿手段(如呼名、叙述、姿势语、书写等),将信息传递给对方。每人手中拿 5 张图片,正面向下不让对方看到。

(3)接受者通过重复确认、猜测、反复质问等方式进行适当反馈。

2. 具体代偿手段训练　包括是否反应训练、指示反应训练、手势语训练、画图训练、交流板或交流手册训练。

（1）是否反应的建立

1）治疗师帮助患者连续完成5个"是"的点头动作,然后做5个"否"的摇头动作。治疗师在帮助患者做动作的同时说"是"或"不是"。

2）治疗师说"是""不是"时,患者做相应动作。每个反应间隔5s。

3）要求患者对简单问题做出示意反应,同时治疗师帮助患者做动作。

（2）巩固是否反应

1）要求做连续做5个点头反应和5个摇头反应,必要时可给予言语帮助或言语暗示。

2）要求点头与摇头反应交替进行,每个反应间隔5s,必要时可给予帮助。

3）对简单问题做出反应,必要时给予帮助。

（3）指示反应的建立

1）采用图-图匹配,拿3~4张图,指出与治疗师手中图片相同的一张。反应不恰当,可模仿治疗师的动作。

2）让患者指实物或图片。正确反应增多,可指室内物品,可与交流板的使用结合起来训练。

（4）手势语的训练

1）治疗师说名称,同时做手势。

2）治疗师说名称,治疗师与患者同时做手势。

3）患者模仿手势,然后停顿1min后,患者模仿手势。

4）患者听语后做手势,停顿1min再做手势。

5）患者看字后做手势,停顿1min再做手势

6）治疗师提问题,患者做出相应动作作为反应。

7）治疗师做动作,说词语,患者写出词。

选择10个手势动作,可应用实物进行训练,如吃饭、喝水、抽烟、刷牙、梳头、穿衣、穿鞋、出去、再见、谢谢等。先训练一个手势,再训练第二个手势,然后两个手势交替执行,尽量少重复。成功后训练第三个手势,直到患者表现出手势表达能力。

（5）图画训练:采取小组训练方式,每组5名同学,1学生为治疗师,其余学生为患者。

1）每个患者拿到一张有趣的图画,如一条裤子、老鼠、长颈鹿、稻草人,一人临摹,其他人辨认图画。

2）治疗师可指导患者画一些与日常生活有关的物品、食物,如饼干、电话、刮脸刀、鸡蛋等。

3）患者画出更复杂的图画,如带有花园的小房子,小鸟在天上飞。如果有可能的话,大家讨论这幅画描绘的是什么。如果患者的听觉理解能力较好,可以让患者听指令绘画:画一所房子,在房顶上画一个烟囱,画两扇窗户,在房子左边画两棵树,在房子上边画一只鸟,在树下画一个女孩。

4）治疗师问患者问题,患者画画作为反应,如"你早晨吃什么了?"训练中应鼓励并用其他的传递手段,如图画加手势、加口语单词、加文字等。

（6）交流板／交流册的训练

1）根据患者能力先训练一张图画,然后到整个交流板。如"哪个是睡觉时的床?""你睡觉时用什么?""哪个是床?"每个问题之间停5s。

2）最后问:"如果你累了,你会指哪个图画?"可加入文字,如亲属姓名等。

3）由同学课后制作一幅交流板。

3. 交流策略训练法训练

（1）理解接收策略

1）交谈时,运用反问的方法,要求对方重复,如"什么?""没听清""再说一遍""嗯"等。

2）重复对方的话,以求确认对方的意思。

3）对别人说话的方式提出要求,如"请慢点说""请你把这一段话一句一句地说好吗?"

4）了解说话的主题,捕捉关键词进行理解,学会综合理解,不把注意力放在特殊的字眼上。

5）及时要求对方解释话语中不理解的词。

6）要求对方用辅助形式进行表达,如手势语辅助表达,或请求书写文字以助表达。

7）多途径学习时事,了解话题的背景知识。

（2）表达传递策略

1）交谈时，尽量在说的同时灵活辅以手势语、文字和画图等代偿手段。

2）找词困难时，可指身边实物、指相册中的照片、将对方引到事物前。

3）交谈时，尽快说出脑海中出现的话语，可给对方提供推测目标语的线索。

4）不能命名时，可用说明性言语叙述，积极利用迂回语和关联语。

5）给自己充足的表达时间，可用"等一下""嗯……"等，让对方等待自己的反应。

6）自我纠错，要求放慢语速，通过听觉反馈或对方的反问。发现表达错误时，及时纠正。

7）要求流畅型患者用短句或通俗的语体表达。

8）要求非流畅型患者，减慢语速，将语句分成短的节段表达。

9）重复表达，或利用系列语表达。如想说 5 个人时，可说"1，2，3，4，5，个人"。

10）表达时，辅以丰富的动作、表情及语调、语气的变化。

（3）其他

1）交谈时，应注视交流对象，注意言语活动（语句、口形）。但非死盯着，还应注意其他线索（动作、表情、语调），并注意观察周围环境（也许所谈内容会涉及）。

2）调整交流时的体态和姿势，如上身前倾表示愿意交流。

3）尽量放松，注意力集中但心理放松状态，不害怕失败。

4）可告诉对方自己正接受语言训练，以利于对方配合及相应调整。

5）让其家属及周围人参与调整交流策略的活动。

【注意事项】

1. 选择应适应患者的语言水平，对重度患者应限制图片的数量。表达者传达对方不知的信息。

2. 自由选择沟通手段，不限于口语，可用书面语、手势、绘画等手段。需要示范代偿方法者，可同时进行手语、绘画等代偿手段的训练。

3. 表达与接收者在交流时处于同等地位，会话任务应交替进行。

4. 患者作为表达者、治疗者作为接受者时，要给予适当的反馈，促进患者表达方法的修正和改进。

5. 采用日常交流活动内容为训练课题，选用接近现实生活的训练材料如实物、照片、新闻报道等。设定更接近于实际生活的语境变化，引起患者的自发交流反应。

6. 患者对训练方法不理解甚至反感、抗拒时，不应强制实施。

7. 通过训练，患者语言水平超过此法应用水平，口语表达能力明显改善时，应停止 PACE 训练。

8. 小组训练时，应考虑小组成员的交流障碍程度及年龄层次，创造交流环境，激发交流意图及交流动机。

9. 训练过程中，容忍患者的情绪波动，尽量减少交流时的外来噪声，尽可能使用短的语句面对面交流，尽量谈患者眼前关心的具体事情，避免话题突变。表达时加上丰富的表情，并辅以手势或借助文字等。当患者不能理解时，不要大声重复或大声反复叫喊，最好换一种说法，尽量避免负反馈。

【实训结果】

1. 能根据患者语言功能障碍的严重程度，初步制订言语治疗目标。

2. 能根据患者残存语言功能制订训练方案。

3. 能正确选择课题的难度及制订具体的实施计划。

【实训考核】

主要考核学生对交流效果促进法操作的掌握程度，总分为 100 分。

1. 一名学生模拟失语症患者。

2. 另一名学生应用交流效果促进法对模拟患者进行操作。

3. 从以下四个方面进行考核

（1）学生是否按照交流效果促进法的主要方法进行治疗？（30 分）

（2）学生交流促进手段选择是否合理？（30 分）

（3）学生对治疗课题的选择是否正确？（20 分）

（4）技术操作是否正确、熟练？有无漏项？（20 分）

实训六　语言发育迟缓的评定

【实训目的】

1. 掌握汉语儿童语言发育迟缓评价法。

2. 熟悉语言发育迟缓的评定目的和程序。

【实训内容】

汉语儿童语言发育迟缓评价法。

【实训准备】

1. 物品　S-S法语言发育迟缓检查量表（CRRC版）、实物、镶嵌板、操作性课题用品及图片、笔、纸等。

2. 环境　环境宽敞、安全,充满儿童所喜爱的气氛;安静,无噪声,避免听觉干扰;治疗室内照明、温度适宜,通风好;减少室内人员走动,避免视觉干扰。

【实训学时】

2学时。

【实训方法与步骤】

（一）实训方法

1. 一对一评定,即两名学生为一组,一名学生模拟患者,另一名学生扮演治疗师,然后互换角色。

2. 教师巡回指导。

（二）实训步骤

1. 物体操作评定

［检查用具］操作性课题用品1套。

（1）投小球

［评估方法］检查者将小球一一交给患儿,并令其放入面前的小盒子或杯子里。

［通过标准］儿童将小球从小盒子或杯子上的开口一一放入,或可以模仿。

（2）延迟反应

［评估方法］用带声响的小玩具引起患儿兴趣后用毛巾盖住,观察其能否掀开毛巾找出玩具。

［通过标准］儿童能主动将毛巾掀开找出玩具。

（3）形状辨别

［评估方法］分别出示3种图形镶嵌板、6种图形镶嵌板和10种图形镶嵌板,让患儿辨别图形。

［通过标准］参见表4-5。

（4）积木

［评估方法］给患儿3块积木,要求其利用积木分别完成堆高、排列、搭隧道。

［通过标准］参见表4-5。

（5）描画

［评估方法］要求患儿依次描画乱点、垂直线（斜度30°以内）、横线、圆圈、十字、正方形、三角形和菱形。

［通过标准］参见表4-5。

2. 符号形式与指示内容关系评定

（1）阶段2:事物的基础概念

［检查用具］实物4件,配对事物3套,镶嵌板3套。

1）阶段2-1:功能性操作

［评估方法］①检查者分别将帽子、鞋、牙刷3件实物依次给患儿,观察患儿的操作。②检查者分别将电话-听筒、鼓-鼓槌、茶壶-茶杯3件配对实物依次给患儿,观察患儿的操作。③检查者分别将鞋、剪刀、牙刷3个镶嵌板依次给患儿,观察患儿的操作。

［通过标准］患儿能够根据物品的用途大致进行操作,①+②完成2/6以上。

2）阶段 2-2：匹配

[评估方法]①检查者依次出示鞋、帽、牙刷中的 1 件物品和玩具娃娃(示范项),观察患儿能否将该物品按要求匹配到玩具娃娃相应部位。②检查者将电话、鼓、茶壶 3 件实物(示范项)放在桌上,然后依次将听筒、鼓槌、和茶杯出示给患儿,观察患儿能否将听筒、鼓槌、和茶杯匹配到相应事物上。③检查者将 3 个镶嵌板中的母板(示范项)放在桌上,然后依次出示其中一个的子板给患儿,观察患儿能否将该子板正确放入相应母板。

[通过标准]各组完成 2/3 以上。

3）阶段 2-3 选择

[评估方法]①检查者出示鞋、帽、牙刷,然后拍拍玩具娃娃的脚(头、嘴巴),观察患儿能否选择出相关联的事物。②检查者将电话、鼓、茶壶 3 件实物放在患儿面前,然后依次拿出听筒、鼓槌和茶杯,观察患儿能否选择出相关联的事物。③检查者将 3 个镶嵌板中的母板放在患儿面前,然后依次拿出其中一个的子板,观察患儿能否选择出相关联的母板。

[通过标准]各组完成 2/3 以上。

(2)阶段 3：事物的符号

1）阶段 3-1：手势符号

[检查用具]表示阶段 2 中词汇的相应事物,表示阶段 3-2 词汇中的手势语的相应图片。

[评估方法]①手势符号的理解:检查者用手势动作与言语表达一事物,观察儿童能否根据检查者的手势与言语在该组事物中指出相应事物。②手势符号的表达:检查者出示一图片,询问患儿"这是什么?"鼓励儿童用手势表达。

[通过标准]各组完成 2/3 以上。

2）阶段 3-2：言语符号

[检查用具]表示食物、动物、交通工具和生活用品方面 16 个词,身体部位 6 个词,动词 5 个词,表示属性的 2 个种类词,以上词汇的相应图片。

[评估方法]①言语符号的理解:检查者分别用幼儿语、成人语表达词汇,观察儿童能否根据幼儿语或成人语在 A、B、C、D、E 各组事物中指出相应事物。②言语符号的表达:检查者出示一图片,询问患儿"这是什么?"鼓励儿童用言语(幼儿语或成人语)表达。

[通过标准]A、B、C、D 各组 3 词以上正确,E 组 4 词以上正确。

(3)阶段 4：句子,主要句子成分

[检查用具]表示词句的图片 8 张,表示大小＋颜色＋事物的图片 8 张。

1）阶段 4-1：两词句

[评估方法]用图片拼出包含四种形式的两词句:＜主语＋谓语＞、＜谓语＋宾语＞、＜属性(大、小)＋事物＞、＜属性(颜色)＋事物＞。①两词句理解检查时,由检查者说出句子,患儿在一组图片中指出对应的那张。②两词句表达检查时,由检查者出示图片,鼓励患儿说出词句。

[通过标准]4 种形式中 1 种形式以上为合格。

2）阶段 4-2：三词句

[评估方法]用图片拼出包含两种形式的三词句:＜属性(大、小)＋属性(颜色)＋事物＞、＜主语＋谓语＋宾语＞。检查方法同两词句。

[通过标准]2 种形式中 1 种形式以上为合格。

(4)阶段 5：句子结构

[检查用具]表示语言规则的图片 6 张。

1）阶段 5-1：主动语态

[评估方法]用图片顺序从左到右排列表示 6 个主动语态语句。①主动语态理解检查时,由检查者说出句子,鼓励患儿指出对应图片。②主动语态表达检查时,由检查者指出一组图片,鼓励患儿说出句子。每种检查前先用 2 组图片做练习。

[通过标准]完成 4/4 或 5/6 以上。

2）阶段 5-2：被动语态

［评估方法］图片排列同主动语态检查,由检查者说出被动语态句子,如小鸡被乌龟追,鼓励患儿指出对应图片。检查前先用 2 组图片做练习。

［通过标准］完成 6/7 或 7/8 以上。

3. 语言发育相关能力评定

(1)模仿

1)言语模仿

［评估方法］①音节模仿:检查者发单音节［a］、［i］、［o］、［u］,患儿模仿发音。②幼儿语模仿:检查者发同音节音"汪汪",患儿模仿发音。③成人语模仿:检查者发音"鞋""帽子""牙刷""电话",患儿模仿发音。

2)手势模仿

［评估方法］①表示状况依存的手势:检查者做表示"给我""拍手""再见"的手势,患儿模仿动作。②表示事物的手势:检查者做表示"鞋""帽子""牙刷""电话"的手势,患儿模仿动作。

(2)记忆:主要评定听觉记忆广度。

［检查用具］3-2 阶段检查用图片。

［评估方法］① 2 单位记忆:检查者一次说出 9 个词中的 2 个,鼓励患儿从 9 幅图片中指出对应的 2 张,检查前先做 2 组练习。② 3 单位记忆:检查者一次说出 9 个词中的 3 个,鼓励患儿从 9 幅图片中指出对应的 3 张,检查前先做 1 组练习。

［通过标准］:完成 3/4 以上。

4. 交流态度评定　主要评定患儿在交流过程中以下几方面的表现:

(1)对他人行动的注视:有无视线跟踪。

(2)视线交流:有无情绪和言语的表达。

(3)对他人的指示、问候、招呼的反应。

(4)向他人表达意愿:引导儿童表达,观察儿童的表达意愿及表达形式。

(5)感情起伏的表现:观察言语刺激后儿童感情变化。

(6)提问 - 回答关系:针对各年龄提问,观察儿童的反应。

(7)特征性言语:无意义的言语如自言自语、反响语言,或韵律异常。

所有以上检查结果记录在语言发育迟缓检查量表中。

【注意事项】

1. 检查前应对家属说明检查目的、要求及主要内容,以取得同意及充分合作。

2. 评定前要收集患儿的病史及相关专业情况、家庭环境、养育及康复史等。

3. 根据患儿的情况,事先进行检查内容(包括用具)和顺序的准备。

4. 检查中不仅要记录患儿反应的正误,还应记录患儿的原始反应。

5. 检查要在融洽的气氛中进行,检查中注意观察患儿的状态,是否合作,是否疲劳等。

6. 患儿状态不佳、不能配合检查时,不得勉强继续检查。

【实训结果】

1. 学生能较熟练掌握汉语儿童语言发育迟缓评价法的内容。

2. 学生能规范地开展儿童语言发育迟缓评定。

【实训考核】

主要考核学生对汉语儿童语言发育迟缓评价法操作的掌握程度,总分为 100 分。

1. 一名学生模拟不同发育阶段的语言发育迟缓儿童。

2. 另一名学生应用汉语儿童语言发育迟缓评价法对模拟患者进行操作。

3. 从以下三个方面进行考核

(1)学生设定的检查顺序是否合理? (30 分)

(2)学生对评定结果分析是否正确? (30 分)

(3)技术操作是否正确、熟练? 有无漏项? (40 分)

实训七　语言发育迟缓的治疗

【实训目的】

1. 掌握语言发育迟缓患儿康复治疗目标、原则和方法。

2. 熟悉语言发育迟缓不同训练方法的临床应用。

【实训内容】

1. 事物及事物状态理解训练。

2. 事物基本概念的理解训练。

3. 手势符号训练。

4. 词句及句子主要成分理解训练。

5. 语法训练。

【实训准备】

1. 物品　各类实物、图卡、字卡、词卡等,可参照 S-S 法检查用具。

2. 环境　环境宽敞、安全,充满儿童所喜爱的气氛;安静,无噪声,避免听觉干扰;治疗室内照明、温度适宜,通风好;减少室内人员走动,避免视觉干扰。

【实训学时】

2 学时。

【实训方法与步骤】

(一) 实训方法

1. 一对一评定,即两名学生为一组,一名学生模拟患者,另一名学生扮演治疗师,然后互换角色。

2. 教师巡回指导。

(二) 实训步骤

1. 事物及事物状态理解训练

(1)注意力的训练:治疗师与患儿面对面,拿着颜色鲜艳的卡片(或带发声的玩具)在患儿面前晃动,当患儿注意到卡片(玩具)时,再将其上下、左右缓慢移动并使患儿追视卡片(玩具)。

(2)对事物持续记忆的训练:将儿童正在玩的玩具放在毛巾下或箱子中,然后问患儿"哪去了",鼓励患儿寻找。训练时,最初可仅藏起玩具的一部分,另一部分仍在视野内,由易到难进行引导和训练。

(3)促进视线接触的游戏:与患儿玩举高、躲猫猫、逗笑等游戏,游戏过程中不要持续与孩子玩,而是等待孩子有再次游戏的要求时再玩,同时要与孩子有眼神交流。

(4)事物的操作:给患儿积木、套圈、鼓等玩具,帮助患儿做搭积木、套圈、击鼓等动作,能正确操作后鼓励患儿独立完成。

2. 事物基本概念的理解训练

(1)事物基础概念的学习训练:治疗师将电话放在耳边做打电话的动作,同时说"喂,宝宝",鼓励儿童拿起电话模仿动作。

(2)多种事物的辨别学习训练

1)以形式特性为基础的操作课题:将不同颜色或大小的球给患儿,要求其按照颜色或大小进行分组。

2)以功能特性为基础的操作课题:匹配训练时,训练者出示一黄一红两张卡片,要求儿童将其手中的一张红色卡片与训练者的红色卡片相匹配。选择训练时,给儿童鞋子、帽子和杯子,训练者做喝水的动作,要求儿童在 3 个事物中选出相关的 1 个(杯子)。

3. 手势符号训练

(1)状况依存的手势符号训练:令患儿进行手势模仿,如伸出手来表示"要",把手重叠在一起拍一拍表示"给我",分别时伸出手挥一挥表示"再见",将两手放在胸前上下摆动表示"谢谢",张开两手表示要"抱抱"等。上述动作在日常生活场面及训练时的游戏场面进行,并逐渐引导儿童进入到自发产生的阶段。

(2)表示事物的手势符号训练:用手拍头表示"帽子",用手指在外面做刷牙状表示"牙刷",拍拍脚表示"鞋"等。开始可利用玩具娃娃进行,在患儿面前放置作为选择项目能穿戴在玩具娃娃身上的 3 种事物,如帽子、手套、鞋,训练者拍打娃娃的头部或者拍打训练者自己的头部,然后说"帽帽",促使患儿选择帽子,此时必须充分让患儿注意手势符号的存在。然后逐渐拿开玩具娃娃,让儿童单纯用手势符号进行选择。

(3)表示动作的手势符号训练:在儿童要睡觉时,把手合并在一起放在脸一边做睡觉状,表示"睡觉";在儿童要喝水时,将手握成杯状放在嘴边,表示"喝水";在儿童吃饭前,将两手放在一起搓搓,表示"洗手"。训练者在给予手势符号的同时给予言语刺激,并让儿童模仿手势符号,逐渐将此手势固定下来作为此行为及要求的手势符号。

(4)利用手势符号进行短句训练:儿童学习"吃苹果",训练者拿着吃苹果的图片,先做"吃"的体态,再做"苹果"的手势,让儿童模仿,将短句顺序固定。

4. 词句及句子主要成分理解训练

(1)扩大词汇量的训练

1)名词的学习:先选用不同范畴的词汇,如将动物图片"狗""猫""猴"和水果图片"苹果""香蕉""橘子"放在一起,让儿童进行分类学习。然后再选用同范畴的词汇,如"小汽车""公交车""自行车"等图片放在一起,让儿童分类学习。

2)动词的学习:训练程序为操作的模仿→手势符号的理解→言语符号的理解→言语符号的表达→自发表达。

学习动词"喝":①儿童喝水时,训练者在旁边做手势符号的同时说成人语"喝",让儿童模仿手势和诱导言语表达;②训练者做"喝"的手势,儿童将面前的水杯端起喝水;③训练者发出成人语"喝",训练儿童用手势表达;④训练者做"喝"的手势,并询问"我在做什么呀?",鼓励儿童用言语表达;⑤反复训练,鼓励儿童在日常生活中用言语来表达要求。

3)形容词学习:训练程序为分类→言语符号的理解→言语符号的表达→自发表达。

学习词汇"红色""绿色":①在儿童面前放红色和绿色的卡片数张,让儿童分类,儿童每拿起一张卡片,训练者用成人语说卡片的颜色,让儿童模仿发音;②训练者说卡片的颜色,让儿童选择并模仿发音;③训练者指着卡片问"这是什么颜色?",要求儿童用言语表达;④反复训练,鼓励儿童在日常生活中用言语表达来形容事物。

(2)语句训练

1)名词句的学习:①选用不同大小的鞋和帽子图片数张,在儿童面前放同一事物不同大小的两张图片,训练者问"哪个是大的?""哪个是小的?",让儿童选择,同样方法确定儿童理解事物的名称;②并列摆放不同大小的鞋和帽子图片 4 张,让患儿选择相同事物图片;③用"大的帽子""小的鞋子"等言语刺激让患儿选择相应图片。

2)两词句的学习:<主语+谓语>,具体训练与名词词句基本相同,最后训练者与儿童交换位置,由儿童说出"妈妈吃""弟弟吃""妈妈洗""弟弟洗",训练者选择相应的图片。

3)三词句的学习:<主语+谓语+宾语>,训练方法基本与上述相似,可从 1/4 张逐渐过渡到 1/8。注意图片放置顺序,如妈妈吃香蕉、妈妈切香蕉、妈妈吃苹果、妈妈切苹果,弟弟吃香蕉、弟弟切香蕉、弟弟吃苹果、弟弟切苹果。

5. 语法训练

(1)主动语态:学习句子"宝宝吃苹果"。①在儿童面前放一张"宝宝吃苹果"图片;②训练者将小图按"宝宝"+"嘴巴"+"苹果"的顺序从左到右排列,并让儿童注意主语的位置,然后让儿童练习排列顺序;③儿童说出句子。同法训练句子"小鸡追小猫"。

(2)被动语态:学习句子"兔子被乌龟追"。①在患儿面前摆放一张表示"兔子被乌龟追"的图片,让患儿注意图片中动作的发出者,并给患儿描述出句子成分组成,训练初期可予提示"兔子在前面跑,乌龟在后面追,兔子被乌龟追";②训练者将"兔子"和"乌龟"的图片,按"乌龟"+"兔子"的顺序从左到右排列,并让儿童注意主语的位置,然后让儿童练习排列顺序;③促使患儿说出句子。

【注意事项】

1. 训练场所基本同评定时的要求。

2. 训练频率根据儿童的语言发育阶段水平和训练计划、训练场所的状况决定。一般来说,训练次数多、时间长、项目少的训练效果大。时间一般安排上午,每次以 30~45min 为宜,每次课题设定以 2~3 个为宜。

3. 训练选材应丰富多样,颜色鲜艳,趣味性强,有助于儿童的配合。

4. 训练中要对儿童正确的反应予以鼓励强化,避免直接否定儿童的错误反应。

【实训结果】

1. 学生能为语言发育迟缓患儿设定合理的康复治疗目标。

2. 学生能灵活应用语言发育迟缓患儿康复治疗的主要原则。

3. 学生能规范开展儿童语言发育迟缓康复治疗操作。

【实训考核】

主要考核学生对儿童语言发育迟缓康复治疗操作的掌握程度,总分为 100 分。

1. 一名学生模拟不同发育阶段的语言发育迟缓儿童。

2. 另一名学生应用语言发育迟缓康复治疗技术对模拟患者进行操作。

3. 从以下四个方面进行考核

(1)学生是否遵循语言发育迟缓患儿康复治疗主要原则? (20 分)

(2)学生设定的治疗目标是否合理? (20 分)

(3)学生对治疗方法的选择是否正确? (30 分)

(4)技术操作是否正确、熟练? 有无漏项? (30 分)

实训八　听障儿童的听觉能力评定

【实训目的】

1. 掌握听觉能力的评定程序及评定方法。

2. 学会使用评估量表进行听觉能力评定。

【实训内容】

1. 听觉察知能力、听觉分辨能力、听觉识别能力、听觉理解能力评定方法的操作。

2. 听觉察知能力、听觉分辨能力、听觉识别能力、听觉理解能力评定结果记录、结果分析。

【实训准备】

1. 物品　评估量表《儿童听觉察知能力评估》记录表 1 份、《儿童超音段分辨能力评估》记录表 1 份、《儿童语音均衡式识别能力评估》记录表 1 份、《儿童音位对比式识别能力评估》记录表 1 份、《儿童听觉理解能力评估》记录表 1 份。林氏六音卡片、积木、吸引孩子的玩具、2 张相同的圆形图片、1 张正方形图片、《儿童超音段分辨能力评估》测试图片、《儿童语音均衡式识别能力评估》韵母部分测试图片、《儿童语音均衡式识别能力评估》声母部分测试图片、《儿童音位对比式识别能力评估》韵母部分测试图片、《儿童音位对比式识别能力评估》声母部分测试图片、《儿童听觉理解能力评估》测试图片。

2. 器械　鼓、双响筒、锣、听觉评估仪或各种环境声(钟声、蛙鸣、鸟叫)的录音磁带及录音机、声级计、电子琴、木鱼、三角铁。

3. 环境　安静,无噪声;室内照明、温度适宜,通风好;减少室内人员走动,避免视觉干扰。

【实训学时】

2 学时。

【实训方法与步骤】

(一) 实训方法

1. 一对一评定,即两名学生为一组,一名学生模拟患者,另一名学生扮演治疗师,然后互换角色。

2. 教师巡回指导。

(二) 实训步骤

1. 听觉察知能力评定　包括无意注意与有意注意的评定、结果记录、结果分析。

(1)无意注意评估方法:治疗师在患儿玩玩具或不经意状态下给出声音(用声级计监控刺激声音的强度和频率),并观察患者的反应。患者可产生反应的行为包括向声源方向转头、停止哭闹、停止吸吮、睁眼、眼睛的运动、四肢的运动等。

(2)有意注意评估方法:在患者理解听到声音举手或放积木的情况下,治疗师依照中频、高频、低频的顺序给声。

2. 听觉分辨能力评定 包括无意义音节与有意义音节的评定、结果记录、结果分析。

(1)无意义音节

1)时长评估方法:在患者理解听到一组声音后通过指示相同或不同的图片来判断声音是否一样的情况下,治疗师发出长[α------]和短[α---]声音,连续[α------]和间断[α---α---],让患者指出两个声音相同还是不同。

2)强度评估方法:在患者理解听到一组声音后通过指示相同或不同的图片来判断声音是否一样的情况下,治疗师敲击乐器发出高强度和低强度声音,让患者指出两个声音相同还是不同。

3)频率评估方法:在患者理解听到一组声音后通过指示相同或不同的图片来判断声音是否一样的情况下,治疗师弹电子琴发出低音符和高音符声音,让患者指出两个声音相同还是不同。

(2)有意义音节

1)时长评估方法:在患者理解听到一组声音后通过指示相同或不同的图片来判断声音是否一样的情况下,治疗师发出多音节和单音节的词语声音,连续的"猫------"和断续的"猫---猫---",让患者指出两个声音相同还是不同。

2)强度评估方法:在患者理解听到一组声音后通过指示相同或不同的图片来判断声音是否一样的情况下,治疗师发出高强度和低强度"猫"的声音,让患者指出两个声音相同还是不同。

3)频率评估方法:在患者理解听到一组声音后通过指示相同或不同的图片来判断声音是否一样的情况下,分别由女、男、儿童三个人高兴地发出"下雨了"和不高兴地发出"下雨了"的声音,让患者指出不同人发出的两个声音相同还是不同。

3. 听觉识别能力评定 包括语音均衡式识别与最小音位对比识别的评定、结果记录、结果分析。

[评定方法]治疗师出示测试图片,并提示患者注意听,然后发出目标音,患者做出选择。语音均衡式识别先评估韵母识别,再评估声母识别。

4. 听觉理解能力评定

[评估方法]治疗师出示测试图片,然后发出目标词,患者做出选择,进行结果记录。

【注意事项】

1. 评定前,要求患者学习回应的方式(如听到声音放下积木,听到哪张图片的名字就指哪张图片等),学会回应方式后再进行正式评定。

2. 评定时应使用指导语。

3. 评定时可安排短暂休息,避免疲劳效应,确保患者精神状态饱满、注意力集中。

【实训结果】

1. 学生能较熟练地掌握听觉能力评定方法。

2. 学生能正确使用量表进行听觉察知、听觉分辨、听觉识别和听觉理解能力的评定。

【实训考核】

主要考核学生对听觉能力评定操作的掌握程度,总分为100分。

1. 一名学生模拟听障患者。

2. 另一名学生对模拟患者进行听觉察知能力、听觉分辨能力、听觉识别能力、听觉理解能力评定操作。

3. 从以下四个方面进行考核

(1)学生是否按照评定程序进行操作?（20分）

(2)学生是否注意指导语的使用？（20分）

(3)学生是否能够对评定结果进行正确记录和分析？（30分）

(4)操作是否熟练、流畅？（30分）

实训九　听障儿童的听觉康复训练

【实训目的】

1. 掌握听障儿童的听觉能力康复训练方法。

2. 学会对听障儿童进行听觉能力的康复训练。

【实训内容】

听觉察知、听觉分辨、听觉识别、听觉理解康复训练方法的操作。

【实训准备】

1. 物品　套圈玩具、笔和纸、小兔头饰、大猫和小猫玩偶、表示大小声不同的卡片、1组动物玩具或图片、1组交通工具玩具或图片、一套水果切切乐玩具、大盘子、猴子大手偶、1套含有[ao]音词汇的物品(桃子、帽子、包子、刀子)、1张飞机图片、1篇小短文。

2. 器械　各种频率的乐器、录音机和磁带。

3. 环境　安静,无噪声;室内照明、温度适宜,通风好;减少室内人员走动,避免视觉干扰。

【实训学时】

2学时。

【实训方法与步骤】

(一) 实训方法

1. 一对一评定,即两名学生为一组,一名学生模拟患者,另一名学生扮演治疗师,然后互换角色。

2. 教师巡回指导。

(二) 实训步骤

1. 听觉察知训练　包括音乐声聆听训练、林氏六音聆听训练。

(1) 音乐声聆听训练:治疗师引导幼儿模仿治疗师将食指指向耳朵,或将物品放在耳朵下面,做好聆听的准备。练习察知不同频率乐器声音的有无,引导幼儿将套圈放在耳边,在幼儿身后演奏不同的乐器,声音出现时将手中的套圈举起摇晃,示意"有声音",然后将套圈套好。没有声音时,双手摊开,示意"没有声音"。

(2) 林氏六音聆听训练:治疗师引导幼儿将套圈放在耳边,在回避幼儿视线的情况下发出六音中的某个声音,幼儿做出反应套圈套上马上给予鼓励。

2. 听觉分辨训练

(1) 时长(长短音、断续)分辨训练:治疗师告诉幼儿听到长音就画一条长线,听到短音就画一条短线。让幼儿带上小兔子的头饰,听到几声就向前蹦几下。

(2) 响度分辨训练:治疗师出示大猫玩偶,并唱"我是一只大猫,我的声音很大,喵喵喵",让幼儿学一学大猫叫声。治疗师出示小猫玩偶,训练方法同上,帮助幼儿理解并模仿小猫的叫声。进行声音大小的辨听,治疗师模仿大猫和小猫的叫声,让幼儿拿相应的玩偶。

(3) 频率分辨训练:治疗师出示一组动物玩具或图片,同时发出相应动物的叫声,反复几次后,治疗师发出声音,让幼儿寻找相应的动物玩具或图片。

3. 听觉识别训练

(1) 闭合式训练:包括词语识别训练、音位识别训练。

1) 词语识别训练:治疗师出示水果切切乐,帮助幼儿理解和记忆水果的名字。治疗师把切开的"西瓜""香蕉""葡萄"分别放在大盘子里,将猴子大手偶套在手上假装很饿,家长带着幼儿问扮演猴子的治疗师:"你想吃什么水果啊?"猴子回答想吃"苹果",家长示范拿出"苹果"。下一次请幼儿按指令拿出香蕉。

2) 音位识别训练:治疗师扮演售货员,家长带幼儿当顾客到超市购物。售货员说:"你好,请问你要买什么?"由家长示范买帽子。互换角色进行游戏,请幼儿当售货员,治疗师当顾客,重点训练幼儿识别韵母相同而声母不同的词汇。

(2) 开放式训练:治疗师事先把目标词的图片悄悄放在盒子下面,通过动作告知幼儿一个限定条件,如"这个东西是能飞的,听听是什么?"治疗师说出目标词"飞机",然后让幼儿复述,如果复述正确就拿开盒子,让幼儿看到答案,并表扬他。如果幼儿三次都听错了,就要揭晓答案。

4. 听觉理解训练

(1)闭合式训练:包括听觉描述训练、短文理解训练。

1)闭合式听觉描述训练:治疗师依次呈现飞机、蝴蝶、西瓜、皮球,提问幼儿"这是什么?"确认幼儿都认识这些物品后,将它们摆放在幼儿面前,请幼儿仔细听,"它可以在天上飞,它有翅膀,它有轮子,里面可以坐人,猜一猜是哪一个"。

2)闭合式短文理解训练:治疗师要求幼儿认真听接下来的一段话,听完后回答问题。

(2)开放式训练:可进行开放式对话交流,开放式听觉描述训练。开放式听觉描述训练方法同闭合式听觉描述训练,只是不出示备选答案。

【注意事项】

1. 训练时不要让患者看到讲话者的口形或看到发声物品,回避视觉帮助。

2. 训练时选择合适的测试距离,不要过于靠近患者的耳朵。

3. 训练时教会幼儿听到声音后做出适当反应,有利于帮助治疗师判断幼儿的听觉发展情况及听力师调试助听设备,同时也是促进儿童学会表达和交流的方法之一。

4. 治疗师对患者的反应及时反馈。当幼儿做出反应时要马上给予夸奖和鼓励,没有做出反应时要给予明确的示范和指引。

【实训结果】

1. 学生能熟练掌握听觉康复的训练方法。

2. 学生能正确进行听觉察知、听觉分辨、听觉识别、听觉理解的训练操作。

【实训考核】

主要考核学生对听觉康复训练操作的掌握程度,总分为 100 分。

1. 一名学生模拟听障儿童患者。

2. 另一名学生对模拟患者进行听觉察知、听觉分辨、听觉识别、听觉理解能力的训练操作。

3. 从以下四个方面进行考核

(1)学生是否按照训练程序进行操作?（20 分）

(2)学生是否注意回避视觉帮助?（20 分）

(3)学生是否能够对患者的反应进行及时反馈?（30 分）

(4)操作是否熟练、流畅?（30 分）

实训十　吞咽障碍的评定

【实训目的】

1. 掌握吞咽障碍的筛查及临床评价方法。

2. 熟悉吞咽障碍评价的流程。

【实训内容】

1. 吞咽障碍筛查　包括症状筛查与诊断性筛查。

2. 吞咽障碍临床评价　包括非进食状态评价与进食时评价。

【实训准备】

1. 物品　吞咽筛查量表、笔、温开水、杯子、镜子、适量食物(糊状、流质、半固体、固体)等。

2. 器械　压舌板、笔试手电筒、长棉棒、指套、秒表、喉镜、录音机、录音带、节拍器、电脑语言训练系统。

3. 环境　环境安静,无噪声,治疗室内照明、温度适宜,通风好。

【实训学时】

2 学时。

【实训方法与步骤】

(一)实训方法

1. 一对一评定,即两名学生为一组,一名学生模拟患者,另一名学生扮演治疗师,然后互换角色。

2. 教师巡回指导。

(二)实训步骤

1. 吞咽障碍筛查

(1)症状筛查:询问是否存在进食异常的症状,询问是否存在体重下降、食欲减退、吸入性肺炎等不良情况。存在上述症状,提示存在误吸风险,需进一步进行诊断性筛查。

(2)诊断性筛查:诊断性筛查结果异常需进一步进行临床评价及仪器评价。

1)反复唾液吞咽测试:观察喉结和舌骨随着吞咽运动情况。30s 内吞咽次数少于 3 次,或喉上抬的幅度小于 2cm,为异常。

2)饮水试验:患者喝下 30ml 水,观察其饮水时间、有无呛咳等情况。无呛咳、5s 内完成为正常。无呛咳、5s 以上完成,或分两次以上喝完、无呛咳,为可疑。有呛咳,为异常。

3)吞咽筛查量表(EAT-10):吞咽障碍筛查量表与饮水试验同用,可提高筛查试验的敏感性和特异性。

2. 吞咽障碍临床评价

(1)非进食状态评价

1)资料收集:了解患者主诉、病史、服药史、营养状况、呼吸道情况、与吞咽相关的姿势保持、上肢功能与耐力等。

2)口面功能评价:①直视观察,观察唇结构及黏膜有无破损,唇沟和颊沟是否正常,硬腭的结构,软腭和悬雍垂的体积,腭、舌咽弓的完整性,舌的外形及表面,牙齿及口腔分泌物状况等。②唇、颊部的运动,观察静止状态唇部的位置,露齿时口角收缩的运动,闭唇鼓腮,交替重复发[u]和[i]音时唇的动作。③颌的运动,观察静止状态下颌的位置,言语和咀嚼时颌的位置,颌抗阻运动情况。④舌的运动,观察静止状态下舌的位置,舌主动运动与抗阻运动情况,言语时舌的运动及舌的敏感程度。⑤软腭的运动,观察发[α]音软腭的上抬,是否有鼻腔漏气。

3)吞咽相关反射功能评价:①吞咽反射,观察患者吞咽时喉上提的速度、距离及力量。②咽反射,用棉棒或 0 号喉镜触碰硬腭与软腭的交界处或软腭和腭垂的下缘,观察患者的反应。③呕吐反射,用棉棒刺激舌根部,或患者发[α]音,观察患者的反应、软腭提升程度。④咳嗽反射,观察患者自主咳嗽以及受刺激后的咳嗽反应。

4)喉功能评价:①音质、音量的变化,患者发[α]音,聆听其发音的变化。②发音控制、范围,观察患者谈话时音调、节奏等变化。③刻意的咳嗽、喉部的清理,观察患者时力量变化。④吞唾液时喉部的处理,观察患者有无流涎,询问是否经常"被口水呛到"。⑤喉上抬,观察空吞咽时喉上抬的运动。正常吞咽时,甲状软骨能碰及中指(2cm)。

5)高级脑功能评价:评价是否有吞咽失用、单侧空间忽略症,是否能集中注意进食,是否能理解并执行进食指令。

(2)进食时评价:观察患者采取何种姿势进食,是否有意识地进食,能否将食物正常地送入口中,是否有食物溢出。观察患者一口进食量、进食所需时间及吞咽时间,安全吞咽时的食物性状,吞咽时是否用鼻呼吸,吞咽时唾液和痰液分泌情况,能否安全吞咽口服药物。

【注意事项】

1. 进行评定前应向患者或家属说明评定目的和要求,取得其理解和配合。尤其应说明评定过程中可能出现的特殊情况,如呛咳、误吸、局部黏膜损伤等。

2. 评定前尽量使患者放松,消除患者紧张的心理。

3. 评定时要注意吞咽障碍是否与患者智力及认知功能低下有关。

4. 急性期进行吞咽障碍评定,应在患者病情稳定、主管医师允许后进行。

【实训结果】

1. 学生能依照吞咽障碍评价的流程对患者进行吞咽障碍评定。

2. 学生能熟练地掌握吞咽障碍筛查及吞咽障碍临床评价的方法。

【实训考核】

主要考核学生对吞咽障碍筛查及吞咽障碍临床评价的掌握程度。

1. 一名学生模拟吞咽障碍患者。

2. 另一名学生对模拟患者进行吞咽障碍筛查及吞咽障碍的临床评价。

3. 从以下三个方面进行考核

(1)学生是否按照吞咽障碍评定的流程进行评定？（20分）

(2)学生的亲和力、与患者的交流能力。（20分）

(3)评定是否全面？是否正确、熟练？逻辑是否清晰？（60分）

实训十一　吞咽障碍的治疗

【实训目的】

1. 掌握吞咽功能恢复的训练方法。

2. 熟练运用吞咽障碍代偿方法对患者或家属进行健康教育与指导。

【实训内容】

1. 吞咽功能的恢复训练。

2. 运用吞咽障碍代偿方法对患者或家属进行健康教育与指导。

【实训准备】

1. 物品　温开水、杯子、镜子、适量食物(糊状、流质、半固体、固体)、冰棒等。

2. 器械　压舌板、笔试手电筒、长棉棒、指套、秒表、喉镜、吞咽障碍治疗仪。

3. 环境　环境安静,无噪声;治疗室内照明、温度适宜,通风好。

【实训学时】

2学时。

【实训方法与步骤】

(一) 实训方法

1. 一对一进行训练,即两名学生为一组,一名学生模拟患者,另一名学生扮演治疗师,然后互换角色。

2. 教师巡回指导。

(二) 实训步骤

1. 吞咽功能恢复训练

(1)呼吸训练

1)腹式呼吸训练:先进行卧位腹式呼吸训练。患者用鼻吸气,以口慢慢呼气,吸气时腹部膨胀,呼气时腹部凹陷。卧位腹式呼吸熟练掌握后,可转为坐位练习,最后将腹式呼气转换为咳嗽动作,强化咳嗽力量的练习。

2)强化声门闭锁训练:患者坐在椅子上,双手支撑椅面做推压运动和屏气,然后突然松手,声门打开,呼气发声。

(2)口面运动感觉训练

1)下颌的运动训练:可进行下颌开合训练、下颌向左右移动训练,每种动作活动到最大位置,维持5s,然后放松,重复做5次。

2)唇的运动训练:可进行张口闭唇训练、咧唇训练、圆唇训练、哑唇训练、鼓腮吹气训练、咧唇吹气训练、张口缩唇训练。每种动作活动到最大位置,维持3~5s,然后放松,重复做5次。如患者口唇部肌力弱,可用手指围绕口唇轻轻叩击,或用冰块迅速敲击唇部3次,或用压舌板刺激上唇中央,或令患者在抗阻力下紧闭口唇。

3)舌的运动训练:可进行 伸/缩舌训练、向左/向右伸舌训练、舌面/舌根抬高训练、舌环绕动作训练,每种动作重复5次。为进一步增强舌的运动能力,可进行伸舌抗阻训练,舌尖伸出或舌尖伸向左/右唇角,与压舌板抗力,维持5s,然后放松,重复做5~10次。

4)腭咽闭合的训练:①腭弓上提训练,让患者口含着一根吸管(另一端封闭)做吸吮动作,或两手在胸前交叉用力推压,同时发[ka]或[a]音。②寒冷刺激训练,用冰棉棒刺激腭咽弓,同时发[a]音,每次20~30min。

5）吞咽辅助手法训练：①声门上吞咽法，深吸气→屏气→进食→吞咽→呼气→咳嗽→空吞咽→正常呼吸。②超声门上吞咽法，吸气并且屏气，用力将气向下压。当吞咽时持续保持屏气并且向下压，当吞咽结束时立即咳嗽。③门德尔松法，喉部可上抬的患者，喉上抬时保持数秒，并感受喉结上抬；如患者喉部上抬无力，治疗师帮助其喉上抬并保持。④ Masake 训练法，吞咽时将舌尖稍后的小部分舌体固定于牙齿之间，或治疗师用手拉出一小部分舌体，然后让患者做吞咽运动，使患者咽壁向前收缩。⑤ Shaker 训练法，患者仰卧位，尽量抬高头，但肩不能离开床面，眼睛看自己的足趾，重复数次。

6）感觉促进训练：可进行压觉刺激、味觉刺激、冰刺激训练。

2. 运用吞咽障碍代偿方法对患者或家属进行健康教育和指导

（1）采取正确的进食姿势：患者尽量采取坐位进食或半坐位（床头抬高 30°）进食，头前倾 45°。可根据患者障碍情况调整进食姿势，促进吞咽。如咽期吞咽启动迟缓患者，可采用颈部尽量前屈姿势；舌根部后推运动不足患者，可采用从仰头到点头吞咽；食团在口内运送慢的患者，可采用头后仰吞咽。

（2）调整食物的性状：一般选择密度均匀一致、有适当的黏性、不宜松散且容易变形的食物。开始以半流质为宜，还应兼顾色香味。可用凝固粉或藕粉等食物和水调成不同的黏稠度，以偏温凉为主。

（3）选择合适餐具：选用匙面小、食物难以粘上的金属匙。

（4）控制进食的一口量及进食速度：根据患者情况选用适当的速度和一口量，一般先以少量（流质 1~4ml）试之，然后每口进食量在 2~20ml。控制进食速度，每口等前一口吞咽完全后再进食。匙入口后，在舌前 1/3 向下后压，并倾出食物，迅速撤出。如患者舌运动差，可将食物直接放在舌后部。

（5）进食前后清洁口腔与咽部：对于分泌物异常增多患者，在进食前需清理分泌物，进食过程中如分泌物影响吞咽，也需清理。

【注意事项】

1. 治疗前尽量使患者放松，消除患者紧张的心理。

2. 患者进食时，治疗师可用语言、手势、身体姿势等方法提醒患者吞咽，帮助患者减少误吸的危险。

3. 患者进食时不要讲话，防止出现呛咳。如患者出现呛咳，应立即停止进食，采取侧卧位，鼓励其用力咳嗽，轻叩背部将食物咳出。

4. 患者进食后做空吞咽动作、咳嗽数次，减少食物残留，保持坐位 30~60min，防止食物反流。

5. 神志不清，严重认知障碍，吞咽反射、咳嗽反射消失或明显减弱，处理唾液能力弱，口部功能严重受损患者，不宜经口进食。

【实训结果】

1. 学生能熟练掌握吞咽功能恢复训练方法。

2. 学生能熟练运用吞咽障碍代偿方法对患者或家属进行健康教育与指导。

【实训考核】

主要考核学生对吞咽功能恢复训练掌握程度及对吞咽障碍患者或家属健康教育与指导的能力，总分为100 分。

1. 一名学生模拟吞咽障碍患者。

2. 另一名学生对模拟患者进行吞咽功能恢复训练及健康教育与指导。

3. 从以下三个方面进行考核

（1）学生的亲和力、与患者的交流及表达能力。（30 分）

（2）学生吞咽功能恢复性训练操作是否正确、熟练、无遗漏？（40 分）

（3）学生对吞咽障碍患者或家属的健康教育与指导是否正确、熟练、无遗漏？（30 分）

参 考 文 献

［1］王左生，王丽梅．言语治疗学 [M]．北京：人民卫生出版社，2014.

［2］窦祖林．吞咽障碍评估与治疗 [M]．北京：人民卫生出版社，2009.

［3］中国吞咽障碍康复评估与治疗专家共识组．中国吞咽障碍康复评估与治疗专家共识 (2013 年版)[J]．中华物理医学与康复杂志，2013, 35 (12): 916–929.

［4］孙喜斌，刘巧云，黄昭鸣．听觉功能评估标准及方法 [M]．上海：华东师范大学出版社，2007.

［5］中国聋儿康复研究中心．听障儿童听觉口语教学示范教材 [M]．北京：中国文联出版社，2011.

［6］贺荟中．听觉障碍儿童的发展与教育 [M]．北京：北京大学出版社，2011.

［7］胡向阳．听障儿童全面康复 [M]．北京：北京科学技术出版社，2012.

［8］田勇泉．耳鼻咽喉头颈外科学 [M]．北京：人民卫生出版社，2013.

［9］陈淑云．听障儿童康复达标课程 [M]．广西：接力出版社，2017.

［10］杜文威，程茜．儿童语言发育迟缓预后及影响因素的研究进展 [J]．中国儿童保健杂志，2015, 23 (10): 1060–1062.

［11］陈维华，邹林霞．听觉统合训练对智力障碍儿童语言迟缓的效果 [J]．中国康复理论与实践，2013, 19 (7): 626–627.

［12］钱沁芳，欧萍，杨式薇，等．听觉统合训练对整体发育迟缓儿童语言及情绪 – 社会性的影响 [J]．中国康复医学杂志，2017, 32 (4): 428–433.

［13］李胜利．语言治疗学 [M]．2 版．北京：人民卫生出版社，2013.

［14］崔刚．神经语言学 [M]．北京：清华大学出版社，2015.

［15］朱苏琼，顾介鑫．经颅直流电刺激在失语症康复中的应用研究进展 [J]．中国康复理论与实践，2018, 24 (1): 84–89.

［16］周静，李海舟，应志国，等．高压氧早期介入结合言语治疗对脑外伤运动性失语症的改善作用 [J]．中国听力语言康复科学杂志，2016, 14 (5): 333–336.

［17］裴倩，张通，宋鲁平．注意训练对卒中后非流畅性失语症患者汉字加工能力的影响 [J]．中国康复理论与实践，2015, 21 (3): 296–302.

［18］谭洁，张泓，韩国栋．针灸治疗失语症临床文献的回顾性分析 [J]．中国针灸，2016, 36 (4): 431–436.